中等卫生职业教育规划教材

供药剂、制药技术、药品食品检验、中药制药及相关专业使用

药物化学基础

（第二版）

主　　编　胡兴娥　钟辉云

副主编　贾　艳

编　　者　（按姓氏汉语拼音排序）

　　　　　邓红华（广州市医药职业学校）

　　　　　董立县（巴州卫生学校）

　　　　　胡兴娥（湖北三峡职业技术学院）

　　　　　黄初冬（广西科技大学医学院）

　　　　　贾　艳（廊坊卫生职业学院）

　　　　　姜春梅（乐山市医药科技学校）

　　　　　秦　文（湖北三峡职业技术学院）

　　　　　万　杰（四川卫生康复职业学院）

　　　　　张　磊（平顶山学院）

　　　　　钟辉云（四川卫生康复职业学院）

科学出版社

北　京

内 容 简 介

本书共15章。第1章为绪论,第2～13章为各论,第14～15章为通论。重点介绍临床应用基本药物的基本结构或结构特点、理化性质、作用或临床主要用途,探讨结构与药物性质或稳定性、药物调剂或制剂、储存保管等的联系,为正确使用药物提供理论依据。本书立足于实用型人才培养,以药剂专业人才的职业能力培养出发,引入案例,提供学生课堂活动内容,培养学生综合职业能力。

本书供中等卫生职业教育药剂、制药技术、药品食品检验、中药制药及相关专业使用,也可作为相关专业培训或药学人员参考用书。

图书在版编目(CIP)数据

药物化学基础 / 胡兴娥,钟辉云主编 . —2 版 . —北京:科学出版社,2015.12
中等卫生职业教育规划教材
ISBN 978-7-03-046347-0

Ⅰ. 药…　Ⅱ. 胡… 钟…　Ⅲ. 药物化学-中等专业学校-教材　Ⅳ. R914

中国版本图书馆 CIP 数据核字(2015)第 270000 号

责任编辑:张映桥 / 责任校对:胡小洁
责任印制:徐晓晨 / 封面设计:金舵手世纪

科学出版社 出版
北京东黄城根北街 16 号
邮政编码:100717
http://www.sciencep.com

北京虎彩文化传播有限公司 印刷
科学出版社发行　各地新华书店经销
*

2010 年 6 月第 一 版　　开本:787×1092　1/16
2015 年 12 月第 二 版　　印张:15
2020 年 1 月第十一次印刷　　字数:367 000

定价:45.00 元
(如有印装质量问题,我社负责调换)

前　言

本教材编写根据中等职业教育药剂专业的培养目标,坚持"以就业为导向,以岗位需求为标准,以培养技能型高素质劳动者为目标"的原则,依据全国中等职业教育教学改革的要求编写。适用于全国中等医药卫生职业学校药剂、制药技术、药品食品检验、中药制药及相关专业学生使用。

本教材在内容选取上以"必需"、"够用"为原则,以"三基"(基础理论、基本知识、基本技能)为主,理论联系实际,尽量与临床应用结合起来,力求少而精;注重学生能力培养,本着"重点突出,深入浅出,新颖实用"的编写原则,文字叙述力求通俗易懂,注意启发性。力求突出中等职业教育的特点,使专业基础课内容与专业课内容有机融合,简明、实用。

《药物化学基础》是药学专业必修的专业课程,主要学习的是国家基本药物的常用化学结构、理化性质、构效关系、临床用途等,为后续课程如药剂学、药物分析等的学习打下基础,是全面掌握药学领域各学科知识的重要桥梁。

在教材内容编排上,我们主要介绍药物化学基础理论、基本知识、基本技能,以目前最新版《中国药典》(2015年版)收载药物为基础,衔接执业药师资格考试内容。为帮助同学们积极主动地学习,本教材在每章章后有"小结"和"目标检测"(题型、知识点尽量与卫生专业技术药士资格考试一致),中间还设置有"链接"(拓展同学们知识视野)、"案例"(列举具体案例,提出问题,导入内容)、"课堂互动"、"考点"等。目的是让学生贴近岗位,接近社会,引导学生掌握最核心的专业基础知识,形成最有价值的基本方法,养成重要的职业习惯和观念。

本教材由基础模块、实践模块和选学模块三部分构成。总学时为72学时,其中理论教学48学时,实践教学20学时,学生活动及机动4学时。

由于编者水平所限,成稿时间仓促,疏漏之处在所难免,敬请广大读者及同行专家提出宝贵意见。本教学大纲供中等卫生职业教育药剂、制药技术及药学类相关专业使用。

编　者
2015 年 5 月 1 日

目　录

第1章 绪 论

药物是指具有预防、治疗或诊断疾病及调节机体生理功能的物质。药物多种多样，按其来源可分为天然药物、合成药物及生物技术药物。从天然矿物、动植物中提取的结构明确的药物，以及采用化学合成或生物技术制得的药物统称为化学药物。临床应用的大多为化学药物。

课堂互动

1. 人们在同疾病作斗争的过程中，使用最多的是哪种物质？
2. 根据药物来源不同，你认为药物可分为哪几类？目前临床应用最多的是哪一类？

一、 药物化学的内容和任务

药物化学是研究化学药物的化学结构、制备方法、理化性质、构效关系、作用机制、体内代谢及寻找新药的一门学科。药物化学研究的对象为化学药物，既要研究化学药物的化学结构、与此相联系的理化性质，同时又要了解药物进入体内后产生的生物效应、毒副作用，以及药物进入体内后发生的转化等化学-生物学内容。研究内容既包含化学科学，又必须涉及生命科学的内容，是一门连接化学与生命科学，并使其融合为一体的交叉学科。同时为药理学、药物分析、药剂学等学科提供服务。

随着药物化学学科发展，其研究内容发生了变化，并有分为专门化新学科趋势。早期的药物化学主要建立在化学基础上，主要为临床用药提供化学理论基础，其英文名称为 Pharmaceutical Chemistry。现代药物化学主要建立在化学-生物学的基础上，探索、研究、寻找新药成了药物化学的主要内容之一，其英文名称变为 Medicinal Chemistry。

考点：药物化学的研究内容。

根据药物化学近代的发展，其主要任务为：

1. 为合理有效地应用现有化学药物提供理论基础 通过研究药物的化学结构与理化性质、稳定性、体内转化及药效等关系，为药物的储存与保管、分析检验、剂型的选择与制备、化学结构改造、临床合理应用、药品质量保证等提供依据。

2. 为生产化学药物提供科学合理、经济实用的方法和工艺 通过研究和改进化学药物现有的合成路线和工艺条件，寻找和优化新原料、新试剂、新技术、新工艺和新方法，不断提高药品的质量和产量，降低成本，以满足广大人民医疗保健的需要。

3. 为开发新药提供途径和方法 通过研究药物的构效关系、体内代谢及药物与受体作用，为新药开发提供理论基础，并进行药物分子设计，发展新药。

作为中等卫生职业教育药剂专业学习的药物化学，则着重第一方面的任务。学习时围绕药物的化学结构，掌握结构与性质、结构与稳定性、结构与药效的关系。通过学习，要求能够由药物结构推测其主要性质和稳定性，掌握药物在调剂、制剂、储存过程中可能发生的变化，采用合理措施保证药品质量。

二、化学药物的质量和名称

 案例 1-1

2006 年部分患者使用某药厂生产的克林霉素磷酸酯葡萄糖注射液(商品名为欣弗)后,出现了胸闷、心悸、肾区疼痛、腹泻、恶心、呕吐、过敏性休克、肝肾功能损害等临床症状,多人死亡。经调查该公司2006 年 6~7 月生产的欣弗注射液未按批准的工艺参数灭菌,降低灭菌温度,缩短灭菌时间,增加灭菌柜装载量。经中国药品生物制品检定所对相关样品进行检验,结果表明,无菌检查和热原检查不符合规定。

问题:

1. 检查欣弗注射液不符合规定,依据的药品标准是什么?

2. 该公司生产克林霉素磷酸酯葡萄糖注射液,没有按规定的生产条件和工艺过程,药品质量会受到影响吗?

药物纯度要求应根据制剂的特点和临床应用的特点而确定。例如,原料药比制剂要求严格,注射剂和内服制剂比外用制剂要求严格。药物的纯度要求也不同于其他的化学品及试剂,它首先考虑的是保证药物疗效和不危害机体健康,而化学纯度,通常只考虑杂质的存在可能影响其使用范围和使用目的,不考虑杂质对机体健康的影响,所以化学品及试剂不能代替药物使用。

考点:药物质量的判定与评定因素。

(一)化学药物的质量

1. 药物的质量标准 药品作为一种特殊商品,其质量直接影响人们的身体健康,因此世界各国非常重视药品质量,均制定了各自的药品标准。药品标准是国家对药品质量规格及检验方法所作的技术规定。我国国家药典委员会制定的《中华人民共和国药典》(简称《中国药典》)则是我国的国家药品标准,是我国药品生产、检验、销售和使用等方面必须遵循的法定的强制性标准。

药品质量不分等级,只有合格与不合格之分,只有符合国家药品标准的药物才能作为合格的药品应用。

 链 接

国外的药品标准

几种常用的外国药品标准主要有《美国药典》、《英国药典》、《日本药局方》、《欧洲药典》和世界卫生组织编著的《国际药典》。

2. 化学药物的质量评定 药品本身的性质决定药品质量的重要性。每个医药工作者必须牢固树立药品质量第一的观点。评定一个药物的质量,主要从两个方面考虑:

一是药物的疗效和不良反应。一个好药应该在治疗剂量内,疗效确切,效力高,不良反应小。

二是药物的纯度。药物纯度是指药物的纯杂程度,又称药用纯度或药用规格。其可由药物的性状、物理常数、有效成分的含量、杂质限量等多方面来体现。

杂质是药物在生产和储存过程中可能引入药物以外的其他化学物质。其来源主要有两方面:

一是生产过程中引入:药物生产时,原料不纯、反应不完全残留的原料或试剂、反应的中间产物或副产物及生产过程使用的设备等均可能产生杂质。

二是储存过程中产生:如保管不当,药物在外界条件影响下,发生水解、氧化、聚合等化学变化而产生杂质。

课堂互动

根据下列阿司匹林的合成及阿司匹林的受潮分解、氧化、脱羧反应,分析判断阿司匹林药物中可能存在哪些杂质?

$$\underset{\text{OH}}{\overset{\text{COOH}}{\bigcirc}} + (CH_3CO)_2O \xrightarrow[\triangle]{H_2SO_4} \underset{\text{OCOCH}_3}{\overset{\text{COOH}}{\bigcirc}} + CH_3COOH$$

$$\underset{\text{OCOCH}_3}{\overset{\text{COOH}}{\bigcirc}} \xrightarrow{H_2O} \underset{\text{OH}}{\overset{\text{COOH}}{\bigcirc}} \xrightarrow[-CO_2]{[O]} \underset{O}{\overset{O}{\bigcirc}}$$

杂质是反映药物纯度的一个重要方面。杂质的存在可能产生不良反应或毒性而影响药物的疗效。所以质量好的药物应该是达到一定纯度且杂质的含量越少越好,但除尽杂质势必增加生产成本、降低产量。从生理角度上看,一定量杂质的存在并不影响药物疗效和机体健康,对某些杂质允许存在,但不得超过药品标准规定的限量。

药品标准检查项中列出的杂质及限量,是指该药品以规定的原料,按一定的生产路线和工艺过程进行生产或按要求的方式储存时,可能引入的杂质。如果改变原料规格、生产路线、工艺过程等,均可导致药物中的杂质改变。同样成分的药品与试剂不可代替使用。

课堂互动

1. 与药物同名称的化学试剂能代替化学药物应用吗?

2. 药物中可以允许存在某些杂质吗? 如果允许存在的话,不得超过多少?

(二) 化学药物的名称

药物的名称包括药物的通用名、化学名和商品名三种。

1. 通用名　列入国家药品标准的药品名称为药品通用名称,又称为药品法定名称。一个药物只有一个药品通用名,《中国药典》收载的药品通用名依据《中国药品通用名称》,它基本是以世界卫生组织推荐的国际非专利药名为依据,中文名和英文名相对应的一种药品命名方法。

2. 化学名　药物的化学名是根据药物的化学结构式来命名的。

3. 商品名　是制药企业在生产销售中自己选择确定的,这种名称只能是某一企业生产的某一种药品专门使用,受到保护,故又称专利名。

考点:药物名称分类、通用名的含义。

课堂互动

请查阅资料,找出乙酰水杨酸、扑尔敏的通用名和化学名。

三、我国药物化学事业的状况

新中国成立以前,我国的药物化学事业非常落后,没有自己的制药工业。1949 年全国生产的原料药仅仅 40 余种,产量不足百吨。新中国成立以后,我国药物化学事业得到较快发展,尤其在改革开放后得到迅速发展,现在已经形成了药物研究、生产、质控、经营等比较完整的体系。我国现有医药企业 5500 余家,已能生产原料药 1000 余种,但绝大多数是仿制国外的产品。1993 年 1 月我国开始实施药品专利法,药品生产开始从仿制转向创新。新药创制取得了一定成绩,自 1949 年以来共研究出新药 100 多种,特别是从中草药分离有效成分发展新药方面成绩显著,如抗疟药青蒿素的广泛应用。合成药物研究也取得了很大成绩,早在 20 世纪 60 年代,具有生物活性的牛胰岛素的合成就具有世界先进水平。但我国药物化学事业的整体发展与国外先进水平相比,还有一定的差距。随着我国综合国力逐渐增强,必将带来药物化学事业的巨大发展。

小结

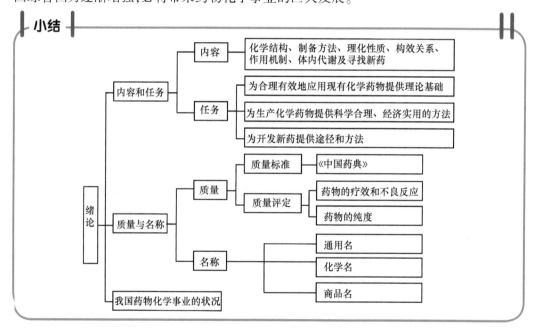

 目标检测

一、名词解释

1. 药物化学
2. 药品标准
3. 药物纯度
4. 药物杂质

二、选择题

（一）A 型题（单项选择题）

1. 关于药物的名称,中国法定药物名称为

    A. 药物的通用名   B. 药物的化学名

    C. 药物的商品名   D. 药物常用俗名

    E. 英文名

2. 与药物化学的主要任务无关的是

    A. 将药物做成剂型

    B. 寻找开发新药的途径

    C. 为合理有效利用现有化学药物提供理论基础

    D. 为生产化学药物提供经济合理的方法和工艺

    E. 探讨药物的结构与稳定性的关系

3. 关于药物质量,下列说法不合理的是

    A. 药物中允许存在不超过药品标准规定的杂质限量

B. 评定药物的质量好坏,只看药物的疗效

C. 药物的质量不分等级,只有合格与不合格之分

D. 改变药物生产路线和工艺过程,有可能导致药品质量改变

E. 药品的质量必须达到国家药品标准

(二) B 型题(配伍选择题)

(4~6 题共用备选答案)

A. 杂质   B. 国家药品标准

C. 化学药物   D. 药用纯度

E. 中药

4.《中国药典》

5. 药物在生产和储存过程中可能引入药物以外的其他化学物质

6. 药物化学的研究对象

(三) X 型题(多项选择题)

7. 药物化学是研究

A. 化学药物的结构和理化性质

B. 制备方法

C. 构效关系和作用机制

D. 体内代谢和寻找新药

E. 临床应用

8. 药物的杂质主要来自于

A. 生产过程   B. 储存过程

C. 体内代谢过程   D. 体内吸收过程

E. 口服过程

三、填空题

1. 我国国家药品标准是_____。

2. 药物质量评定主要从_____和_____两方面考虑。

四、简答题

1. 你认为学习药物化学能为你提供关于药物哪些方面的知识?

2. 药物中的杂质主要来自于哪几个方面?

(胡兴娥)

第 2 章 麻 醉 药

麻醉药在医疗上用作消除患者痛觉,为外科手术做准备。根据作用部位的不同分为全身麻醉药和局部麻醉药。

第 1 节 全身麻醉药

全身麻醉药,简称全麻药,是一类作用于中枢神经系统,可逆性抑制人的意识、使感觉特别是痛觉消失的药物。根据给药途径分为吸入性麻醉药和静脉麻醉药。

一、吸入性麻醉药

考点:吸入性麻醉药的常用药;麻醉乙醚的合理使用。

吸入性麻醉药是通过呼吸道吸入后分布到神经组织中,发挥麻醉作用。大多为脂溶性较大、化学性质不活泼的气体或易挥发性液体。其类别有烃类、卤烃类、醚类及无机化合物等,如麻醉乙醚、氟烷、甲氧氟烷、氧化亚氮等。

链 接

吸入性麻醉药的发展史

乙醚是较早用作外科手术的吸入性全麻药,该药麻醉期清楚,有镇痛和肌松作用,但易燃、易爆、不易控制麻醉深浅。1844 年开始使用氧化亚氮(笑气),有良好镇痛作用,可麻醉作用弱,易缺氧,通常不单独使用;1847 年氯仿用于外科手术麻醉,但因毒性大,现已不用。目前开发的全麻药有氟烷类和氟代醚类。

麻醉乙醚 Anesthetic Ether

$$CH_3CH_2-O-CH_2CH_3$$
$$C_4H_{10}O \quad 74.12$$

案例 2-1

某医院将放在靠窗柜台上 1 年有余、外观未有明显变化、且在有效期内的麻醉乙醚给患者使用,患者出现呼吸不畅、胸部疼痛的现象。

问题:

1. 质量合格的麻醉乙醚是什么状态的物质?
2. 光照时间较长但外观没有明显变化的麻醉乙醚,可以凭外观判断作为药物使用吗?
3. 麻醉乙醚在空气中放置时间较长后,光照后可能发生什么变化?
4. 麻醉乙醚中过氧化物杂质对人产生什么不良反应?

麻醉乙醚为无色澄明、易挥发的液体,有特殊气味,能溶于水。相对密度为 0.713 ~ 0.718,馏程为 33.5 ~ 35.5℃。有极强的挥发性和燃烧性,其蒸汽与空气混合后,遇火能爆炸。使用时必须远离火源。

麻醉乙醚性质稳定,但在光照、空气长期接触可发生自动氧化,生成过氧化物、醛等杂质,颜色逐渐变黄。过氧化物为不易挥发的油状液体,遇热、碰撞易爆炸。在蒸馏乙醚时,它常残留于瓶底,因此勿将乙醚蒸干,以免爆炸。

$$CH_3CH-O-O-CHCH_3$$

过氧化物1   过氧化物2

过氧化物及醛对呼吸道有刺激作用,能引起肺水肿及肺炎等,严重时甚至引起死亡。因此氧化变质的麻醉乙醚不可供药用。

本品为吸入性全身麻醉药。储存时可加入还原性物质如苯二酚、铁屑或氢醌等作稳定剂,遮光、密封,放在阴凉处保存。启封24小时后,不可再作麻醉药用。

氟烷 Halothane

$$C_2HBrClF_3 \quad 197.38$$

本品为无色、易流动的重质液体,有类似氯仿的香气,味甜。微溶于水,可与乙醇、氯仿、乙醚或非挥发性油类任意混合。相对密度为1.871~1.875。

本品性质稳定,不易燃。但遇光、热、湿空气能缓缓分解,生成氢卤酸(HBr、HF、HCl),因此加入0.01%(g/g)麝香草酚作稳定剂。

本品不溶于浓硫酸,相对密度大于浓硫酸,加入等体积浓硫酸混合后,本品沉于底部分层(可与甲氧氟烷区别)。

本品结构中含有机氟原子,经破坏后可显氟离子的特殊反应。

本品的麻醉作用为麻醉乙醚的2~4倍,对黏膜无刺激性,麻醉诱导期短,可用于全身麻醉及诱导麻醉,但可暂时性引起肝肾损害及心律失常。本品可透过胎盘,孕妇慎用。

本品应遮光、密封,置阴凉处保存。

甲氧氟烷 Methoxyflurane

$$C_3H_4OCl_2F_2 \quad 174.96$$

本品为无色澄明液体,有芳香气味。沸点104.6℃。不易燃,不易爆,空气中较稳定。

本品全麻效果好,对呼吸道刺激较麻醉乙醚轻,镇痛及肌松作用比氟烷好。但诱导期较长,苏醒较慢,毒性较大,肝肾功能不全者禁用。

本品避光、冷暗处保存,常加入甲酚丁酯作抗氧剂。

课堂互动

吸入性全麻药大多为何种状态的物质?

二、 静脉麻醉药

静脉麻醉药是直接通过静脉注射后产生全身麻醉作用的药物。这类麻醉药作用迅速,对呼吸道无刺激作用,不良反应少,是目前临床上用得最多的全麻药。按结构又分为巴比妥类和非巴比妥类。巴比妥类如硫喷妥钠、海索比妥钠等药物分布于脑组织中产生麻醉作用,起效很快,但持续时间较短,仅能维持数分钟。近年来,非巴比妥类静脉麻醉药发展较快,已有多种药物用于临床,如氯胺酮、羟丁酸钠等。

硫喷妥钠　　海索比妥钠　　羟丁酸钠

HOCH₂CH₂CH₂COONa

考点:盐酸氯胺酮的使用管理。

盐酸氯胺酮　Ketamine Hydrochloride

$C_{13}H_{16}ClNO \cdot HCl$　274.19

又名凯他那。

本品为白色结晶性粉末;无臭。易溶于水中,可溶于热乙醇,难溶于乙醚和苯。熔点259～263℃,熔融同时分解。

本品分子中含手性碳原子,具旋光性,其右旋体的止痛和安眠作用分别是左旋体的3倍和1.5倍,不良反应也比左旋体少。临床常用其外消旋体。

本品为静脉麻醉药,亦可肌内注射,临床上主要用作手术麻醉和麻醉诱导。麻醉作用时间短,能选择性阻断痛觉,有镇痛作用,并使意识模糊,但意识和感觉分离。具有一定的精神依赖性,吸食过量或长期吸食,可对心、肺、神经造成致命损伤。现列为国家管制的一类精神药品。

 链　接

滥用 K 粉(氯胺酮)的危害

K 粉是氯胺酮的俗称。近些年,在娱乐场所发现该药有严重的滥用现象,并呈蔓延态势。研究发现如果滥用本品至 70mg 会引起中毒,100mg 会产生幻觉,500mg 将出现濒死状态,过量可致死。从 2001 年 5 月开始,将其列入管制药品,2004 年 8 月国家食品药品监督管理局将其列为一类精神药品实施管制。我们要充分认识滥用氯胺酮的危害性,热爱生活,珍惜生命。

临床常见的静脉麻醉药见表 2-1。

表 2-1　常见的静脉麻醉药

药物名称	结构	用途
丙泊酚		用于诱导和维持全身麻醉,常与镇痛药、吸入性麻醉药和肌松药合用

药物名称	结构	用途
依托咪酯	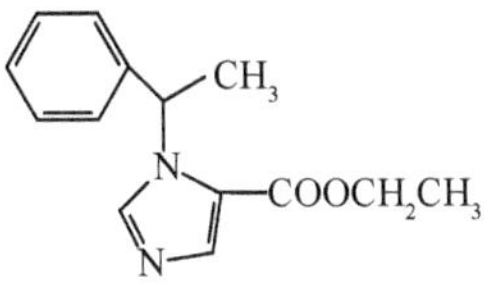	用于诱导麻醉剂,常与镇痛药、肌松药及吸入性麻醉药合用。仅右旋体有效
丙泮尼地	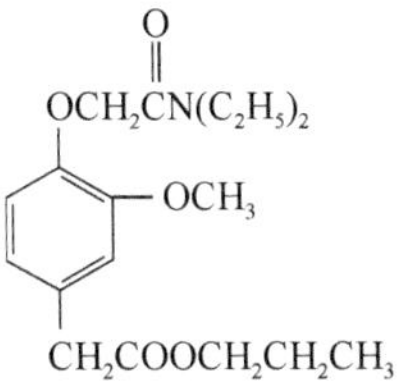	超短时静脉麻醉药,持续时间短,适用于小手术,也可用于诱导麻醉

第2节 局部麻醉药

局部麻醉药,简称局麻药,是指在人体局部给药并可选择性地阻断感觉神经冲动的传导,在保持意识清醒状态下,使局部痛觉暂时性消失的药物。临床多用于小手术。

一、 局部麻醉药的结构类型与代表药

根据局麻药的结构常分为对氨基苯甲酸酯类、酰胺类、氨基醚类和氨基酮类等,其中对氨基苯甲酸酯类和酰胺类最常见。

考点:局部麻醉药的结构类型、常用药;盐酸普鲁卡因、盐酸利多卡因的结构特点及性质。

(一) 对氨基苯甲酸酯类

链 接

盐酸普鲁卡因的发现

1859 年由南美洲古柯树叶提取得到可卡因(古柯碱),1884 年发现其具有局部麻醉作用并用于临床。但因其毒性大,易成瘾而对其进行结构改造。研究发现苯甲酸酯是可卡因麻醉作用的必要结构,逐步简化其结构于1890 年发现有效药苯佐卡因,但其水溶性差,只能用于表面麻醉。将苯佐卡因结构中引入脂氨基并成盐,于1904 年,人工合成了盐酸普鲁卡因。

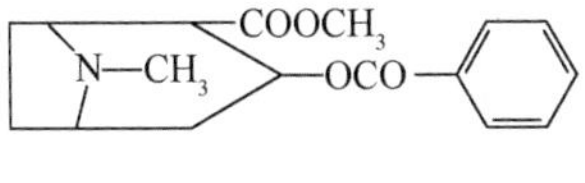

古柯碱 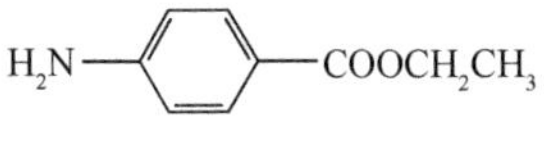   苯佐卡因

盐酸普鲁卡因 Procaine Hydrochloride

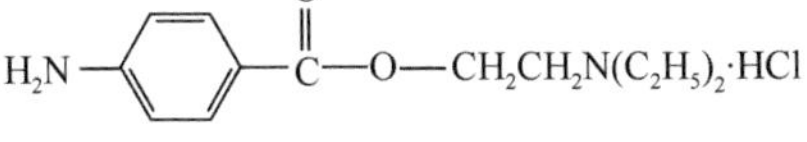

$C_{13}H_{20}N_2O_2 \cdot HCl$ 272.77

案例2-2

取盐酸普鲁卡因约 0.1g 于试管中,加纯化水 2ml,溶解,加 10% 氢氧化钠试液 1ml,产生白色沉淀。

加热,变为油状物,继续加热,于试管口覆盖湿润的红色石蕊试纸,试纸变蓝,同时油状物消失。放冷后滴加稀盐酸,又析出白色沉淀。

问题:

1. 普鲁卡因原料药呈什么状态?其在水中可溶解吗?临床常用的注射剂是何种成分,可溶于水吗?

2. 盐酸普鲁卡因的水溶液加氢氧化钠,生成的白色沉淀是何种物质?水溶液加热后发生何种变化?

3. 油状物加热后,试管口的石蕊试纸为什么变蓝?

4. 常见哪些结构类型易发生水解反应?

5. 盐酸普鲁卡因注射液放置时间过久变黄的原因是什么?

又名盐酸奴佛卡因。

本品为白色结晶性粉末;无臭,味苦。易溶于水,略溶于乙醇,微溶于氯仿。熔点 154~157℃。

本品干燥时性质稳定,水溶液不稳定,结构中的酯键可水解生成对氨基苯甲酸和二乙氨基乙醇而失效。其水解速率受 pH 和温度影响较大,酸性下水解较慢,碱性下水解较快,温度过高或时间过长,均加速水解作用。

$$H_2N-\text{C}_6\text{H}_4-\overset{O}{\underset{}{C}}-O-CH_2CH_2N(C_2H_5)_2 \xrightarrow{H_2O} H_2N-\text{C}_6\text{H}_4-COOH+HOCH_2CH_2N(C_2H_5)_2$$

盐酸普鲁卡因水解产生的对氨基苯甲酸对人体有刺激性,并可进一步脱羧生成有毒的苯胺,苯胺易氧化成有色物质而使注射液变黄。故药典规定对其注射液检查特殊杂质对氨基苯甲酸。

盐酸普鲁卡因溶液中加入氢氧化钠,则析出普鲁卡因,难溶于水呈白色沉淀。加热,结构中的酯水解生成对氨基苯甲酸钠和碱性的二乙氨基乙醇,前者可溶于水,后者使红色石蕊试纸变蓝。加盐酸酸化后,对氨基苯甲酸钠与盐酸反应生成对氨基苯甲酸难溶于水而出现白色沉淀,此沉淀与适量的盐酸成盐而溶于水。

$$H_2N-\text{C}_6\text{H}_4-COOCH_2CH_2N(C_2H_5)_2 \cdot HCl \xrightarrow{NaOH} H_2N-\text{C}_6\text{H}_4-COOCH_2CH_2N(C_2H_5)_2$$

$$H_2N-\text{C}_6\text{H}_4-COOCH_2CH_2N(C_2H_5)_2 \xrightarrow[\triangle]{NaOH} H_2N-\text{C}_6\text{H}_4-COONa+HOCH_2CH_2N(C_2H_5)_2\uparrow$$

$$H_2N-\text{C}_6\text{H}_4-COONa \xrightarrow{HCl} H_2N-\text{C}_6\text{H}_4-COOH \xrightarrow{HCl} HOOC-\text{C}_6\text{H}_4-NH_2 \cdot HCl$$

本品中含有芳伯氨基,易被氧化变色。pH 增大、温度升高,紫外线、重金属离子或露置空气中等均可加速其氧化变色,故本品及其制剂应避光保存。配制其注射液时,调节溶液 pH3.5~5.5,通入惰性气体,加抗氧剂、金属离子络合剂,以100℃流通蒸汽加热灭菌30分钟为宜。

课堂互动

分析影响盐酸普鲁卡因稳定性的结构因素和外界因素有哪些?配制其注射液时应注意采取哪些措施以提高其稳定性?

本品分子中含有芳伯氨基,在稀盐酸中,与亚硝酸钠反应生成重氮盐,加碱性β-萘酚发生偶合反应,生成猩红色的偶氮化合物沉淀(重氮化-偶合反应)。

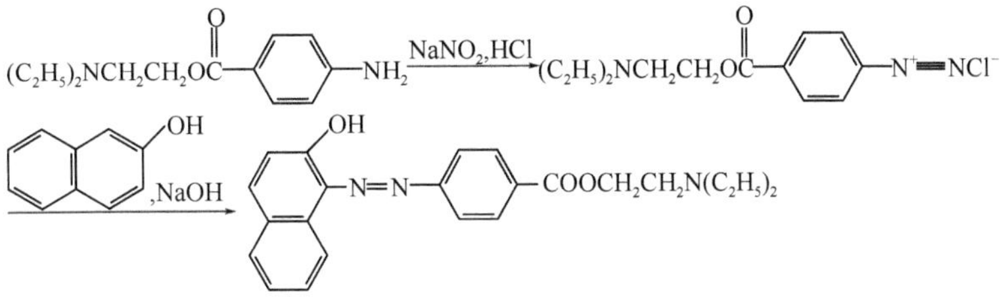

本品分子中有叔胺结构具生物碱的性质,如其水溶液遇碘、碘化汞钾及三硝基苯酚(苦味酸)等生物碱沉淀剂均可产生沉淀。

课堂互动

普鲁卡因为什么可以与盐酸生成盐?普鲁卡因难溶于水如何配制其水溶性注射液?

本品为局麻药,作用强,毒性较小,时效较短。临床主要用于浸润麻醉、传导麻醉及封闭疗法。

盐酸丁卡因　Tetracaine Hydrochloride

$C_4H_9NH-\!\!\!-COOCH_2CH_2N(CH_3)_2 \cdot HCl$

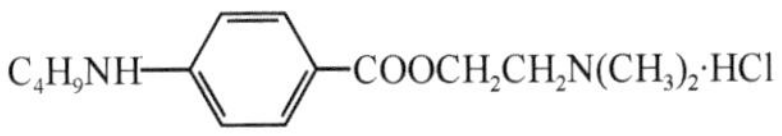

$C_{15}H_{24}N_2O_2 \cdot HCl$　　300.83

又名盐酸地卡因。

本品为白色结晶或结晶性粉末;无臭,味微苦。易溶于水,可溶于乙醇,不溶于乙醚或苯。熔点147~150℃。

本品含酯键,可水解生成对丁氨基苯甲酸和二甲氨基乙醇。高温和碱性条件均能促使其水解,故配制其注射液时,调节溶液pH4.5~5.5,用100℃流通蒸汽加热灭菌30分钟为宜。

本品含芳仲氨基,在酸性溶液中与亚硝酸钠作用生成难溶性的亚硝基化合物。

本品水溶液与多种生物碱沉淀剂如氯化汞试液、碘化铋钾、苦味酸等均可产生沉淀。

本品为局部麻醉药,作用较普鲁卡因强10~15倍,但毒性也较大。

课堂互动

比较盐酸丁卡因与盐酸普鲁卡因的化学性质和作用的异同点。

(二) 酰胺类

盐酸利多卡因　Lidocaine Hydrochloride

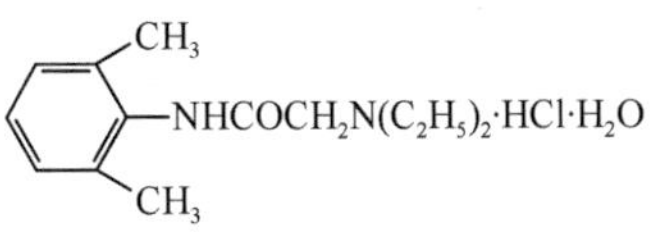

$C_{14}H_{22}N_2O \cdot HCl \cdot H_2O$　　288.82

又名盐酸赛洛卡因。

本品为白色结晶性粉末;无臭,味微苦。易溶于水、乙醇,可溶于氯仿,不溶于乙醚。熔点 75~79℃。

本品含有酰胺结构,但化学性质稳定,不易水解。因其酰胺键的两个邻位均有甲基,可产生空间位阻,使其不易水解。因此,体内作用时效较普鲁卡因长。

本品含有酰胺基可与金属离子生成有色的配位化合物。本品水溶液加入硫酸铜和碳酸钠溶液,呈蓝紫色,加氯仿振摇后放置,氯仿层显黄色。本品乙醇溶液与氯化亚钴试液反应显绿色,放置后生成蓝绿色沉淀。

本品麻醉作用较普鲁卡因强约 2 倍,起效快,维持时间较长。临床也用作抗心律失常药。

课堂互动

1. 试从结构方面分析利多卡因比普鲁卡因作用强且时效长的原因。
2. 盐酸利多卡因溶液能与金属容器接触或与重金属离子溶液混合吗?

(三) 氨基醚及氨基酮类

盐酸达克罗宁 Dyclonine Hydrochloride

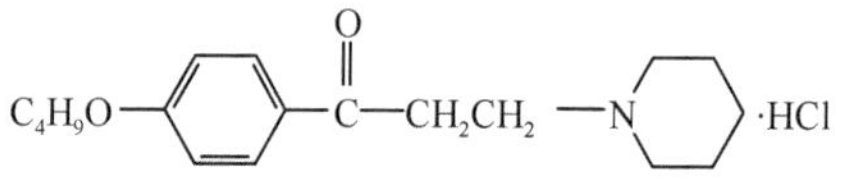

$C_{18}H_{27}O_2N \cdot HCl$　325.88

本品可溶于水,具有酮类及叔胺基的性质。

本品麻醉作用持久,穿透力强,起效快,毒性较普鲁卡因低,对黏膜透过性强,对皮肤具有止痛、止痒作用,常制成外用制剂。

临床常见的其他局部麻醉药见表 2-2。

表 2-2　临床常见其他局部麻醉药

结构分类	药物名称	结构
对氨基苯甲酸酯类	氯普鲁卡因	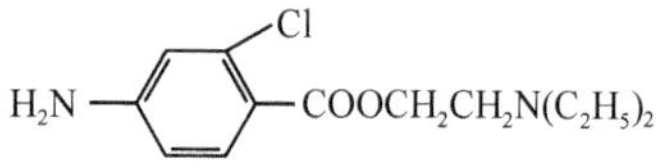
酰胺类	布比卡因	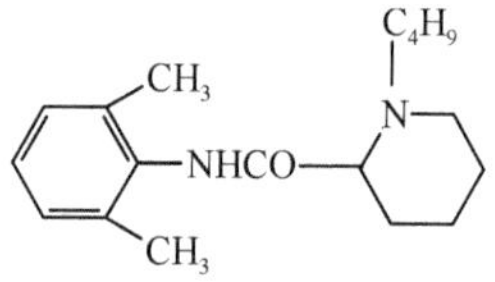
氨基醚类	普莫卡因	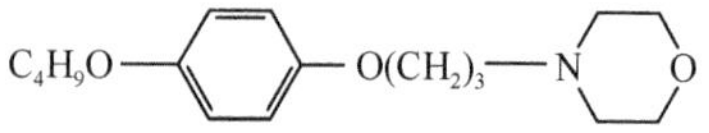

考点:局部麻醉药不同结构类型的不同作用特点。

二、局部麻醉药的构效关系

临床应用的大部分局部麻醉药结构可以归纳为以下基本结构:

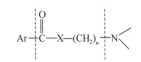

亲脂部分　中间连接部分　亲水部分

局部麻醉药基本结构均由亲脂部分、中间连接部分、亲水部分三部分组成。

1. 亲脂部分　Ar 是局部麻醉药的必需结构,可为芳环或芳杂环,以苯环最为常见,作用较强。在苯环的对位引入氨基或丁氨基,麻醉作用增强。

2. 中间连接部分　与局部麻醉药作用的持续时间和作用强度有关。当 X 分别为—O—、—S—、—NH—和—CH$_2$—取代时,其麻醉持续时间为:—CH$_2$—>—NH—>—S—>—O—;麻醉作用强度为:—S—>—O—>—CH$_2$—>—NH—;中间链部分的 n 以 2～3 个碳原子最好,碳链增长,作用时间延长,但毒性增大。

3. 亲水部分　以叔胺为好,仲胺次之。当为叔胺时,以 2 个相同烷基最常见。烷基以 3～4 个碳原子时作用最强。也可为脂环胺,以哌啶的作用最强。

课堂互动

试举例说明对氨基苯甲酸酯类和酰胺类局部麻醉药分子结构如何进行改造,而获得作用强且时效长的局麻药。

小结

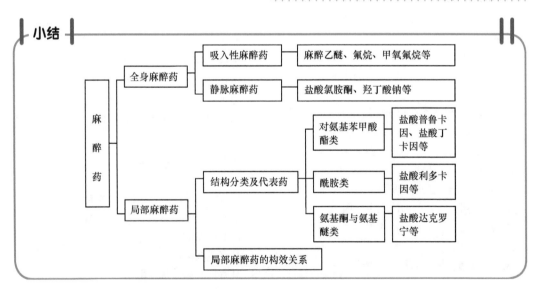

目标检测

一、名词解释

1. 全身麻醉药
2. 局部麻醉药
3. 吸入性麻醉药
4. 静脉麻醉药

二、选择题

(一) A 型题(单项选择题)

1. 下列属于静脉全麻药的是
　A. 氟烷
　B. 盐酸普鲁卡因
　C. 盐酸氯胺酮
　D. 盐酸达克罗宁
　E. 甲氧氟烷

2. 盐酸氯胺酮的化学结构是

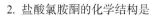
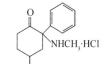

A. B.

C. D.

E.

3. 分子结构为

$$CH_3$$
$$\text{—NHCOCH}_2\text{N(C}_2\text{H}_5)_2$$
$$CH_3$$

A. 丁卡因　　　　　B. 利多卡因

C. 普鲁卡因　　　　D. 达克罗宁

E. 苯佐卡因

4. 不属于芳酸酯类的局麻药

A. 丁卡因　　　　　B. 盐酸普鲁卡因

C. 苯佐卡因　　　　D. 盐酸利多卡因

E. 可卡因

5. 下列哪个麻醉药具有旋光异构体

A. 甲氧氟烷　　　　B. 盐酸普鲁卡因

C. 盐酸氯胺酮　　　D. 盐酸利多卡因

E. 盐酸达克罗宁

6. 下列最不稳定的局麻药是

A. 普鲁卡因　　　　B. 利多卡因

C. 氯胺酮　　　　　D. 丁卡因

E. 布比卡因

7. 无色重质液体的吸入性麻醉药是

A. 麻醉乙醚　　　　B. 氟烷

C. 氯胺酮　　　　　D. 羟丁酸钠

E. 普鲁卡因

8. 下列局麻药的基本结构中,X 为哪个原子或基团时,麻醉作用最强

$$\text{Ar—C—X—(CH}_2)_n\text{—N}$$
$$\quad\quad \overset{\displaystyle O}{\|}$$

A. —S—　　　　　B. —O—

C. —NH—　　　　D. —CH₂—

E. —CO—

9. 配制盐酸普鲁卡因注射液时,调节溶液 pH3.5 ~ 5.5,通入惰性气体,加抗氧剂、金属离子络合剂,以 100℃流通蒸汽加热灭菌 30 分钟。采用上述措施配制盐酸普鲁卡因注射液,其原因是普鲁卡因含有

A. 对氨基苯甲酸酯结构

B. 酰胺结构

C. 氨基酮结构

D. 氨基醚结构

E. 叔氨基结构

10. 盐酸普鲁卡因水解的主要生成物是

A. 对氨基苯甲酸和二乙氨基甲醇

B. 对氨基苯甲酸和二乙氨基乙醇

C. 对氨基苯甲酸和二甲氨基乙醇

D. 对氨基苯甲酸和氨基乙醇

E. 对氨基苯乙酸和二甲氨基乙醇

(二) B 型题 (配伍选择题)

(11 ~ 15 题共用备选答案)

A. 氟烷　　　　　　B. 氯胺酮

C. 普鲁卡因　　　　D. 达克罗宁

E. 利多卡因

11. 具有氨基酮结构的局麻药

12. 静脉全麻药

13. 结构中有手性碳原子的全麻药

14. 发生重氮化-偶合反应的局麻药

15. 药典规定需要检查其特殊杂质对氨基苯甲酸的局麻药

(三) C 型题 (比较选择题)

(16 ~ 20 题共用备选答案)

A. 普鲁卡因　　　　B. 利多卡因

C. 两者均有　　　　D. 两者均无

16. 易水解变质

17. 具有酰胺结构

18. 具有抗心律失常作用

19. 具有局部麻醉作用

20. 具有全身麻醉作用

(四) X 型题 (多项选择题)

21. 关于盐酸普鲁卡因性质的叙述,正确的是

A. 强氧化性

B. 可发生重氮化-偶合反应

C. 易氧化变质

D. 水溶液可水解

E. 具有挥发性

22. 结构中存在空间位阻作用使其不易水解的局

麻药是

　　A. 普鲁卡因　　　　　B. 利多卡因

　　C. 布比卡因　　　　　D. 丁卡因

　　E. 氟烷

23. 下列局部麻醉作用比普鲁卡因强的是

　　A. 丁卡因　　　　　　B. 利多卡因

　　C. 氯胺酮　　　　　　D. 甲氧氟烷

　　E. 氟、烷

24. 局麻药的结构类型有

　　A. 对氨基苯甲酸酯类

　　B. 酰胺类

　　C. 氨基酮类

　　D. 氨基醚类

　　E. 烃类

25. 下列属于对氨苯甲酸酯类的局麻药是

　　A. 普鲁卡因　　　　　B. 利多卡因

　　C. 丁卡因　　　　　　D. 达克罗宁

　　E. 布比卡因

三、填空题

1. 局麻药基本结构分为 _____、_____ 和 _____。

2. 根据给药方式,全麻药分为_____、_____。

3. K 粉是_____的俗称,列为国家实行管制____类精神药品。

四、简答题

1. 简述局麻药的构效关系。

2. 盐酸利多卡因注射液久置或高温灭菌为何不易失效?

3. 如何用化学方法区别盐酸普鲁卡因与盐酸丁卡因?

五、分析题

1. 从结构分析盐酸普鲁卡因不稳定的原因。

2. 分析下列处方是否合理。

有位患者患有支气管哮喘,伴有神经症,医生开具下列处方:

[处方]　　氨茶碱注射液　　　　0.125g

　　　　　盐酸普鲁卡因注射液0.45g

　　　　　地塞米松注射液　　　 5ml　　 i. v.

　　　　　10% 葡萄糖注射液　　250ml

（秦　文）

第 3 章 中枢神经系统药

镇静催眠药、抗癫痫药、抗精神失常药、中枢兴奋药、镇痛药均通过影响中枢神经的兴奋性使之产生广泛的抑制或兴奋作用。镇静催眠药、抗癫痫药、抗精神失常药之间没有明确的界限，既有内在联系又有区别。

链 接

镇静催眠药、抗癫痫药、抗精神失常药、镇痛药管理

镇静催眠药、抗癫痫药、抗精神失常药长期使用或滥用会产生精神依赖性，危害人体健康和社会安定，为社会所不容。因此国家对本类大多数药物如苯巴比妥、异戊巴比妥、地西泮、艾司唑仑、阿普唑仑、唑吡坦等按二类精神药品实施特殊管理。大多数镇痛药不合理使用或滥用会产生生理依赖性和精神依赖性，产生成瘾，我国对其进行了严格的监管。

第 1 节　镇静催眠药

镇静药能缓解患者的紧张、烦躁等精神过度兴奋症状；催眠药能进一步抑制中枢神经系统的功能使之获得近似生理性睡眠。两类药物的作用之间没有本质的差别，只与剂量呈正相关，同一药物不同剂量效果不同，小剂量时镇静，中剂量时催眠，大剂量时产生致死性的呼吸抑制、循环衰竭。因此，临床应用时要严格控制药量。临床常用的药物按化学结构分为巴比妥类、苯二氮䓬类、氨基甲酸酯类和其他类。

一、巴比妥类

（一）巴比妥类药物的基本结构

巴比妥类药物为巴比妥酸的衍生物，它是由丙二酸酯与脲缩合成的丙二酰脲。巴比妥酸本身无医疗用途，只有当 5 位上的 2 个氢原子均被适当基团取代才呈现活性。临床常用药物有苯巴比妥、司可巴比妥、异戊巴比妥、硫喷妥钠等（表 3-1）。

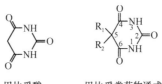

巴比妥酸　　　　巴比妥类药物通式

（二）巴比妥类药物的理化通性

1. 性状　巴比妥类药物大多为结晶性粉末或白色结晶；难溶于水，易溶于乙醇等有机溶剂；熔点多在 90～205℃，加热时多能升华；含硫巴比妥有不适之臭。对空气稳定，遇氧化剂、还原剂或酸，通常情况下环结构不被破坏。

表 3-1 常用巴比妥类镇静催眠药

药物名称	化学结构	作用特点
苯巴比妥	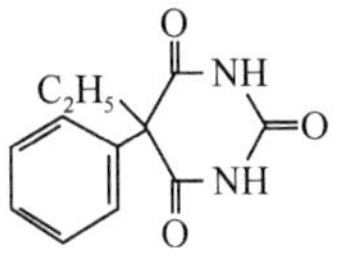	镇静催眠、抗癫痫(长时)
异戊巴比妥	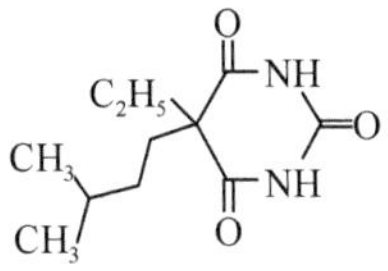	镇静催眠(中时)
司可巴比妥	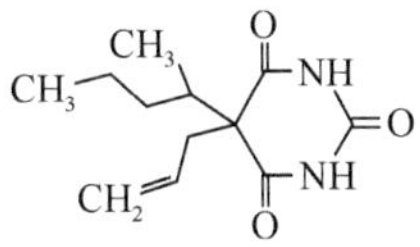	催眠、麻醉前给药(短时)
硫喷妥钠	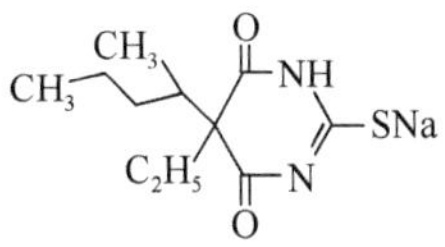	催眠、麻醉前给药(超短时)

2. 弱酸性 本类药物分子结构存在着酰胺-亚胺醇互变异构而显弱酸性,遇碳酸钠或氢氧化钠形成水溶性的钠盐。其钠盐水溶液显碱性,遇 CO_2 或与酸性药物配伍可析出沉淀,如苯巴比妥钠注射液可吸收空气中 CO_2 析出游离的苯巴比妥沉淀,与盐酸哌替啶、盐酸氯丙嗪配伍也析出沉淀。

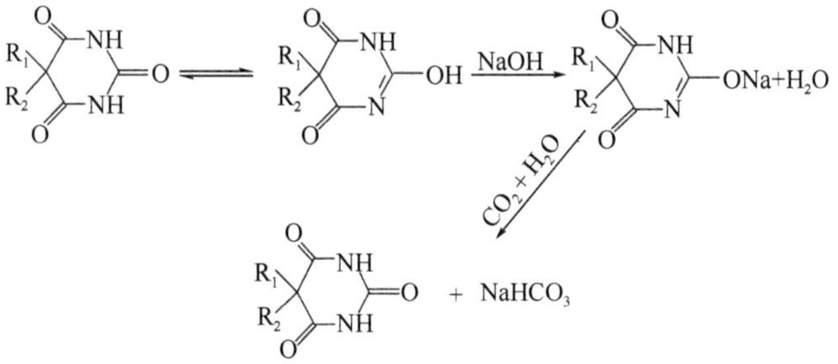

课堂互动

巴比妥类药物结构不含羧基为何显酸性?配制苯巴比妥钠注射液时,可用放置数天的注射用水溶解吗?

3. 水解性 巴比妥类药物具有多个酰亚胺结构,可被水解。与氢氧化钠煮沸时,水解、脱羧生成双取代乙酸钠,并放出氨气,使红色的石蕊试纸变蓝。

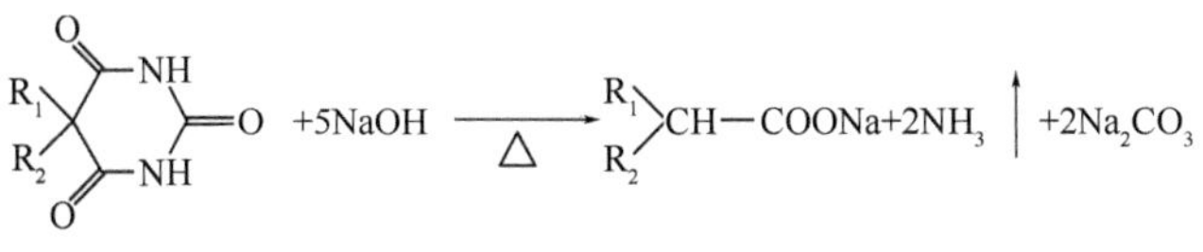

其钠盐水溶液不稳定,放置也能水解生成无效的酰脲类物质,甚至在吸湿的情况下也能分解。如苯巴比妥钠水溶液放置水解产生苯基丁酰脲沉淀,故常制成粉针,临用前用灭菌注射用水新鲜配制。

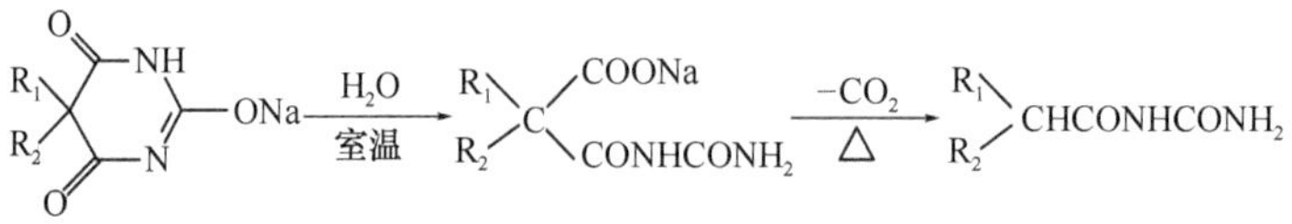

$$R_1R_2C(\text{环})ONa \xrightarrow[\text{室温}]{H_2O} R_1R_2C(COONa)(CONHCONH_2) \xrightarrow[\triangle]{-CO_2} R_1R_2CHCONHCONH_2$$

课堂互动

巴比妥类药物的钠盐因何结构发生水解? 配制其注射液时应注意哪些事项?

4. 与重金属盐的反应 本类药物具有丙二酰脲结构,能与重金属盐形成有色物质或不溶性盐的沉淀,供鉴别或测定含量。

(1) 与硝酸银反应:在碳酸钠溶液中先生成可溶性的一银盐,继续加入过量的硝酸银试液,可生成不溶性的二银盐。与硝酸汞试剂反应生成白色汞盐沉淀。

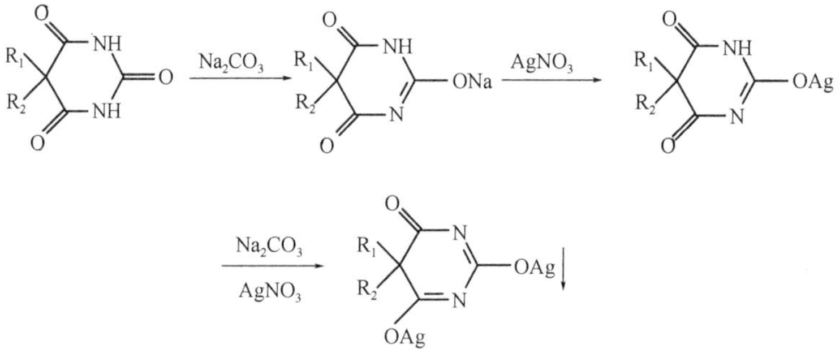

$$\xrightarrow{Na_2CO_3} \quad \xrightarrow{AgNO_3}$$

$$\xrightarrow[AgNO_3]{Na_2CO_3}$$

(2) 与铜-吡啶试液的反应:巴比妥类药物生成紫堇色配合物。含硫巴比妥同样反应显绿色。

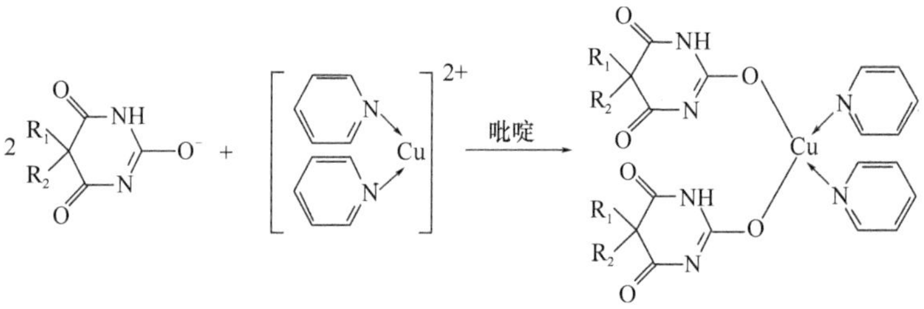

$$2 + [Cu(\text{吡啶})_2]^{2+} \xrightarrow{\text{吡啶}}$$

(三) 巴比妥类药物的构效关系

巴比妥类药物是结构非特异性药物,其作用强弱、快慢主要取决于它们的理化性质、酸性解离常数、脂水分配系数等,这些均与 C_5 及其他位置的取代基密切相关(图 3-1),且作用时间也因各取代基不同而表现为长时、中时、短时及超短时四种类型。

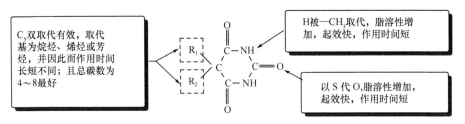

图 3-1 巴比妥类药物的构效关系

1. 巴比妥酸 C_5 位上 2 个活泼氢原子全被取代才有镇静催眠作用,无取代或单取代衍生物无作用。这是因为 C_5 无取代或单取代时其内酰脲结构能互变为三内酰亚胺,酸性较强,在生理 pH7.4 条件下,99% 以上是离子状态,几乎不能透过细胞膜和血-脑屏障进入脑内,故无镇静催眠作用;而 C_5 双取代时其内酰脲结构只互变为二内酰亚胺,酸性较弱,在生理 pH 条件下,50% 以上是未解离的分子,脂溶性大,易通过细胞膜和血-脑屏障进入脑内发挥镇静催眠作用。

三内酰亚胺　　　二内酰亚胺

课堂互动

为什么巴比妥类药物结构中 C_5 位必须是双取代才有效,而巴比妥酸与 C_5 单取代巴比妥酸无效?

2. C_5 取代基为较难氧化的饱和直链烃或芳烃时,因不易被代谢,作用时间较长,如苯巴比妥;反之,如果是较易氧化的支链烃或不饱和烃,则容易代谢,作用时间较短,如司可巴比妥。

R_1 和 R_2 的碳原子总数在 4~8 时,脂水分配系数适宜,能产生良好的镇静催眠作用,少于 4 时药效极小或无,超过 8 时可能会导致惊厥。

3. 1,3 位 2 个亚胺氮原子上必须保留 1 个氢原子。例如,亚胺基上的氢原子都被甲基取代,则失去酸性,脂水分配系数不适当,导致惊厥作用;仅 1 个氢原子被甲基取代,只能发生一级解离,酸性降低和脂溶性增加,起效快,作用时间短,如海索比妥 $pK_a = 8.4$,90% 未解离,为超短时催眠药和静脉麻醉药。

4. 以硫原子代替 C_2 位的氧原子,则脂溶性增加,吸收和起效加快,但易被人体代谢,作用时间短。临床多用作超短时静脉麻醉药,如硫喷妥钠。

课堂互动

C_5 取代基的种类和总碳数对镇静催眠活性与持续时间的长短有何影响?

（四）典型药物

考点：苯巴比妥钠的结构类型、理化性质和主要用途。巴比妥类药物的构效关系。

苯巴比妥 Phenobarbital

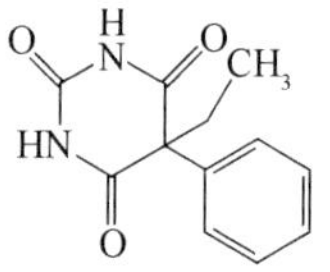

$C_{12}H_{12}N_2O_3$　232.24

案例 3-1

张某意外过量服用了苯巴比妥，出现昏迷、休克及呼吸衰竭等症状。医生除对其采取人工呼吸、给氧、高锰酸钾溶液洗胃等常规急救措施外，还静脉注射5%碳酸氢钠进行解救。

问题：

1. 药物的酸碱性与药物的体内吸收、分布有什么关系？
2. 苯巴比妥在体液中与其在碳酸氢钠溶液中的水溶性、吸收与排泄速度有何不同？
3. 根据苯巴比妥的化学性质分析碳酸氢钠为何能解救苯巴比妥中毒？

本品为白色有光泽的结晶性粉末；无臭，味微苦。在乙醚、乙醇、氢氧化钠及碳酸钠溶液中溶解，氯仿中略溶，水中极微溶解。熔点为174.5～178℃。

本品具有巴比妥类药物的一般性质。

本品含有苯环与亚硝酸钠-浓硫酸作用，生成橙黄色亚硝基苯衍生物；与甲醛-硫酸试液作用，接界面生成玫瑰红色环。可用以区别不含苯环的巴比妥类药物。

本品为长效的镇静催眠药。用于治疗失眠、焦虑、惊厥、癫痫大发作及麻醉前给药。

课堂互动

如何用化学方法区别硫喷妥钠、苯巴比妥和异戊巴比妥？

二、苯二氮䓬类

考点：常用苯二氮䓬类催眠药物名称；地西泮的结构类型、主要性质和临床用途。

苯二氮䓬类是20世纪50年代后期发展起来的一类镇静催眠药。其中以1,4-苯二氮䓬类活性最强，应用最广，发展最为迅速。临床上几乎取代了其他传统药物成为镇静催眠和抗焦虑的首选药。

（一）发展及结构类型

本类药物中的氯氮䓬首先用于临床，多年来对其深入研究，发现其结构中的脒基和氮原子上的氧不是活性必要基团，于是得到了地西泮。在地西泮的基础上进行结构修饰，合成了一系列活性强弱不同的药物，如硝西泮、氯硝西泮、氟西泮，以及地西泮的活性代谢产物奥沙西泮、劳拉西泮等，见表3-2。

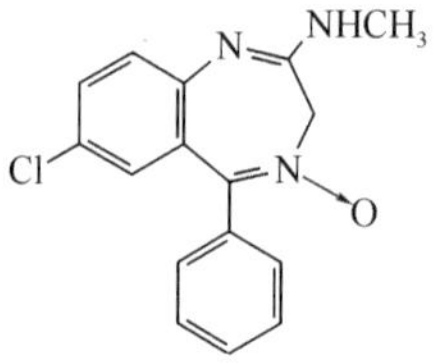

氯氮䓬

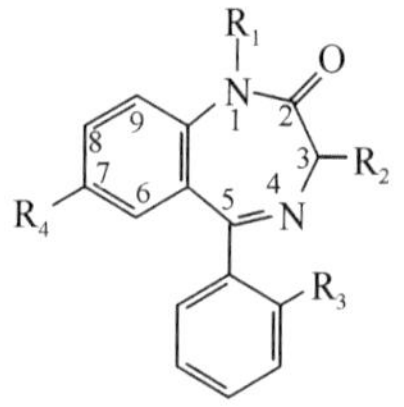

表 3-2　常用的苯二氮䓬类药物

药物名称	R_1	R_2	R_3	R_4
地西泮	CH_3	H	H	Cl
硝西泮	H	H	H	NO_2
氯硝西泮	H	H	Cl	NO_2
氟西泮	$(CH_2)_2N(C_2H_5)_2$	H	F	Cl
奥沙西泮	H	OH	H	Cl
劳拉西泮	H	OH	Cl	Cl

在苯二氮䓬环 1,2 位并合杂环,使药物的代谢稳定性及对受体的亲和力增加,活性明显增强,或将苯二氮䓬结构中的苯环用噻唑环置换,得到了一类新型镇静催眠药,见表 3-3。

课堂互动

苯二氮䓬类药物的结构改造主要从哪几个方面进行?

表 3-3　改造苯二氮䓬环结构得到的其他药物

结构改造方式	药物名称	化学结构
苯二氮䓬环 1,2 位并合三唑环	艾司唑仑 阿普唑仑 三唑仑	R_1　R_2 —H　—H —CH_3　—H —CH_3　—Cl 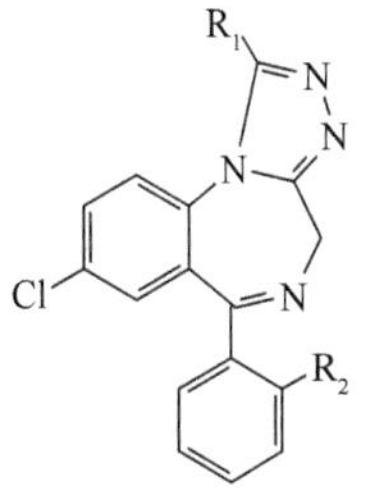
苯二氮䓬环 1,2 位并合咪唑环	咪达唑仑	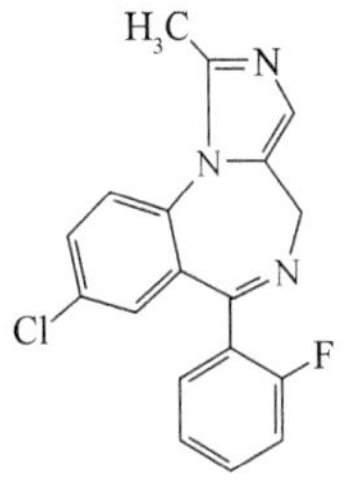
噻唑环置换苯二氮䓬结构中的苯环	依替唑仑	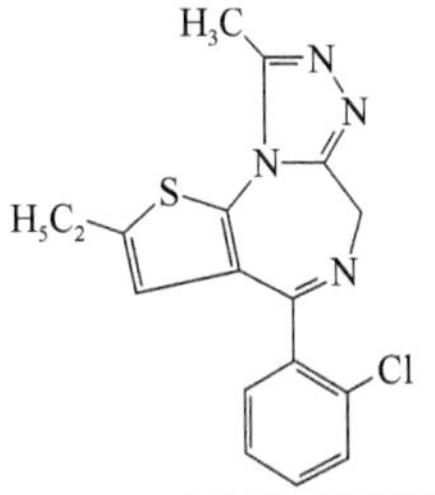

续表

结构改造方式	药物名称	化学结构
	溴替唑仑	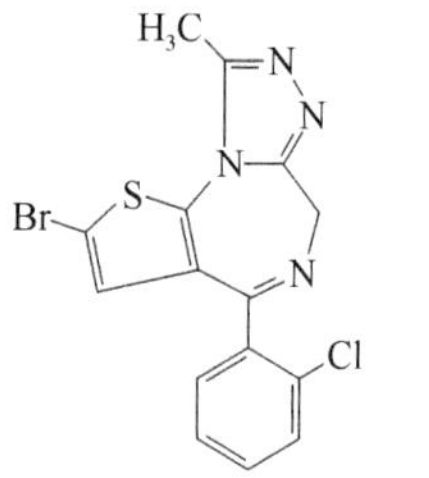

（二）理化性质

1. 弱碱性 本类药物的二氮䓬环,显弱碱性,可溶于盐酸等强酸。

2. 水解性 本类药物多具七元亚胺(即缩胺,烯胺,—C=N—)内酰胺结构,遇酸碱或受热易水解。水解可发生在1,2位的内酰胺或4,5位的亚胺开环,亚胺开环具有可逆性。

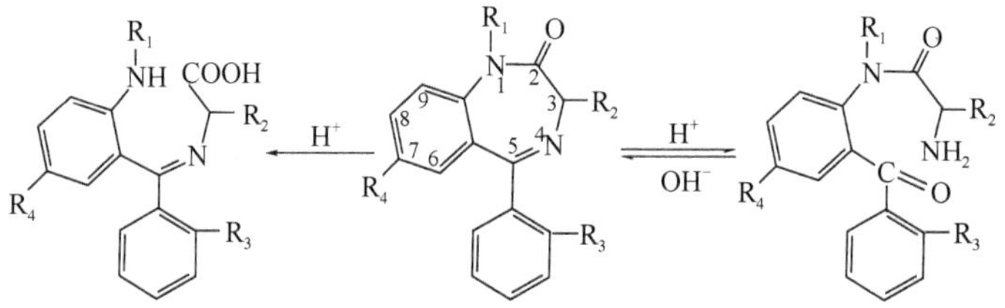

链 接

苯二氮䓬类药物口服后的变化

该类药物口服后,在体温和胃酸作用下,水解基本发生在4,5位,当开环化合物进入肠道后,在碱性肠液作用下,又环合成原药,因此口服不影响其生物利用度。地西泮、硝西泮、阿普唑仑等可能因此而作用强。

（三）典型药物

地西泮　Diazepam

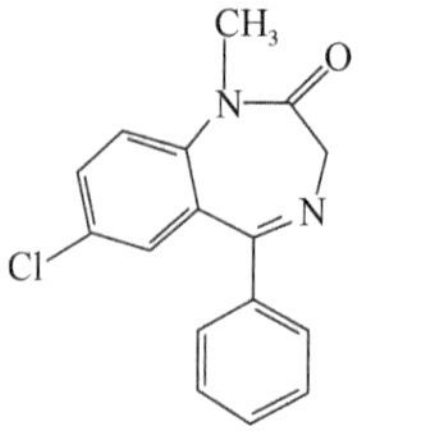

$$C_{16}H_{13}ClN_2O \quad 284.74$$

本品为白色或类白色的结晶性粉末;无臭,味微苦。易溶于氯仿或丙酮,溶于乙醇,几乎不溶于水。熔点为130~134℃。

本品具有亚胺及内酰胺结构,遇酸或碱及受热水解,生成2-甲氨基-5-氯-二苯甲酮和甘氨酸。故本品注射液常以盐酸调节 pH6.2～6.9,并用100℃流通蒸汽进行灭菌。

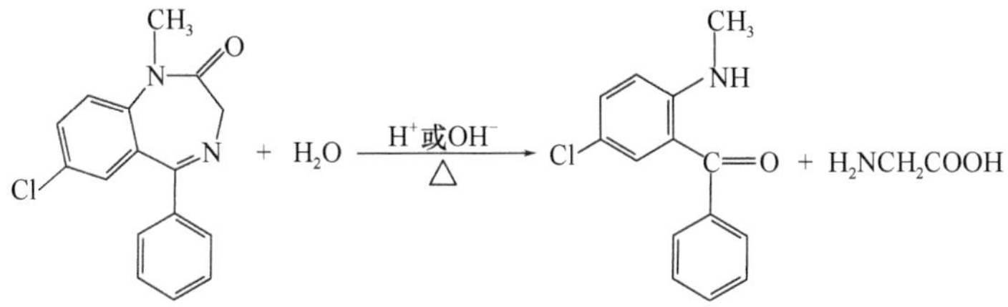

课堂互动

地西泮分子中因含哪些基团而易水解?

本品经氧瓶燃烧法进行有机破坏后,以5%氢氧化钠溶液吸收,或燃烧完全后,用稀硝酸酸化,溶液显氯化物的特殊反应。

本品溶于稀盐酸后,加碘化铋钾试液产生橙红色复盐沉淀,放置后颜色变深。

本品溶于硫酸后,在紫外光灯(365nm)下检视,显黄绿色荧光。

本品具有镇静催眠、抗焦虑、抗惊厥、抗癫痫作用。临床上主要用于治疗焦虑症和一般性失眠症。静脉注射给药是控制癫痫持续状态的首选。

三、 氨基甲酸酯类

1951 年在研究甘油醚类肌松剂时发现了具氨基甲酸酯结构的酰胺类药物甲丙氨酯等。

甲丙氨酯　Meprobamate

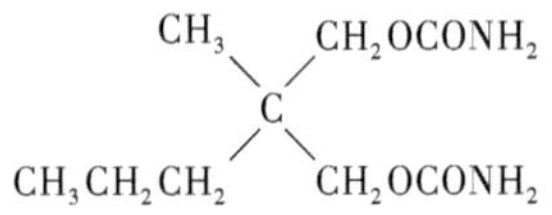

$C_9H_{18}N_2O_4$　218.25

本品为白色结晶性粉末;几乎无臭,味苦。易溶于乙醇或丙酮,略溶于乙醚,微溶于水。熔点为 103～107℃。

本品分子中因既有酯键又有酰胺键,在酸或碱溶液中加热时,易水解产生油状的2-甲基-2-丙基-1,3-丙二醇,并放出二氧化碳或氨气。

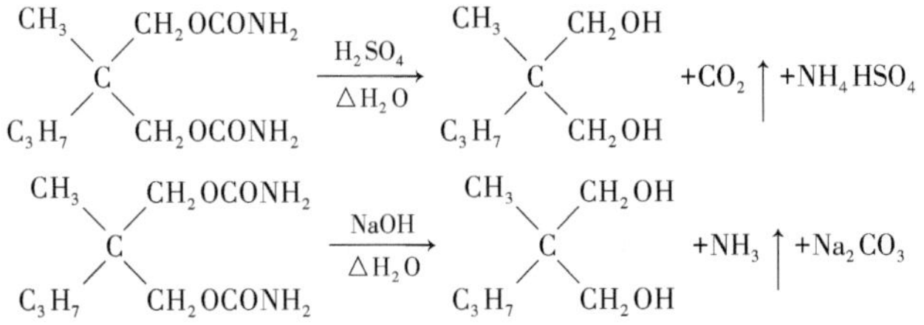

本品具有安定及中枢性肌松作用。主要用于治疗神经症的焦虑、紧张和失眠,尤其适用于老年失眠患者。但易成瘾,作用弱,现已极少使用。

课堂互动

本章中已学过哪些药物与氢氧化钠溶液共热放出具特臭的氨?它们应具备什么样的结构?

四、 其他类镇静催眠药

临床常见的一些其他类型的镇静催眠药见表 3-4。如醛类是最早用于临床的化学合成催眠药,近年已逐渐被更优异的镇静催眠药替代;一些杂环内酰胺类化合物也作镇静催眠药使用;咪唑并嘧啶类化合物是一类新结构类型的镇静催眠药,它们的镇静催眠作用较强,而无呼吸抑制作用。

表 3-4　其他类型镇静催眠药

结构类型	药物名称		化学结构	作用特点
醛类	水合氯醛		HO—CH(OH)—CCl₃ (结构式)	可靠、方便、性质稳定
杂环酰胺类	甲喹酮	R = CH₃	(结构式)	作用时间长、毒副作用小、安全范围大
	甲氯喹酮	R = Cl		
咪唑并嘧啶类	唑吡坦	$R_1 = R_2 = CH_3$ $R_3 = N(CH_3)_2$	(结构式)	呼吸抑制和肌松作用弱,极少产生耐受性和依赖性
	阿吡坦	$R_1 = R_2 = Cl$ $R_3 = N(C_3H_7)_2$		

第 2 节　抗 癫 痫 药

癫痫是一种慢性发作性神经症状,是由不同病因引起的大脑灰质神经元群异常过度放电并向周围脑组织扩散的结果。抗癫痫药通过抑制脑细胞异常放电或抑制异常放电向周围脑组织扩散,而对症治疗、预防和控制癫痫的发作。

本节主要介绍乙内酰脲类和二苯氮䓬类抗癫痫药物。

一、 乙内酰脲类及其同形物

1921 年苯巴比妥首先用于临床抗癫痫,对控制癫痫大发作效果良好。1938 年发现去掉苯巴比妥分子中的一个 C＝O 得到 5,5-二苯基乙内酰脲(苯妥英)有良好的抗癫痫作用。由于苯妥英的发现推动了该类抗癫痫病药的发展,导致一系列抗癫痫的乙内酰脲同形物的发现,见表 3-5。

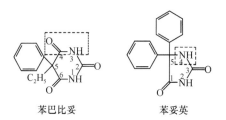

苯巴比妥　　　　　　　苯妥英

表3-5 乙内酰脲的同形物

类型	药物名称	化学结构	结构衍生方式
氢化嘧啶二酮类	扑米酮	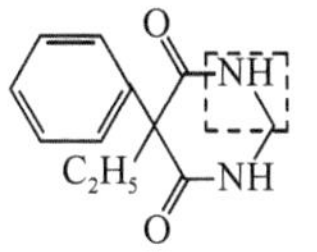	苯巴比妥的 C_2 去氧衍生物
丁二酰亚胺类	乙琥胺	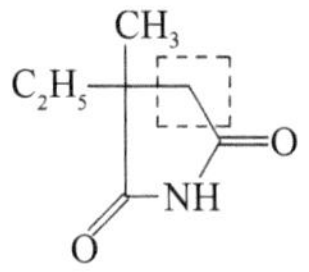	用—CH_2—取代乙内酰脲结构中的—NH—
噁唑烷酮类	三甲双酮	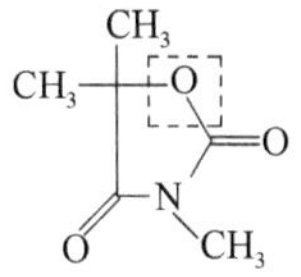	用—O—取代乙内酰脲结构中的—NH—

课堂互动

巴比妥类、乙内酰脲及同形物类抗癫痫药的化学结构有何共同之处?

考点:苯妥英钠的结构类型、理化性质与苯巴比妥的区别和主要用途。

苯妥英钠 Phenytoin Sodium

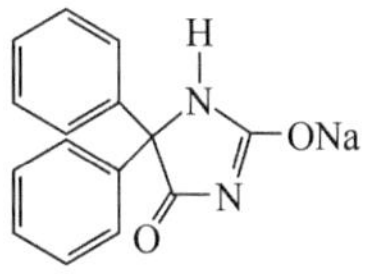

$C_{15}H_{11}N_2NaO_2$ 274.25

本品为白色粉末;无臭,味苦。微有引湿性。易溶于水,可溶于乙醇,几乎不溶于氯仿或乙醚。

案例3-2

苯妥英钠注射剂宜制成粉针,临用前用注射用水稀释后直接静脉推注,而不宜加入5%葡萄糖(pH3.2~5.5)输液中静脉滴注,以防析出苯妥英沉淀,堵塞针头。

问题:

1. 苯妥英钠易溶于水,为什么宜制成固体粉针?

2. 为什么苯妥英钠注射液与5%葡萄糖输液混合会发生苯妥英沉淀?

3. 由苯妥英钠化学性质分析哪些盐类药物不宜与酸性药物配伍? 为什么?

本品水溶液显碱性,露置于空气中能吸收 CO_2 发生水解,析出苯妥英使溶液呈白色浑浊,亦可因放置时水解而变浑浊。故本品及其水溶液都应密闭保存或新鲜配制。

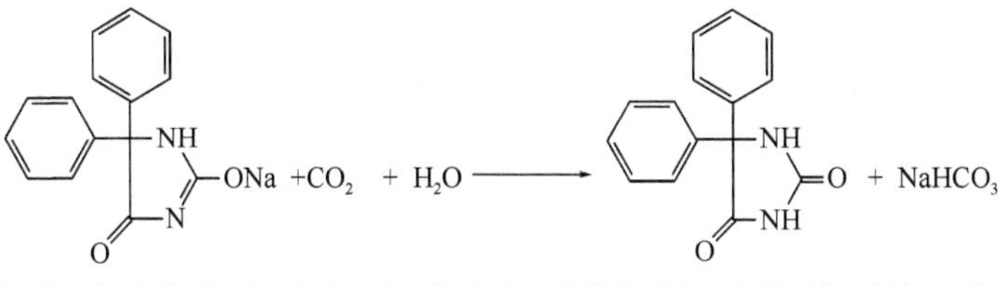

本品与二氯化汞试液发生反应,生成白色汞盐沉淀,此沉淀不溶于氨试液。巴比妥

类药物的汞盐沉淀溶于氨试液。

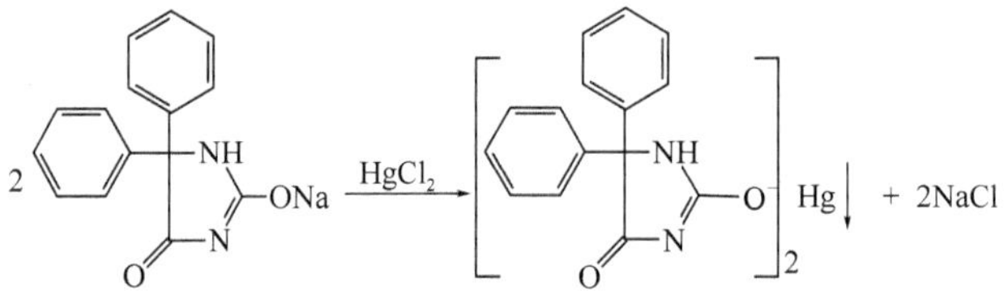

本品水溶液加酸酸化后,析出游离的苯妥英沉淀,加入氨试液转变成铵盐而溶解,再与硝酸银试液反应生成白色银盐沉淀。

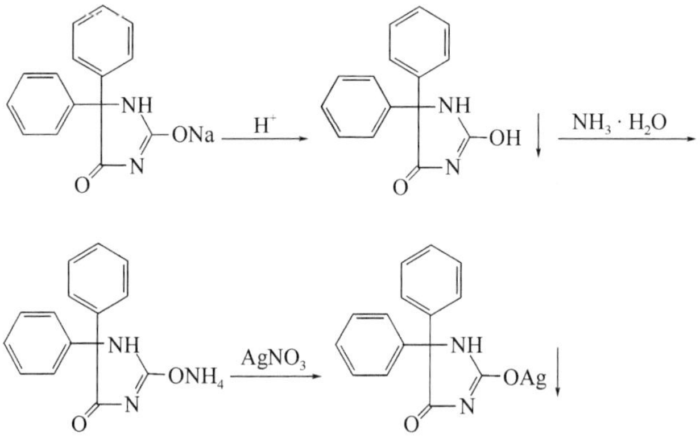

本品与吡啶-硫酸铜试剂作用,生成蓝色配合物。

本品显钠盐的火焰反应。

本品具有抗癫痫、抗外周神经痛及抗心律失常作用。临床作为治疗癫痫大发作的首选药,对局限性发作、精神运动性发作也有效,但对小发作无效,也可用于治疗三叉神经痛、坐骨神经痛及室性心律失常。

课堂互动

比较苯巴比妥与苯妥英钠的化学性质有何异同?

二、 二苯并氮杂䓬类

考点:卡马西平的结构类型及稳定性。

具有三环结构的二苯并氮杂䓬类药物,如卡马西平及其10-酮基衍生物奥卡西平,是目前临床上较为常见的抗癫痫药,用于其他药物难以控制的大发作。脂肪羧酸类如丙戊酸钠,具有广谱抗癫痫作用,尤以小发作的疗效更好。

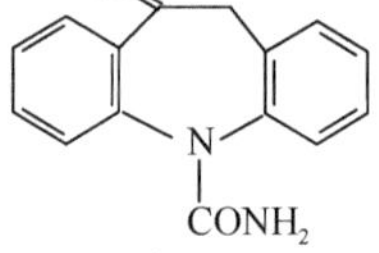

奥卡西平

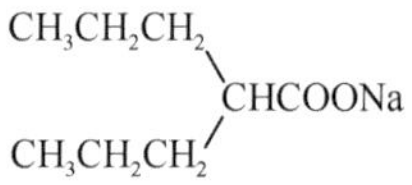

丙戊酸钠

卡马西平　Carbamazcpine

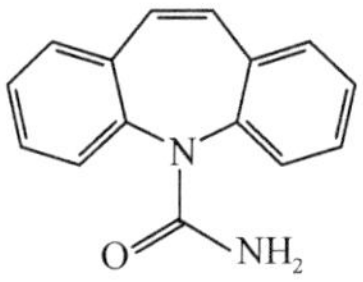

$C_{15}H_{12}N_2O$　236.27

本品为白色或几乎白色的结晶性粉末;几乎无臭。易溶于氯仿,略溶于乙醇,几乎不溶于水或乙醚。熔点为189~193℃。

案例 3-3

卡马西平长时间光照,固体表面由白色变为橙黄色,在潮湿的条件下片剂会变硬,药效只有原来的1/3。

问题:

1. 由结构分析,光照会引起卡马西平变质吗?

2. 卡马西平片剂受潮时药效下降的原因是什么?

3. 储存时如何防止卡马西平片剂变质?

本品干燥状态时性质较稳定,但在潮湿条件下可生成二水合物,使其片剂变硬,溶解和吸收变差,药效下降。本品对光也敏感,光照时间过长,会发生颜色改变。因此,本品应遮光密闭保存。

本品用硝酸处理加热数分钟后,显橙红色,可用于鉴别。

本品为广谱抗癫痫药,对精神运动性发作最有效,对大发作、局限性发作也有效。还用于外周神经痛、三叉神经痛及糖尿病性周围神经痛等的治疗。

第3节　抗精神失常药

精神失常是以精神活动障碍为特点的一类疾病。治疗这类疾病的药物统称为抗精神失常药,包括抗精神病药、抗躁狂药、抗抑郁药和抗焦虑药。本节主要介绍抗精神病药。

抗精神病药能有效地控制精神病患者的幻觉、妄想、思维障碍和奇特行为等精神分裂症,而不影响意识和智能。抗精神病药按化学结构分为吩噻嗪类及其他类。

案例 3-4

下列图示(图 3-2)概括以氯丙嗪为先导,开发各类抗精神病药的过程,旨在指导初学者能在短时间内,掌握通过优化先导化合物开发新药的方法和途径。

问题:

1. 对氯丙嗪分别进行哪方面结构改造,开发相应结构类型的抗精神病药?

2. 氯丙嗪结构的变化,使疗效和毒副作用发生怎样的改变?

3. 开发新药还可能有哪些方法和途径?

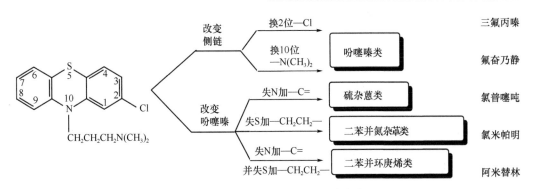

图 3-2　优化氯丙嗪结构开发其他抗精神病药的过程

一、吩噻嗪类

吩噻嗪类药物是临床上使用时间最长、应用最广的一类重要抗精神病药。其中氯丙嗪首先用于临床，使精神病的药物治疗成为可能。由于氯丙嗪的毒副作用较大，对其2位及10位的侧链取代基进行改造，得到奋乃静、三氟丙嗪、氟奋乃静、三氟拉嗪及长效抗精神病药氟奋乃静庚酸酯、氟奋乃静癸酸酯等。

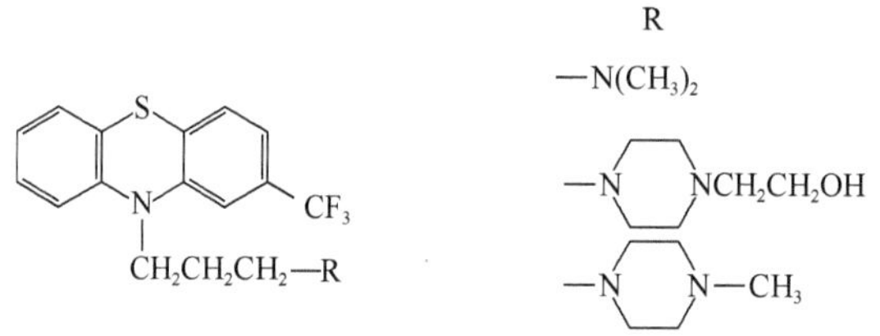

$$R$$
$-N(CH_3)_2$ 　三氟拉嗪
$-N\diagdown N-CH_2CH_2OH$ 　氟奋乃静
$-N\diagdown N-CH_3$ 　三氟拉嗪

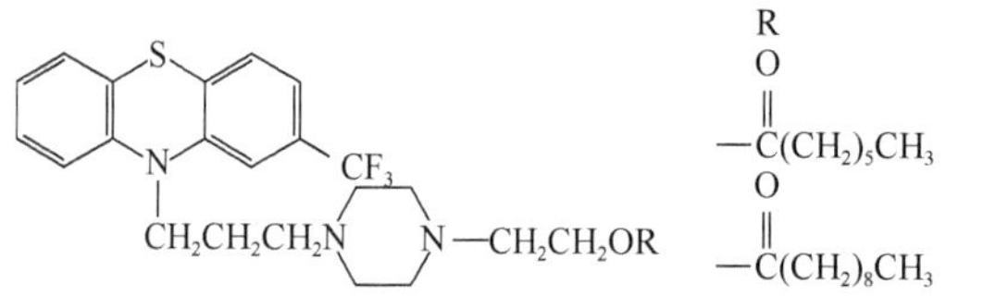

$$R$$
$-\overset{O}{\overset{\|}{C}}(CH_2)_5CH_3$ 　氟奋乃静庚酸酯
$-\overset{O}{\overset{\|}{C}}(CH_2)_8CH_3$ 　氟奋乃静癸酸酯

盐酸氯丙嗪　Chlorpromazine Hydrochloride

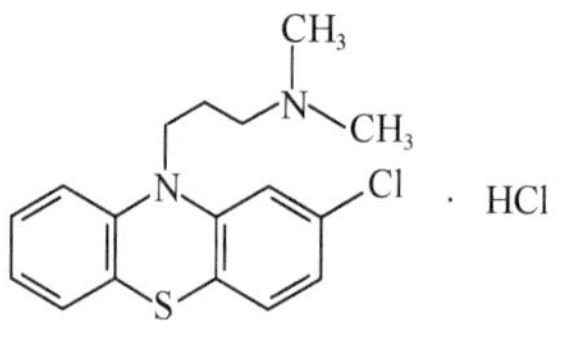

$C_{17}H_{19}ClN_2S \cdot HCl$　355.33

本品为白色或乳白色结晶性粉末；微臭，味极苦。有引湿性，极易溶于水，易溶于乙醇或氯仿，不溶于乙醚或苯。熔点为194～198℃。水溶液显酸性。

本品属吩噻嗪类药物，具有很强的还原性，遇光或在空气中久置，渐变为红棕色。这可能是吩噻嗪环被自动氧化生成亚砜、砜及醌等不同氧化产物所致。为阻止氧化变质，制备注射剂时，应调pH4.0～5.5，充氮气、二氧化碳等惰性气体，加入连二亚硫酸钠、亚硫酸氢钠、对氢醌或维生素C等抗氧剂，遮光、密封保存。并避免与某些氧化性药物如维生素K、维生素B_2等配伍使用。

课堂互动

怎样从外观初步判断氯丙嗪在储存保管过程中是否发生了氧化变质？

本品能被多种氧化剂氧化，生成不同颜色的氧化产物。如溶于硝酸后溶液显红色，渐变为淡黄色；与三氯化铁试剂作用，显稳定的红色。

本品水溶液显氯化物的鉴别反应。

链　接

氯丙嗪的氧化与光敏性皮炎

氯丙嗪具有还原性，患者用药期间，受到强光照射，在体内也会被氧化产生自由基，再与某些蛋白质作用，发生过敏反应。这可能是某些患者用药后出现光敏性皮炎的原因。

本品主要用于治疗精神分裂症和躁狂症，也用于低温麻醉、人工冬眠、除晕动病外的呕吐及顽固性呃逆等。

奋乃静　Perphenazine

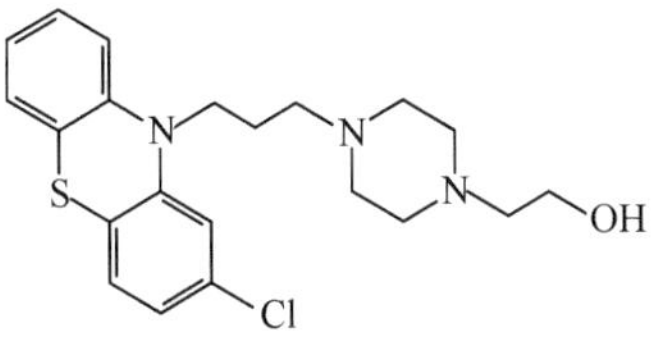

$C_{21}H_{26}ClN_3OS$　403.97

本品为白色至微黄色的结晶性粉末；几乎无臭，味微苦。极易溶于氯仿，溶于乙醇和稀盐酸，几乎不溶于水。熔点为 94~100℃。

本品也具有吩噻嗪结构，易被氧化。见光或置于空气中，渐变为红棕色。因此，应遮光密闭保存。

本品溶于稀盐酸后加热至80℃，滴加过氧化氢，溶液呈深红色，放置后，色渐褪去。

本品加入浓硫酸，显品红色，久置，颜色渐渐褪去。

本品具有中枢抑制作用，其安定作用较氯丙嗪强数十倍，但镇静作用较弱，毒性较低。主要用于慢性精神分裂症、躁狂症、焦虑症及恶心呕吐等。

课堂互动

氯丙嗪、奋乃静性质不稳定的主要结构部分是什么？采取哪些措施提高其稳定性？

二、其他类抗精神失常药

其他类型抗精神失常药主要包括围绕氯丙嗪吩噻嗪环改造衍生的一批类似物和丁酰苯类，见表3-6。

表3-6　其他类抗精神失常药

分类	结构类型	药物名称	化学结构
吩噻嗪类似物	硫杂蒽类	氯普噻吨	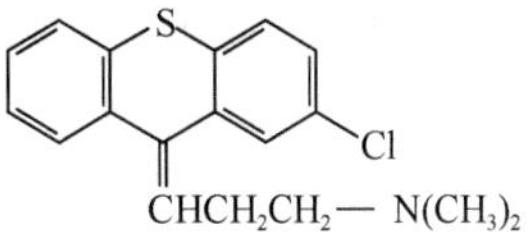
	二苯并氮杂䓬类	氯米帕明	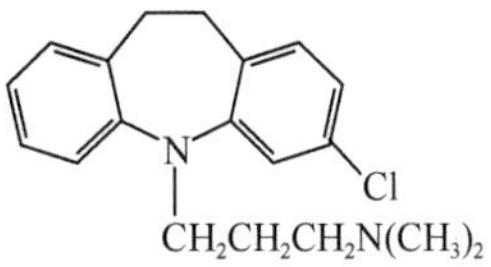

考点：常见抗精神病药的结构类型；盐酸氯丙嗪、奋乃静的结构特点、理化性质和主要用途。

续表

分类	结构类型	药物名称	化学结构
	二苯并环庚烯类	阿米替林	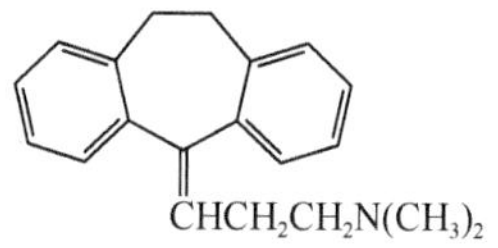 $CHCH_2CH_2N(CH_3)_2$
	丁酰苯类	氟哌啶醇	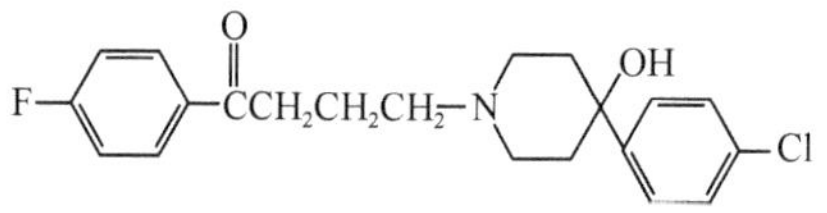

第4节　中枢兴奋药

中枢兴奋药是一类能提高中枢神经功能活动的药物。中枢兴奋药根据化学结构的不同主要分为黄嘌呤类和酰胺类。

一、黄嘌呤类

黄嘌呤类生物碱中常用的药物有咖啡因、茶碱、可可豆碱，它们均为黄嘌呤的 N-甲基衍生物。本类药物均可从植物中提取，如咖啡豆中主要含有咖啡因；茶叶中含有1%～5%的咖啡因和少量的茶碱及可可豆碱。现在咖啡因、茶碱和可可豆碱主要采用合成方法制备。

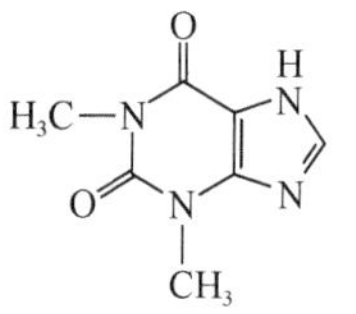

茶碱 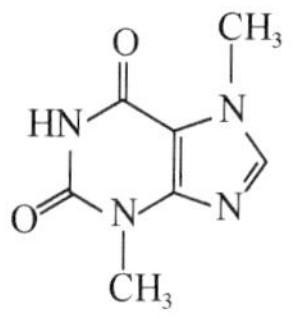　　　　　　　　　可可豆碱 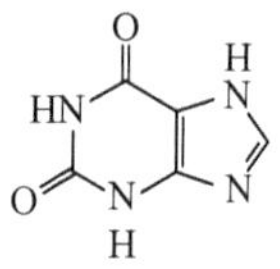　　　　　　　　黄嘌呤

咖啡因、茶碱、可可豆碱具有相似的药理作用，都能兴奋中枢神经系统，兴奋心脏，松弛平滑肌及利尿，但作用强度因化学结构的不同而有所不同。

兴奋中枢作用的强弱顺序排列如下：咖啡因>茶碱>可可豆碱。

兴奋心脏、松弛平滑肌及利尿作用的强弱顺序排列如下：茶碱>可可豆碱>咖啡因。

因此，咖啡因在临床上主要用作中枢兴奋药，用于中枢性呼吸衰竭、循环衰竭和神经抑制。茶碱主要用作平滑肌松弛药、利尿药及强心药。可可豆碱现已少用。

课堂互动

如果感觉困倦，可用生活中的哪些物质来提神？为什么？

· ·

咖啡因　Caffeine

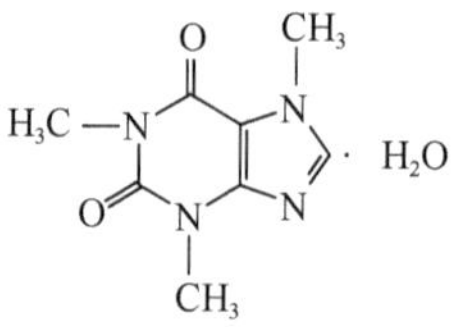

$C_8H_{10}N_4O_2 \cdot H_2O$　　212.21

本品为白色或带极微黄绿色、有丝光的针状结晶;无臭,味苦。有风化性,受热时易升华。易溶于氯仿或热水,略溶于水、乙醇或丙酮,极微溶于乙醚。无水化合物的熔点为235~238℃。

本品碱性极弱,接近中性。与强酸如盐酸、氢溴酸生成的盐极不稳定,在水和酸中立即水解。本品在水中的溶解度可因加入有机酸(如苯甲酸、枸橼酸、水杨酸等)或它们的碱金属盐(如苯甲酸钠、枸橼酸钠、桂皮酸钠)而增加。安钠咖是苯甲酸钠与咖啡因通过分子内氢键形成的复盐,其水溶性显著增强,临床上常用其制成注射剂。

安钠咖

本品分子结构中具有酰脲结构,与碱共热,发生水解而开环并脱羧生成咖啡亭。

本品与盐酸和氯酸钾在水浴上共热蒸干,残渣遇氨气发生缩合反应,生成紫色的四甲基紫脲酸铵,再加氢氧化钠试液数滴,紫色即消失。此反应称紫脲酸铵反应,是黄嘌呤类生物碱共有的反应。

本品的饱和水溶液与碘试液不产生沉淀,但加入稀盐酸后,则生成红棕色的复盐沉淀,并能溶于过量的氢氧化钠试液。

本品具有中枢兴奋作用,临床上主要用于严重传染病及中枢抑制药过量所导致的呼吸抑制和循环衰竭。此外,可配伍解热镇痛药治疗一般性头痛;配伍麦角胺治疗偏头痛。

链 接

我们身边的咖啡因

在我们的日常生活中经常会接触到咖啡因:一方面来自于我们的饮食,如咖啡、茶、可乐、巧克力中都含有咖啡因;另一方面,一些非处方药如感冒药和抗过敏药等也含有咖啡因成分。

二、酰 胺 类

酰胺类中枢兴奋药根据酰胺键存在位置的不同分为芳酰胺类、内酰胺类和脂肪酰胺类。

尼可刹米 Nikethamide

$C_{10}H_{14}N_2O$ 178.23

又名可拉明。

案例 3-5

某患者患有支气管哮喘,并伴有轻度呼吸循环衰竭,医生为其开具的处方为:

尼可刹米注射液 0.75g ⎫
0.25% 氨茶碱注射液 10ml ⎬ i. v.
5% 葡萄糖注射液 250ml ⎭

问题：

1. 该处方是否合理？
2. 氨茶碱注射液显酸性、碱性还是中性？
3. 根据尼可刹米的分子结构有无水解倾向，何种条件会促进水解反应的发生？
4. 尼可刹米与氨茶碱混合会出现什么现象？

本品为无色至淡黄色的澄清油状液体，放置冷处，即成结晶；有轻微的特臭，味苦；有引湿性；能与水、乙醇、氯仿或乙醚任意混合。

本品分子结构中虽含有酰胺键，但在一般条件下，水解倾向较小，其25%水溶液在pH为3～7.5时，经高压灭菌或存放1年，均无明显水解，因此可制成注射液供临床使用。

本品与氢氧化钠试液共热时，酰胺键发生水解，产生二乙胺，具有氨臭，能使湿润的红色石蕊试纸变蓝。与碱石灰共热可脱羧，有吡啶臭。

本品分子结构中的吡啶环可与重金属盐类形成沉淀，用于鉴别。如与硫酸铜及硫氰酸铵试液反应生成草绿色沉淀。

本品与溴化氰试液及苯胺溶液作用，生成黄色的希夫碱。

临床上用于各种原因引起的中枢性呼吸抑制，其中对吗啡中毒引起的呼吸抑制效果较好，对巴比妥类药物中毒引起的呼吸抑制效果较差。

第5节 镇 痛 药

镇痛药是一类主要作用于中枢神经系统，选择性地减轻或消除疼痛及疼痛引起的精神紧张、烦躁不安等情绪反应，但不影响意识及其他感觉的药物。因多数药物反复使用可成瘾，又称为麻醉性镇痛药，受《麻醉药品管理条例》严格管理。

链 接

疼 痛

疼痛是机体对损伤组织或潜在的损伤产生的一种不愉快的反应，是一种复杂的生理心理活动，是临床上最常见的症状之一。它由痛觉和痛反应两部分组成。它包括伤害性刺激作用于机体所引起的痛感觉，以及机体对伤害性刺激的痛反应。

疼痛与体温、脉搏、呼吸和血压共同被视为人体五大生命体征。基于这个共识，疼痛问题引起世界各国的重视，专家呼吁公众正视疼痛，建立科学止痛、治痛的理念。

常用于镇痛的药物有两大类，一类是解热镇痛药和非甾体抗炎药，通常用于外周神经的钝痛；另一类是与阿片受体作用的镇痛药，如盐酸吗啡、盐酸哌替啶、盐酸美沙酮、喷他佐辛等。这类镇痛药与体内释放的内源性镇痛物质如内啡肽等一样，直接作用于阿片受体，通过激动阿片受体，激活脑内镇痛系统，阻断痛觉传导，提高痛阈，产生中枢性镇痛作用。但由于可导致呼吸抑制,产生成瘾癖,其应用受到限制。

镇痛药按来源可分为吗啡及半合成衍生物、吗啡的全合成代用品两类。

一、 吗啡及半合成衍生物

考点:吗啡的结构特点、理化性质及合理应用。

吗啡是最早使用的镇痛药,具有悠久的药用历史,长期的临床应用也进一步证明,吗啡具有优良的镇痛、镇咳和镇静作用。然而吗啡的成瘾性和抑制呼吸中枢作用,却限制了它的发展和应用,为了降低或消除吗啡的这些副作用,人们开始研究其构效关系,并对其进行结构修饰得到许多吗啡的半合成衍生物。

(一) 盐酸吗啡

吗啡是从罂粟科植物罂粟或白花罂粟的浆果浓缩物即阿片(干燥后称为鸦片)中提取出来的,是阿片中最主要的生物碱。1804 年从阿片中提取分离得到纯品吗啡,1847 年确定分子式,1927 年阐明化学结构,1952 年完成全合成,1968 年证明其绝对构型。20 世纪 70 年代后,逐渐揭示出其作用机制。

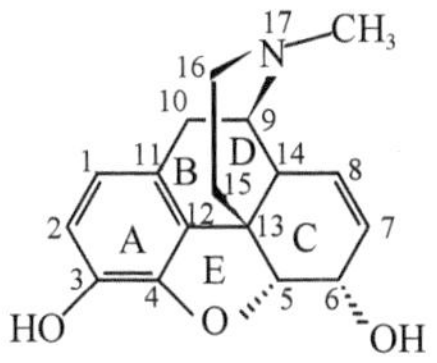

吗啡

链 接

"吗啡"名字的由来

1806 年法国化学家 F·泽尔蒂纳从鸦片中分离得到了一些白色粉末,在狗和他自己身上进行实验,结果狗吃下去后很快昏昏睡去,用很强的刺激也无法使其兴奋苏醒;他本人吞下后也长眠不醒。据此,他用希腊神话中的睡眠之神吗啡斯(morpheus)的名字将这种物质命名为"吗啡"。

吗啡分子是由 5 个环稠合而成的刚性分子,五环中含有部分氢化的菲环(A、B、C)和 1 个哌啶环(D)。环上有手性碳原子,天然品为左旋体。A 环为芳环,呈平面性,C 环呈船式构象,D 环呈椅式构象,由于 C、D 环的相对固定,使 A、B、E 环近似一平面,D 环处于这一平面的前方,而 C 环处于平面的后方。整个分子呈三维的"T"形。这种构型与吗啡的镇痛作用密切相关。

盐酸吗啡 Morphine Hydrochloride

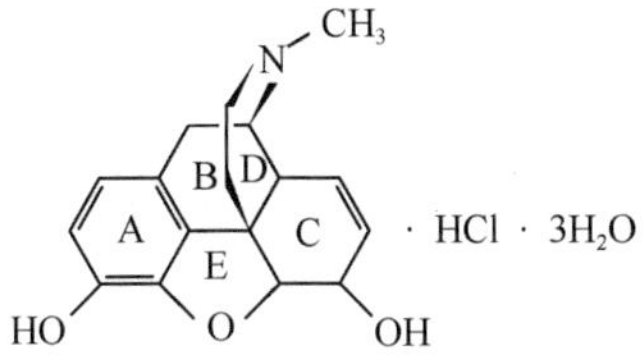

$C_{17}H_{19}NO_3 \cdot HCl \cdot 3H_2O$ 375.85

本品为白色、有丝光的针状结晶或结晶性粉末;无臭,味苦。在水中能溶解,略溶于乙醇,几乎不溶于氯仿或乙醚。遇光易变质。本品为左旋体。

吗啡结构中既有酚羟基,又有叔胺基,为两性化合物,既能溶于酸,又能溶于碱,临床上常用其盐酸盐。

本品结构中的酚羟基具有还原性,易被氧化生成毒性较大的伪吗啡(又称双吗啡)和 N-氧化吗啡。其水溶液在酸性条件下相对稳定,在中性或碱性条件下易发生氧化,氧气、加热、紫外线、重金属离子等可加快氧化反应。故在配制吗啡注射液时,要调 pH3~4;使用中性玻璃安瓿,充入氮气驱氧;加入抗氧剂焦亚硫酸钠或亚硫酸氢钠;加入 EDTA-2Na 作金属掩蔽剂;采用 100℃ 流通蒸汽灭菌 30 分钟。

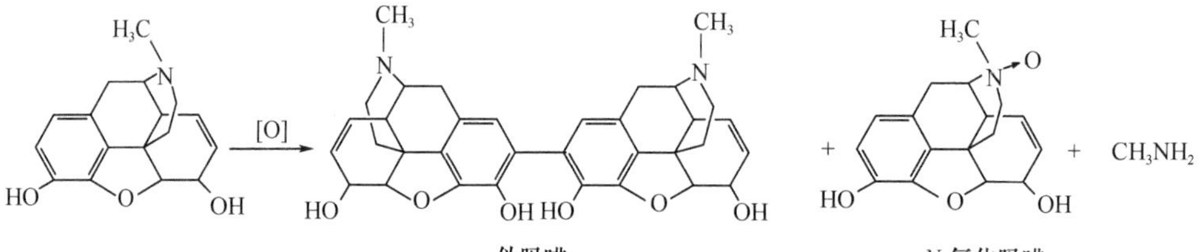

伪吗啡　　　　　　N-氧化吗啡

吗啡在酸性溶液中加热,可脱水并进行分子重排,生成阿扑吗啡。阿扑吗啡具有邻苯二酚的结构,极易被氧化,可用稀硝酸氧化成邻醌化合物而显红色;也可被碘溶液氧化,生成翠绿色化合物,在水及醚存在时,醚层为深宝石红色,水层为绿色。利用此颜色变化可检查吗啡注射液中存在的微量阿扑吗啡。

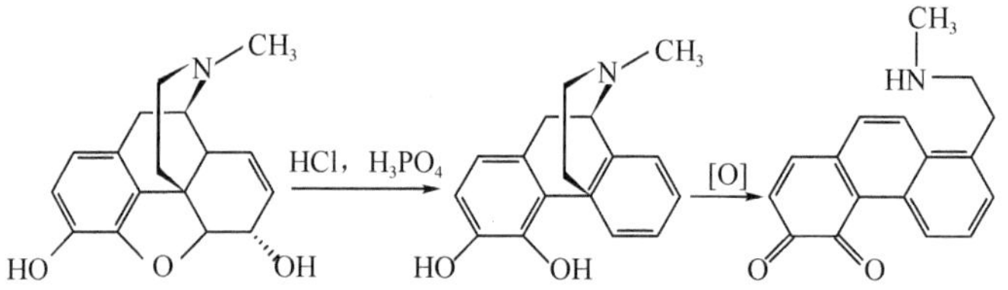

阿扑吗啡　　　　　　邻醌化合物

吗啡可被铁氰化钾氧化生成伪吗啡,铁氰化钾则被还原生成亚铁氰化钾,溶液呈蓝绿色;再与三氯化铁试液作用,生成亚铁氰化铁而呈蓝色。可待因无此反应,因而可根据此反应区别吗啡和可待因。

吗啡有多种颜色反应可用作鉴别:盐酸吗啡的水溶液与中性三氯化铁试液反应显蓝色,是酚羟基的特有反应;与甲醛硫酸试液反应,显蓝紫色,为芳环的特有反应;与钼硫酸试液反应显紫色,继而变为蓝色,最后变为棕绿色。

本品水溶液显氯化物的鉴别反应。

吗啡作用于阿片受体,产生镇痛、镇静、镇咳作用。临床上主要用于抑制剧烈疼痛,亦用于麻醉前给药。

课堂互动

根据盐酸吗啡的性质分析是否能和碱性药物如氨茶碱、巴比妥类钠盐合用?

(二) 吗啡的半合成衍生物

对吗啡的 3、6 位羟基,7、8 位双键和 17 位 N-甲基等进行结构修饰,得到了一系列吗啡的半合成衍生物。

(1) 将吗啡 3 位上酚羟基烷基化得到可待因,镇痛活性和成瘾性都降低,只作为镇咳药使用。

（2）将吗啡 3、6 位上的 2 个羟基同时乙酰化得到海洛因，虽然镇痛作用大大增强，但成瘾性也极大增加，被列为禁用的毒品。

（3）将吗啡 6 位上的羟基氧化成酮，7、8 位间的双键氢化，14 位引入羟基，得到羟吗啡酮，镇痛活性和成瘾性均大大提高。再将羟吗啡酮的 17 位 *N*-甲基换成烯丙基，得到纳洛酮，作用完全改变，镇痛作用消失，成为吗啡的专一阻滞剂。

（4）6 位和 9 位间以—CH_2—CH_2—连接得到二氢埃托菲，镇痛活性为吗啡的 1.2 万倍，是迄今为止作用最强、用量最小的镇痛药。

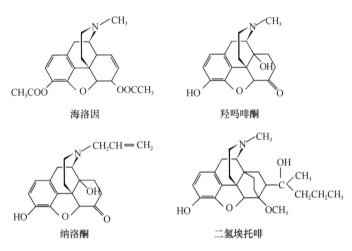

海洛因

羟吗啡酮

纳洛酮

二氢埃托啡

磷酸可待因　Codeine Phosphate

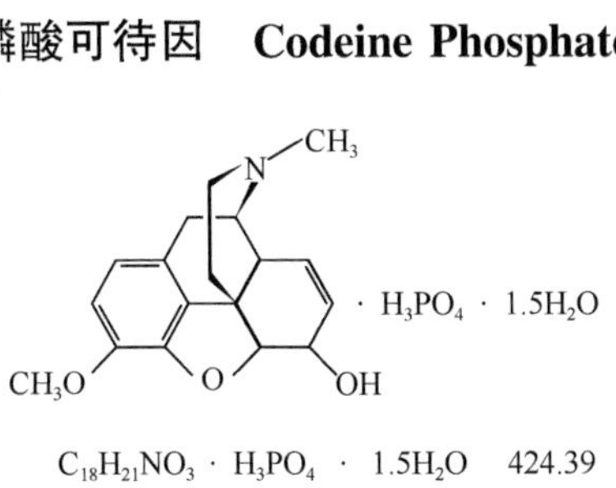

$\cdot H_3PO_4 \cdot 1.5H_2O$

$C_{18}H_{21}NO_3 \cdot H_3PO_4 \cdot 1.5H_2O$　424.39

本品为白色针状结晶性粉末；无臭，味苦。易溶于水，微溶于乙醇，极微溶于氯仿或乙醚。熔点为 235℃。

本品的水溶液加入氨试液不产生沉淀，但加入氢氧化钠溶液，则析出游离的白色沉淀，熔点 153～156℃。

本品与三氯化铁试液作用不显色,但加入浓硫酸溶液共热,因醚键断裂生成酚,与铁离子生成蓝紫色配合物。

考点:分析吗啡与可待因结构与性质上的异同点,并能采用适宜的方法加以区别。

本品与甲醛-硫酸试液反应显红紫色;与亚硒酸硫酸试液作用,呈绿色,渐变蓝色。

本品显磷酸盐的特殊反应。

本品为中枢麻醉性镇咳药,用于各种原因引起的剧烈干咳。有轻度成瘾性,应限制使用。

 课堂互动

吗啡与可待因在结构上有何异同点?用何种化学方法区别两者?

二、 吗啡的全合成代用品

吗啡的半合成衍生物需要以吗啡为原料,来源受到限制,同时也很难解决其毒性和成瘾性等问题,因此对吗啡的分子结构进行简化,发现了许多合成的新吗啡衍生物,按化学结构类型可分为苯基哌啶类、氨基酮类、吗啡烃类、苯吗喃类及其他类。

(一)苯基哌啶类

1939 年在研究解痉药阿托品类似物时意外发现了哌替啶,只保留了吗啡的 A 环和 D 环,不但有解痉作用,还具有吗啡样镇痛作用,虽然镇痛效力不及吗啡,但依赖性较吗啡小。

在哌替啶的苯基和哌啶之间插入 N 原子,使原来的酯成为酰胺,镇痛作用更强,如芬太尼的镇痛作用比吗啡强 80 倍。

盐酸哌替啶 Pethidine Hydrochloride

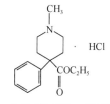

$C_{15}H_{21}NO_2 \cdot HCl$ 283.80

又名度冷丁。

本品为白色结晶性粉末;无臭或几乎无臭。易溶于水或乙醇,溶于氯仿,几乎不溶于乙醚。熔点为 186~190℃。易吸潮,遇光变质,故应密闭保存。

本品水溶液显弱酸性,加碳酸钠试液使其碱化后,析出游离的哌替啶,为油状物。干燥后形成黄色或淡黄色固体,熔点 30~31℃。

本品结构中虽含有酯键,但由于苯基的电子效应及空间位阻影响,水解的倾向性较小,水溶液在 pH 为 4 时最稳定,短时间内煮沸也不变质。

本品的乙醇溶液与苦味酸的乙醇溶液反应,生成黄色苦味酸盐结晶性沉淀,熔点 188~189℃,可作为本品的定性鉴别。

本品与甲醛-硫酸试液反应,显橙红色。

 课堂互动

根据盐酸吗啡和盐酸哌替啶的化学性质,如何区别这两个药物?

本品为典型的阿片受体激动剂,镇痛活性为吗啡的 1/10,但成瘾性小,不良反应少。

由于起效快,作用时间较短,常用于分娩时镇痛,对新生儿的呼吸抑制作用较小。临床上主要用于各种创伤性疼痛和平滑肌痉挛引起的内脏剧痛。

■■■　链　接

对癌症患者不主张使用盐酸哌替啶

世界卫生组织(WHO)推荐的癌痛治疗《医生用药指导原则》对癌性疼痛治疗中不推荐使用的药物是盐酸哌替啶。第一,哌替啶在体内的中间代谢物——去甲哌替啶的半衰期较长,不易排出体外,长期应用将造成在体内的蓄积,对中枢神经系统产生毒性作用,患者会出现震颤、精神错乱、惊厥等中枢神经系统中毒症状。第二,盐酸哌替啶镇痛作用不强,以镇痛效果评价,其镇痛作用仅为吗啡的1/10。第三,长期肌内注射将造成局部肌肉组织纤维化,使肌肉组织失去对药物的吸收功能,而癌症患者是需要长期使用镇痛药物的。因此,WHO不主张在癌痛治疗中使用盐酸哌替啶。

枸橼酸芬太尼　Fentanyl Citrate

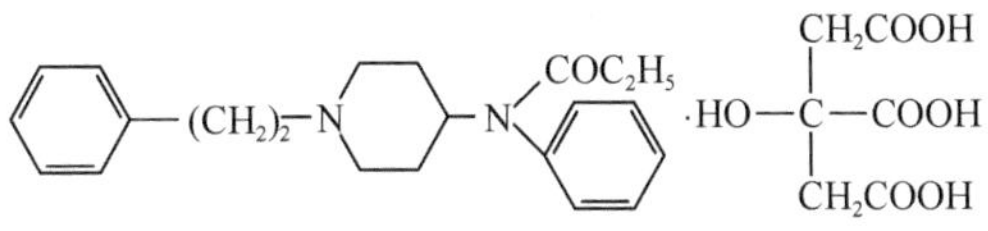

$C_{22}H_{28}N_2O \cdot C_6H_8O_7$　528.60

本品为白色结晶性粉末;味苦。水溶液呈酸性反应。易溶于热异丙醇,溶于甲醇,略溶于水或氯仿。熔点为148~151℃。

本品加苦味酸试液,生成黄色沉淀。

本品与甲醛-硫酸试液反应呈橙红色。

本品的水溶液显枸橼酸盐的鉴别反应。

本品为强效镇痛药,作用迅速,维持时间短,镇痛剂量对呼吸抑制作用轻,成瘾性较弱。临床用于外科手术中和手术后及癌症等的镇痛,还可与麻醉药合用作为辅助麻醉用药。

(二) 氨基酮类

在研究具有酯基和碱性侧链的镇痛药时,发现酮基比酯基的镇痛作用更强。例如,美沙酮,其作用比吗啡强,且作用时间长,耐受性、成瘾性小,戒断症状轻,可口服,因此常常作为戒毒药。

盐酸美沙酮　Methadone Hydrochloride

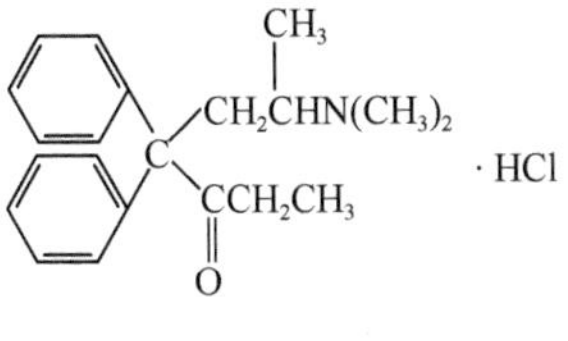

$C_{21}H_{27}NO \cdot HCl$　345.91

本品为无色结晶或白色结晶性粉末;无臭。易溶于乙醇或氯仿,溶于水,不溶于乙醚。熔点为230~234℃。

本品分子中含有1个手性碳原子,具有旋光性。左旋体和右旋体都有很强的镇咳作用,但镇痛作用左旋体活性大于右旋体。临床上常用其外消旋体。

本品水溶液中加碳酸钠试液使呈碱性,析出游离的美沙酮,干燥后熔点约为76℃。

本品水溶液经光照可发生部分分解,溶液变成棕色,pH发生改变,旋光性也发生改变。其游离碱的有机溶液在30℃储存时,形成美沙酮的N-氧化物。

本品的羰基位阻较大,羰基化学反应活性较低,不发生一般羰基的反应如生成缩氨脲或腙,也不能被钠汞剂或异丙醇铝还原。

本品具有叔胺结构,可与生物碱沉淀剂苦味酸反应产生沉淀;也可与甲基橙试液作用,生成黄色复盐沉淀。

本品为阿片受体非环状配体,镇痛活性比吗啡强,并有显著镇咳作用,但毒性较大,有效剂量与中毒量比较接近,安全度小,但成瘾性较小。临床主要用于阿片、吗啡、海洛因成瘾者的脱毒治疗(脱瘾疗法)。

(三) 苯吗喃类

苯吗喃类为吗啡烃类进一步除去碳环,并在碳环裂处保留小的烃基,立体结构与吗啡相似的衍生物。1962年发现的喷他佐辛(镇痛新)为这一类药物的代表,其镇痛作用约为吗啡的1/3,几乎无成瘾性,是第一个用于临床的非成瘾性阿片类合成镇痛药。

喷他佐辛　Pentazocine

$C_{19}H_{27}NO$　285.42

又名镇痛新。

本品为白色或类白色结晶性粉末;无臭,味微苦。易溶于氯仿,溶于乙醇,略溶于乙醚,微溶于苯和乙酸乙酯,不溶于水。熔点为150~155℃。

本品结构中有3个手性碳原子,左旋体的镇痛活性比右旋体强20倍,临床上应用其外消旋体。结构中具有叔氮原子,可与酸成盐,临床常用其盐酸盐。

本品结构具有酚羟基,其稀硫酸溶液遇三氯化铁试液呈黄色。其盐酸溶液可使高锰酸钾溶液褪色。

本品是第一个用于临床的非成瘾性阿片类合成镇痛药,用于减轻中度至重度疼痛。

案例3-6

如果你是一名药师,遇到了下面的情况:李某在建筑工地上不小心被砸伤了,转院到你所在的医院,从受伤到现在,原医院对李某使用吗啡镇痛已有4个多月。李某的主治医生考虑长期使用吗啡,可能会导致药物的依赖性和成瘾性,医生想更换镇痛药物,特向你提出咨询。

问题:

1. 合成镇痛药的结构类型有哪些?各有何特点?

2. 合成镇痛药与吗啡的化学结构、活性有何异同?

3. 在可待因、哌替啶、喷他佐辛三种镇痛药物中,你会推荐给患者使用哪种药物,为什么?

(四) 其他类

后来研究发现,一些环己烷衍生物也能产生镇痛作用,如曲马多通过抑制去甲肾上腺素的重摄取和增加 5-羟色胺的浓度,阻断疼痛脉冲的传导。本品为中枢性镇痛药,对呼吸抑制作用低,短时间应用时成瘾性小,可以替代吗啡,用于中、重度急、慢性疼痛的止痛。

盐酸布桂嗪(强痛定)是阿片受体激动-阻滞剂。其镇痛作用约为吗啡的 1/3,但比解热镇痛药强。显效快,一般注射后 10 分钟起效,临床用于各种疼痛。连续使用可致耐受和成瘾,故不可滥用。

苯噻啶为组胺 H_1 受体阻滞剂,具有较强的抗组胺作用及较弱的抗乙酰胆碱作用,用于偏头痛的预防,有镇静作用。

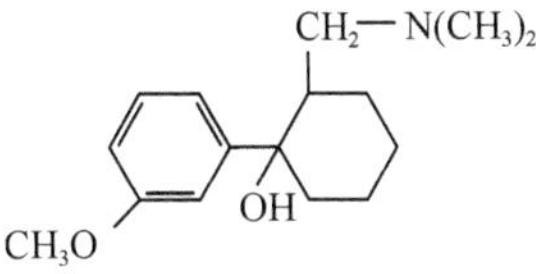

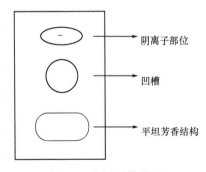

曲马多 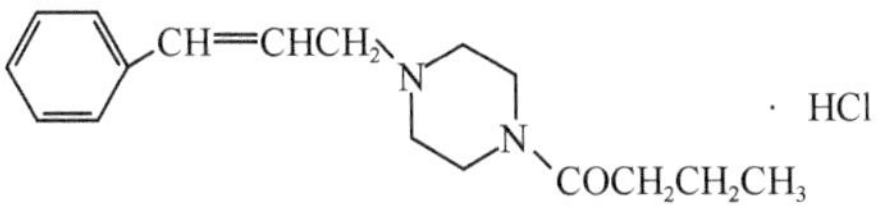　　　　　　盐酸布桂嗪 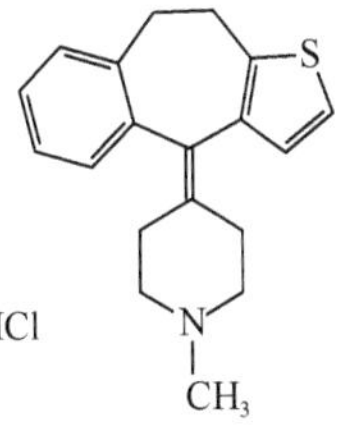　　　　　　苯噻啶

三、 构效关系及内源性镇痛物

对吗啡及其衍生物和全合成镇痛药的结构分析认识到:这类药物属于结构特异性药物。吗啡及其衍生物之所以有镇痛作用,是因为药物进入体内,与体内中枢神经系统中具有三维立体结构的阿片受体结合,才呈现出镇痛活性。1954 年根据吗啡及合成镇痛药的共同药效构象设想出阿片受体模型(图 3-3),按照这一受体模型,认为镇痛药分子应包括以下三个结构部分:①分子结构中具有一个平坦的芳环结构,通过范德华力与受体的平坦区结合;②分子中应具有一个碱性中心,在生理 pH 条件下,大部分电离为阳离子,并通过静电力与受体表面的阴离子部位相结合;③碱性中心与平坦的芳环结构在同一平面,含有哌啶或类似哌啶空间结构的烃基部分在立体构型中突出于平面的前方,恰好可以嵌入受体中的凹槽部位产生疏水性结合。但这一学说存在局限性,无法解释与吗啡结构相似的埃托啡镇痛作用高于吗啡几百倍的事实。

考点:吗啡合成代用品的结构类型、常用药物及作用特点。

吗啡类药物的镇痛活性有严格的立体结构特异性,说明吗啡等药物可能是通过与体内某些有特殊结构的部位结合并相互作用后才呈现出生理活性。1973 年在动物脑内发现了吗啡受体(阿片受体),于是有人推测人和动物体内应有内源性阿片样物质作为阿片受体的天然配基。1974 年从猪脑内提取、分离、纯化两种具有吗啡样镇痛作用的五肽,统称为脑啡肽,即亮氨酸脑啡肽和甲硫氨酸脑啡肽。它们在脑内的分布与阿片受体的分布近似,并能与阿片受体呈立体特异性结合而产生吗啡样镇痛作用。

图中标注：阴离子部位、凹槽、平坦芳香结构

图 3-3　阿片受体模型

　　H—酪—甘—甘—苯丙—亮—OH　　　　H—酪—甘—甘—苯丙—甲硫—OH
　　　　亮氨酸脑啡肽　　　　　　　　　　甲硫氨酸脑啡肽

继脑啡肽发现之后,又陆续发现了具有镇痛活性的内源性物质 20 多种,如 16 肽的 α-内啡肽,31 肽的 β-内啡肽等,其中 β-内啡肽的镇痛活性相当于吗啡的 10 倍。我们将这些内源性镇痛多肽统称为内啡肽。

这些内啡肽在体内极易被肽酶催化水解,十分不稳定,又难以透过血-脑屏障达到中枢神经系统,故尚无临床实用价值。人们对内啡肽构效关系的研究,目前主要集中在寻找脑啡肽酶抑制剂及抗酶解肽等方面。

内源性镇痛物质的发现,为镇痛药的受体学说提供了物质基础。通过对内啡肽深入研究,发现内啡肽不仅与镇痛有关,而且还与高级神经活动及内分泌调节等有关。内源性镇痛物质的发现,不仅为寻找高效无成瘾性镇痛药的研究提供了新的思路,也为新药研究和开发开辟了新途径。

小结

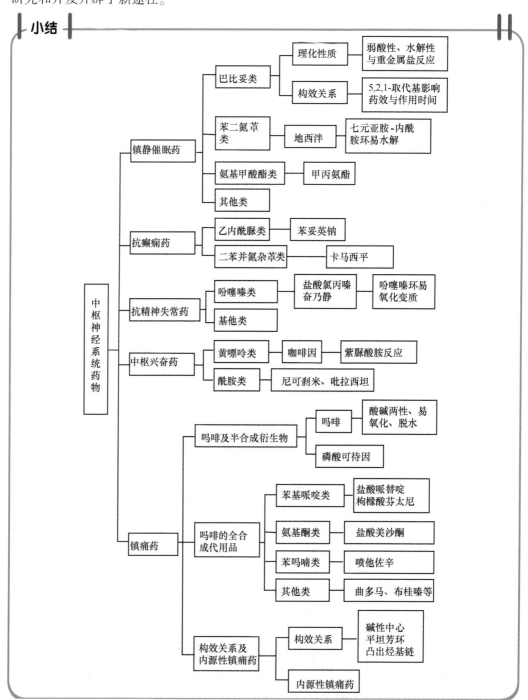

目标检测

一、名词解释

1. 镇静催眠药
2. 抗精神失常药
3. 紫脲酸铵反应

二、选择题

（一）A型题（单项选择题）

1. 作为静脉麻醉药使用的含硫巴比妥类药物是
   - A. 苯巴比妥
   - B. 异戊巴比妥
   - C. 硫喷妥钠
   - D. 苯巴比妥钠
   - E. 司可巴比妥

2. 苯巴比妥的化学结构是

   A. B. C. D. E.

3. 苯巴比妥钠注射剂须制成粉针剂型,是因其水溶液放置易被
   - A. 水解
   - B. 氧化
   - C. 聚合
   - D. 异构化
   - E. 升华

4. 下列化学性质除哪项外均属于巴比妥类药物的通性
   - A. 水解性
   - B. 弱酸性
   - C. 易氧化性
   - D. 与铜-吡啶试剂反应
   - E. 与 $AgNO_3$ 试剂反应

5. 下列巴比妥类药物催眠时间长短的顺序为

   a.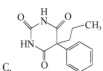

   b. (CH₃)₂CHCH₂CH、C₂H₅ 取代

   c. H₃C、CH₃(CH₂)CH、CH₂=CHCH₂ 取代

   - A. a>b>c
   - B. b>c>a
   - C. c>a>b
   - D. a>c>b
   - E. c>b>a

6. 巴比妥类药物的结构通式如下,哪一分子结构不是巴比妥类药物

   - A. $R_1 = R_2 = C_2H_5$
   - B. $R_1 = C_2H_5$, $R_2 = C_6H_5$
   - C. $R_1 = R_2 = H$
   - D. $R_1 = C_2H_5$, $R_2 = CH(CH_3)_2$
   - E. $R_1 = C_2H_5$, $R_2 = CH_2CH_2CH_2CH_3$

7. 下列化学结构的药物是

   - A. 奥沙西泮
   - B. 氟西泮
   - C. 硝西泮
   - D. 氯硝西泮
   - E. 地西泮

8. 地西泮水溶液遇酸或碱及受热易水解失效,是因其结构中具有
   - A. 缩胺
   - B. 有机氯
   - C. 酰胺
   - D. A和B两项
   - E. A和C两项

9. 配制苯妥英钠注射液的水应预先煮沸,主要目的是
   - A. 除去水中的 O_2
   - B. 除去水中的 CO_2
   - C. 除去水中的 NH_3
   - D. 除去水中的易氧化物
   - E. 杀灭水中的病原体

10. 下列哪项与苯妥英钠不符
    A. 结构中含有两个苯环
    B. 忌与酸性药物配伍
    C. 抗心律失常作用
    D. 属于乙内酰脲类抗癫痫药
    E. 易溶于水，水溶液在空气中稳定

11. 氯丙嗪储存中易被氧化变质，是由于分子中具有____的缘故。
    A. 异略嗪   B. 噻吩
    C. 吩噻嗪   D. 吲哚
    E. 呋喃

12. 下列方法除哪项外，都可作为防止盐酸氯丙嗪注射液氧化的措施
    A. 安瓿中通入 CO_2 或 N_2
    B. 加 EDTA-2Na
    C. 加 $NaHCO_3$
    D. 避光
    E. 调整溶液的酸度

13. 下列药物不具有酰脲结构的是
    A. 海索比妥   B. 苯巴比妥
    C. 地西泮   D. 苯妥英钠
    E. 硫喷妥钠

14. 盐酸氯丙嗪注射液加入对氢醌的作用
    A. 助溶剂   B. 增溶剂
    C. 等渗调节剂   D. 抗氧剂
    E. pH 调节剂

15. 在地西泮代谢研究中发现的活性代谢产物是
    A. 硝西泮   B. 氟西泮
    C. 氯硝西泮   D. 阿普唑仑
    E. 奥沙西泮

16. 能发生紫脲酸铵反应的药物为
    A. 地西泮   B. 咖啡因
    C. 苯巴比妥钠   D. 氯丙嗪
    E. 盐酸吗啡

17. 下列与吗啡性质不符的是
    A. 易氧化变质
    B. 碱性溶液中稳定
    C. 与甲醛硫酸显紫堇色
    D. 具有左旋性
    E. 在酸性溶液中加热，生成阿扑吗啡

18. 盐酸吗啡易氧化变质，是因为分子结构中具有
    A. 酚羟基   B. 苯环
    C. 芳伯胺基   D. 氮杂环
    E. 氧杂环

19. 吗啡注射液变色后不得供药用，是因为易氧化生成
    A. 双吗啡   B. 阿扑吗啡
    C. 去水吗啡   D. 可待因
    E. 邻二醌

20. 哌替啶结构中酯键较稳定，是因为
    A. 吸电子效应   B. 供电子效应
    C. 共轭效应   D. 诱导效应
    E. 空间位阻效应

21. 能与硝酸银试液作用生成浅黄色沉淀的药物是
    A. 盐酸吗啡   B. 盐酸哌替啶
    C. 磷酸可待因   D. 喷他佐辛
    E. 枸橼酸芬太尼

22. 盐酸吗啡注射液放置过久，颜色变深，是因为发生了
    A. 还原反应   B. 氧化反应
    C. 加成反应   D. 脱水反应
    E. 聚合反应

23. 呈酸碱两性的药物是
    A. 可待因   B. 哌替啶
    C. 美沙酮   D. 吗啡
    E. 芬太尼

24. 临床主要用于戒毒疗法的药物是
    A. 吗啡   B. 可待因
    C. 美沙酮   D. 哌替啶
    E. 喷他佐辛

25. 吗啡与甲醛-硫酸试液反应呈蓝紫色，是因为
    A. 酚羟基   B. 叔胺
    C. 双键   D. 羟基
    E. 芳环

（二）B 型题（配伍选择题）

（26～30 题共用备选答案）
    A. 属于吩噻嗪类抗精神病药
    B. 属于苯二氮䓬类镇静催眠药
    C. 属于二苯并氮杂䓬类抗癫痫药
    D. 属于麻醉性镇痛药
    E. 属于黄嘌呤结构的中枢兴奋药

26. 咖啡因

27. 地西泮

28. 卡马西平

29. 奋乃静

30. 盐酸哌替啶

（31～35题共用备选答案）

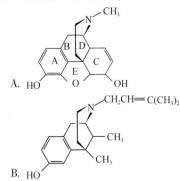

A.

B.

C.

D.

E.

31. 哌替啶的结构是

32. 可待因的结构是

33. 吗啡的结构是

34. 喷他佐辛的结构是

35. 芬太尼的结构是

（三）C型题（比较选择题）

（36～40题共用备选答案）

  A. 盐酸哌替啶   B. 枸橼酸芬太尼

  C. 两者均是   D. 两者均不是

36. 可与苦味酸发生反应

37. 有镇痛作用

38. 略溶于水

39. 其水溶液遇硝酸银试液产生白色沉淀

40. 与三氯化铁试液显色

（41～45题共用备选答案）

  A. 苯妥英钠   B. 苯巴比妥钠

  C. 两者均是   D. 两者均不是

41. 具有弱酸性,可溶于氢氧化钠或碳酸钠

42. 注射剂须制成粉针临用现配

43. 与铜-吡啶试剂反应显紫色

44. 与铜-吡啶试剂反应显蓝色

45. 具有乙内酰脲结构

（四）X型题（多项选择题）

46. 镇静催眠药按化学结构可以分为

  A. 氨基甲酸酯类   B. 巴比妥类

  C. 乙内酰脲类   D. 苯二氮䓬类

  E. 丁二酰亚胺类

47. 盐酸氯丙嗪注射液在化学上不能与哪些药物配伍

  A. 苯巴比妥   B. 苯巴比妥钠

  C. 葡萄糖注射液   D. 盐酸氟奋乃静

  E. 维生素 B_2

48. 下列关于巴比妥类药物构效关系的叙述,哪项准确

  A. 以硫代替 C_2 上的氧原子,药物起效快,作用时间短

  B. C_5 必须没有氢,否则不易通过血-脑屏障

  C. C_5 上的两个取代基的碳原子总数之和应为 9～12

  D. 两个氮原子上保留一个活泼氢是必须的

  E. C_5 单取代或双取代都有活性

49. 下列属于二苯并氮杂䓬类镇静催眠药的是

  A. 地西泮   B. 异戊巴比妥

  C. 奥沙西泮   D. 硝西泮

  E. 三唑仑

50. 下列药物在储存使用中易发生水解变质的有

  A. 奋乃静   B. 苯巴比妥

  C. 苯妥英钠   D. 地西泮

  E. 盐酸普鲁卡因

51. 中枢兴奋药按化学结构分为

  A. 酰胺类   B. 苯并噻嗪类

  C. 醛甾酮类   D. 生物碱类

  E. 黄嘌呤类

52. 应遮光、密封保存的药物是

  A. 吗啡   B. 阿扑吗啡

  C. 哌替啶   D. 芬太尼

  E. 喷他佐辛

53. 区别盐酸吗啡和磷酸可待因可选用

  A. 三氯化铁试液   B. 硝酸银试液

  C. 甲醛-硫酸试液   D. 铁氰化钾试液

  E. 铁氰化钾及三氯化铁试液

54. 安钠咖是下列哪些物质形成的复盐

  A. 咖啡因   B. 苯甲酸钠

  C. 尼可刹米   D. 盐酸吗啡

  E. 地西泮

55. 促使吗啡氧化的因素

    A. 光   B. 重金属离子

    C. 氧气   D. 碱

    E. 抗氧剂

三、填空题

1. 欲证明苯巴比妥分子中具有苯环结构,可加＿＿＿＿＿＿＿产生＿＿＿＿＿＿＿以证明。

2. 巴比妥类药物的镇静催眠作用与结构有关,其中 C_5 上两个取代基的碳原子总数在＿＿＿＿＿＿＿效果好。

3. 抗癫痫药按化学结构分为＿＿＿＿＿＿＿类和＿＿＿＿＿＿＿类。

4. 苯巴比妥钠水溶液放置易水解,产生＿＿＿＿＿＿＿沉淀而失去活性,故其注射剂须制成＿＿＿＿＿＿＿剂型。

5. 盐酸哌替啶分子结构中虽具有酯键,但由于受到邻位苯基＿＿＿＿＿＿＿的影响,不易＿＿＿＿＿＿＿,故常制成注射液供临床使用。

四、简答题

1. 巴比妥类药物有哪些共性?这些共性与哪部分结构有关?

2. 根据化学性质,拟订一个分别加入一种试剂区别下列两组药物的方法:①咖啡因与氯丙嗪;②苯巴比妥与苯妥英钠;③吗啡与可待因。

五、分析题

1. 药典鉴别盐酸氯丙嗪的方法之一是取本品约 10mg,加水 1ml 溶解后,加硝酸 5 滴即显红色,渐变为淡黄色。请根据盐酸氯丙嗪的性质解释反应原理,并指出属于分子中哪一部分结构的反应。

2. 分析下列药物呈现的现象是否已变质:①盐酸氯丙嗪注射液变黄;②苯妥英钠水溶液出现浑浊。

（贾 艳）

第 4 章　外周神经系统药

外周神经系统也称周围神经系统,是神经系统的外周部分。它一端与中枢神经系统相连,另一端通过各种神经末梢与机体器官、系统相连。根据其功能分为传入神经系统和传出神经系统。传入神经系统将外周感受器上的神经冲动传到中枢神经;传出神经系统是将中枢发出的神经冲动传至外周效应器。

根据传出神经分泌的化学递质不同,将传出神经分为胆碱能神经和肾上腺素能神经,药物作用于这些神经,会产生拟似或拮抗作用。依其药理作用的不同,影响传出神经功能的药物分为拟胆碱药、抗胆碱药、拟肾上腺素药和抗肾上腺素药。

第 1 节　拟 胆 碱 药

拟胆碱药,又称胆碱受体激动剂,是一类具有与乙酰胆碱(Ach)相似作用的药物。按其作用环节和机制的不同,可分为两类:一类是直接作用于胆碱受体的拟胆碱药,如硝酸毛果芸香碱;另一类是具有抗胆碱酯酶作用能间接引起胆碱能受体兴奋的拟胆碱药,如溴新斯的明、加兰他敏、有机磷酸酯类农药等。本节还介绍胆碱酯酶复活剂碘解磷定。

考点:拟胆碱药的分类。硝酸毛果芸香碱和溴新斯的明的主要性质与临床用途。

$$H_3C-\overset{\overset{\displaystyle CH_3}{|}}{\underset{\underset{\displaystyle CH_3}{|}}{N^+}}-CH_2CH_2-O-\overset{\overset{\displaystyle O}{||}}{C}-CH_3$$

乙酰胆碱

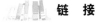
链　接

胆碱能神经系统的主要受体与效应

胆碱受体包括 M 受体和 N 受体。M 受体主要分布在心脏、血管、胃肠平滑肌、瞳孔、腺体等处,M 受体激动时呈现 M 样作用,表现为心脏抑制、血管扩张、胃肠平滑肌收缩、瞳孔缩小、腺体分泌增加等效应。N 受体主要分布在骨骼肌、神经节、肾上腺髓质等处,N 受体激动时呈现 N 样作用,表现为骨骼肌收缩、神经节兴奋、肾上腺髓质分泌增加等效应。

一、　直接作用于胆碱受体的拟胆碱药

胆碱受体激动剂是模拟乙酰胆碱激动受体而产生生理活性。乙酰胆碱本身对所有胆碱能受体部位无选择性作用,且性质不稳定,在体内极易水解而失活,无实用价值。因此此类药物是基于对乙酰胆碱的结构改造发现的。

硝酸毛果芸香碱　Pilocarpine Nitrate

$$\cdot HNO_3$$

$C_{11}H_{16}N_2O_2 \cdot HNO_3$　　271.27

又名硝酸匹鲁卡品。

本品为无色结晶或白色结晶性粉末;无臭;易溶于水,微溶于乙醇,不溶于乙醚。有手性碳原子,具旋光性。遇光易变质,所以应避光保存。

本品为强酸弱碱盐,其1%水溶液pH为4.8。其分子中内酯环在碱性条件下易水解生成毛果芸香酸盐而失去药理活性。本品在pH=4左右较稳定,但pH过低对眼部有刺激,且只有游离的毛果芸香碱才能透过组织起到治疗作用,故在配制滴眼液时,通常加入磷酸盐缓冲液,控制pH接近6.0。

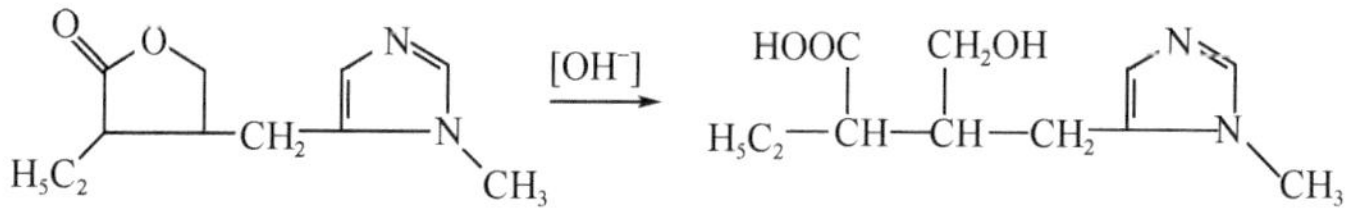

本品为顺式构型,受热或遇碱可发生差向异构化而使药效降低。

本品显硝酸盐的鉴别反应。

本品能兴奋M受体,缩小瞳孔,临床主要用于治疗青光眼。

本品应遮光、密封保存。

课堂互动

配制硝酸毛果芸香碱滴眼液时,其pH应调节为多少?为什么?

二、 抗胆碱酯酶药

抗胆碱酯酶药按其与胆碱酯酶结合后酶活性恢复的难易程度不同可分为可逆性抗胆碱酯酶药和不可逆性抗胆碱酯酶药两类。

(一) 可逆性抗胆碱酯酶药

可逆性抗胆碱酯酶药与胆碱酯酶以非共价键结合,这种结合可逆而不牢固,使酶暂时性失去水解乙酰胆碱的能力,而后仍可复活。主要有生物碱类毒扁豆碱和合成类的溴新斯的明。

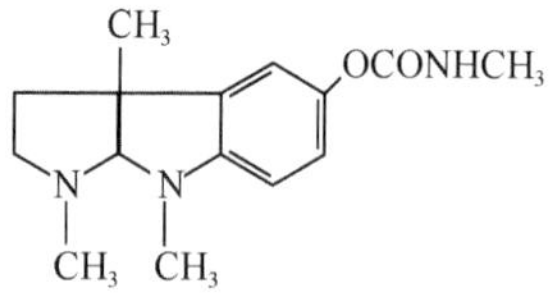

毒扁豆碱

溴新斯的明 Neostigmine Bromide

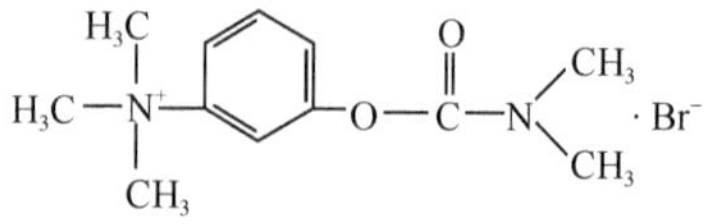

$C_{12}H_{19}BrN_2O_2$ 303.20

本品为白色结晶性粉末;无臭,味苦。极易溶于水,易溶于乙醇,几乎不溶于乙醚。熔点为171~176℃,熔融时同时分解。

本品分子中虽含有氨基甲酸酯结构,但性质较稳定,一般条件下不易水解。但其与氢氧化钠溶液共热,酯键可水解生成间二甲氨基酚钠盐和二甲氨基甲酸钠。前者可与重氮苯磺酸试液作用,生成红色偶氮化合物,可供鉴别。后者可进一步水解成具氨臭的二甲胺。

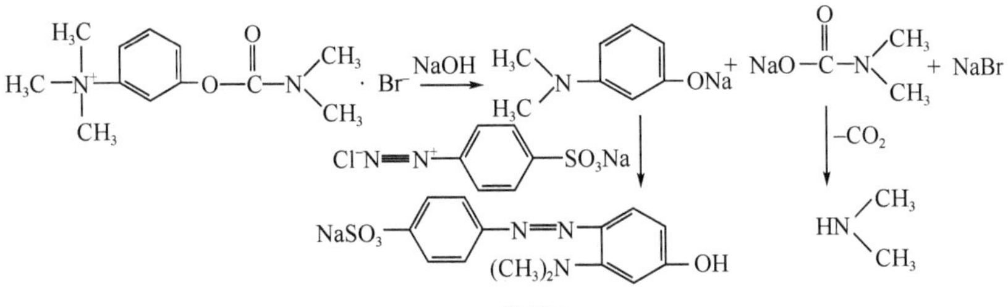

（红色）

课堂互动

从结构上分析溴新斯的明一般情况下不易水解的原因。该药在碱液中加热水解时,为什么是酯键水解断裂而不是酰胺键水解断裂？为什么？

本品水溶液显溴化物的鉴别反应。

本品为可逆性抗胆碱酯酶药。临床上主要用于重症肌无力、术后腹胀和尿潴留等,并可作为战争毒剂中毒的解毒剂。

（二）不可逆性抗胆碱酯酶药及胆碱酯酶复活剂

不可逆性抗胆碱酯酶药无临床使用价值,有机磷酸酯类农药属于这一类药物,主要用作杀虫剂,如敌敌畏、乐果、对硫磷、敌百虫等;也用作战争毒气,如沙林、梭曼等。可经皮肤、呼吸道、消化道等多种途径进入体内引起中毒。

有机磷酸酯类农药或毒气的中毒机制与不可逆性抗胆碱酯酶药相似,它们能通过共价键与胆碱酯酶活性中心结合,形成难以水解的磷酰化胆碱酯酶,而使胆碱酯酶失去活性,造成体内乙酰胆碱大量蓄积,引起中毒症状。当有机磷酸酯类农药中毒时,可从两方面进行解毒,一方面利用抗胆碱药(阿托品)以解除乙酰胆碱所引起的中毒症状,另一方面应用胆碱酯酶复活剂(碘解磷定),使已经中毒的胆碱酯酶重新恢复活性。

链 接

有机磷酸酯类农药中毒的症状和解救原则

有机磷酸酯类农药中毒症状主要表现为 M 样症状(瞳孔缩小、出汗、大小便失禁等)、N 样症状(肌肉震颤、肌无力、呼吸麻痹等)、中枢症状(不安、谵妄、昏迷、窒息等)。一般而言,轻度中毒以 M 样症状为主;中度中毒同时出现 M、N 样症状;重度中毒,除 M、N 样症状外,还出现中枢症状。解救原则是轻度中毒应及早足量使用阿托品以解除 M 样中毒症状,中度以上中毒者则必须与胆碱酯酶复活剂(碘解磷定)合用。

碘解磷定 Pralidoxime Iodide

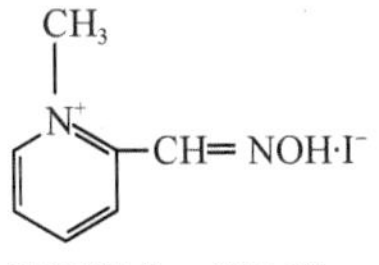

$C_7H_9IN_2O$ 264.07

又名解磷定、碘磷定,PAM-I。

本品为黄色颗粒状结晶性粉末;无臭,味苦;遇光易缓慢氧化析出碘而使溶液呈黄色。

本品水溶液在 pH4 ~5 时最稳定,pH 偏高或偏低均易促进其分解。在碱性或强酸性条件下均能分解失效,尤其在碱性条件下能分解出极毒的氰离子(CN^-),因此禁与碱性药物配伍。

本品属季铵盐类,可与碘化铋钾试液反应,产生红棕色沉淀。

本品为胆碱酯酶复活剂,主要用于有机磷农药中毒解毒剂。

第 2 节　抗胆碱药

考点:抗胆碱药的分类。硫酸阿托品、氢溴酸山莨菪碱的结构特点、主要性质与鉴别方法、临床用途。

抗胆碱药,又称胆碱受体阻滞剂,是一类可与胆碱受体结合而不兴奋受体,从而阻断乙酰胆碱与胆碱受体的相互作用,而产生抗胆碱作用的药物。按其作用部位不同可分为四类:①平滑肌解痉药;②神经节阻滞剂;③骨骼肌松弛药;④中枢性抗胆碱药。本章主要介绍平滑肌解痉药、骨骼肌松弛药和中枢性抗胆碱药。

一、 M 受体阻滞剂

本类药物能阻断乙酰胆碱与 M 受体结合,呈现出松弛支气管平滑肌和胃肠道平滑肌等作用。供药用的主要有颠茄生物碱类如硫酸阿托品、氢溴酸山莨菪碱等;合成类溴丙胺太林。

(一) 颠茄生物碱类

硫酸阿托品　Atropine Sulfate

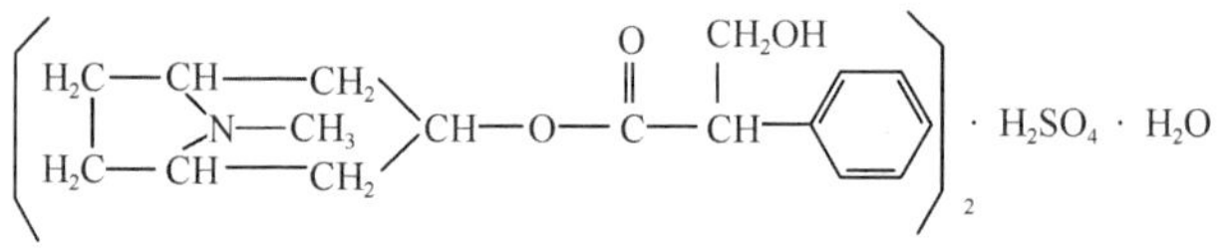

$(C_{17}H_{23}NO_3)_2 \cdot H_2SO_4 \cdot H_2O$　694. 84

本品为无色结晶或白色结晶性粉末;无臭,味苦;在空气中易风化。极易溶于水,易溶于乙醇,不溶于乙醚和氯仿。

本品为莨菪碱(左旋体)的外消旋体,为托品烷类生物碱,其碱性较强,易与酸形成稳定的盐,常用其硫酸盐。

本品具有酯键,易水解,在碱性条件下可水解生成莨菪醇和莨菪酸而失效。

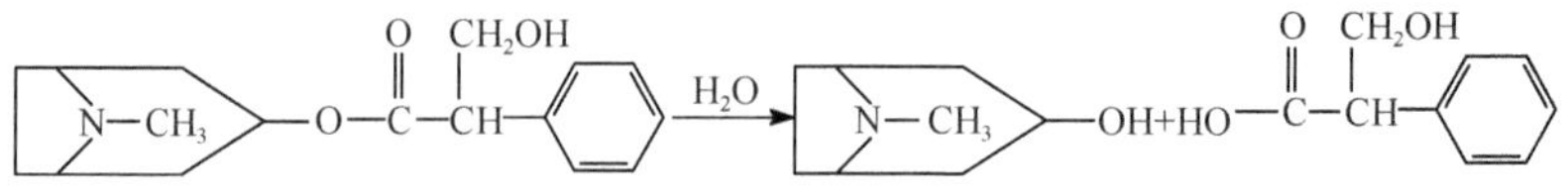

本品水溶液的最稳定 pH 为 3. 5 ~4. 0,故制备注射液时常加 0. 1mol/L 盐酸溶液调节 pH,加入1% 氯化钠作稳定剂,并灌封于硬质中性安瓿中,采用100℃流通蒸气灭菌30 分钟。

本品结构中含有莨菪酸,与发烟硝酸共热,生成黄色三硝基衍生物,放冷,再加入乙醇及固体氢氧化钾,即生成深紫色的醌型化合物,此反应称为维他立(Vitali)反应,为含莨菪酸类药物的专属反应。

本品能与碘-碘化钾试剂等多种生物碱沉淀试剂反应生成沉淀。

本品水溶液显硫酸盐的鉴别反应。

本品为平滑肌解痉药,能阻断 M 受体起抗胆碱作用,临床常用于胃肠绞痛、有机磷中毒、抗感染性休克、眼科诊疗及手术麻醉前给药等。

课堂互动

试指出硫酸阿托品的不稳定结构,并分析影响其稳定性的主要因素。

氢溴酸山莨菪碱 Anisodamine Hydrobromide

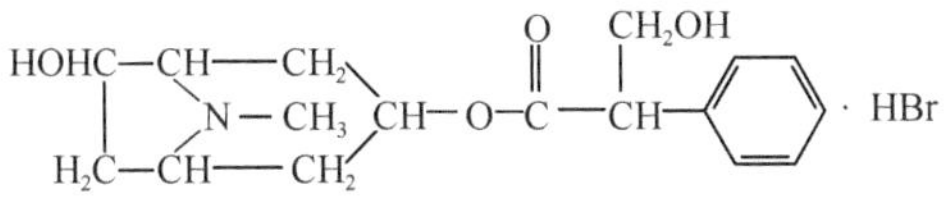

$C_{17}H_{23}NO_4 \cdot HBr$ 386.29

本品为白色结晶或结晶性粉末;无臭。极易溶于水,易溶于乙醇,微溶于丙酮。熔点 176～181℃。

山莨菪碱为山莨菪醇与左旋莨菪酸结合成的酯,水溶液不稳定,易被水解失效。在碱性条件下可加速水解,在酸性条件下较稳定,其注射液要求控制 pH3.5～5.5。

本品含莨菪酸结构,故也有维他立反应,可供鉴别。

本品水溶液显溴化物的鉴别反应。

本品为平滑肌解痉药,常用于胃肠绞痛。

(二) 合成类

溴丙胺太林 Propantheline Bromide

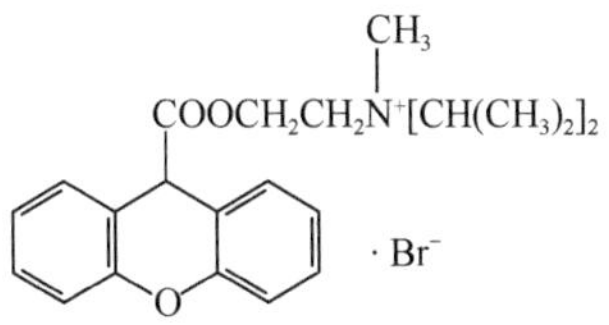

$C_{23}H_{29}BrNO_3$ 447.43

又名普鲁本辛。

本品为白色或类白色结晶粉末;无臭,味极苦。水、乙醇或氯仿中极易溶解,乙醚中不溶。熔点 157～164℃,熔融时同时分解。

本品分子中含有酯键,与氢氧化钠试液煮沸则生成呫吨酸钠,用稀盐酸中和,析出呫吨酸。后者遇硫酸显亮黄色或橙黄色,有微绿色荧光。

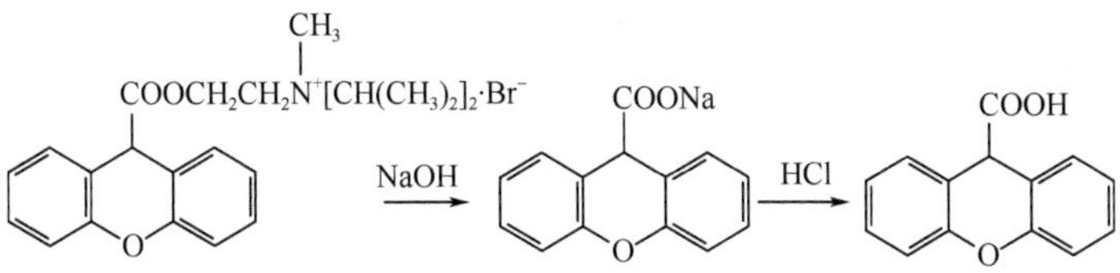

本品显溴化物的鉴别反应。

本品为抗胆碱药,主要用于胃道痉挛、胃及十二指肠溃疡的治疗。

课堂互动

溴新斯的明、碘解磷定、溴丙胺太林对中枢神经系统的副作用大吗？为什么？

二、N 受体阻滞剂

N 受体分布于骨骼肌,N 受体阻滞剂又称为 N 受体阻断药,N_2 受体阻滞剂作用于神经肌肉接头处,使骨骼肌完全松弛,以便进行外科手术的一类药物。常用的有氯化琥珀胆碱。

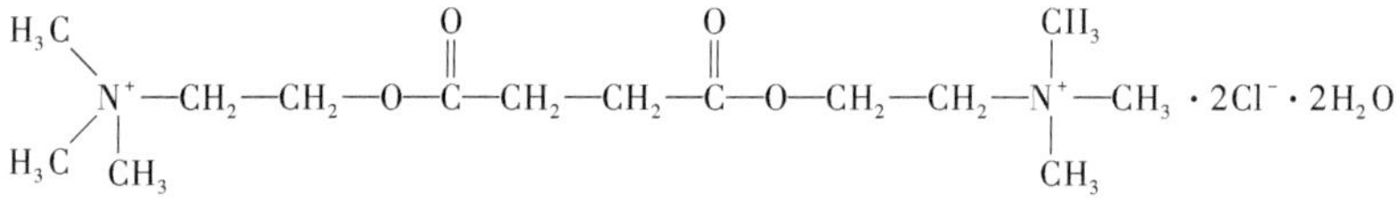

$$H_3C-\overset{+}{N}(CH_3)(CH_3)-CH_2-CH_2-O-\overset{O}{C}-CH_2-CH_2-\overset{O}{C}-O-CH_2-CH_2-\overset{+}{N}(CH_3)(CH_3)-CH_3 \cdot 2Cl^- \cdot 2H_2O$$

氯化琥珀胆碱

三、 中枢性抗胆碱药

中枢性抗胆碱药用于治疗帕金森病(震颤麻痹)及药物引起的锥体外系反应。研究表明,中枢神经递质多巴胺的含量减少,而乙酰胆碱含量相对增加时,可引起帕金森病。最早用阿托品、东莨菪碱及其他颠茄类生物碱治疗帕金森病,但由于其不良反应较多,转而进行其合成代用品的研究,从而发现了中枢作用选择性高、疗效较好、毒副作用少的中枢性抗胆碱药,如盐酸苯海索、盐酸丙环定等。

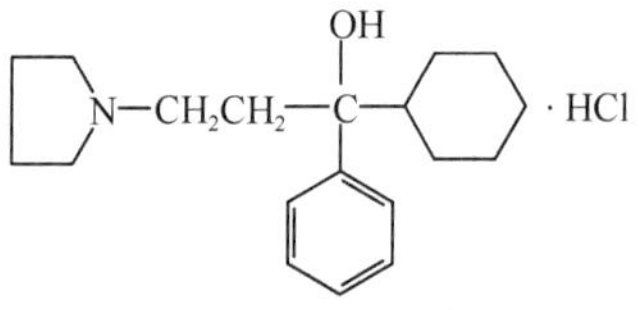

盐酸丙环定

盐酸苯海索　Benzhexol Hydrochloride

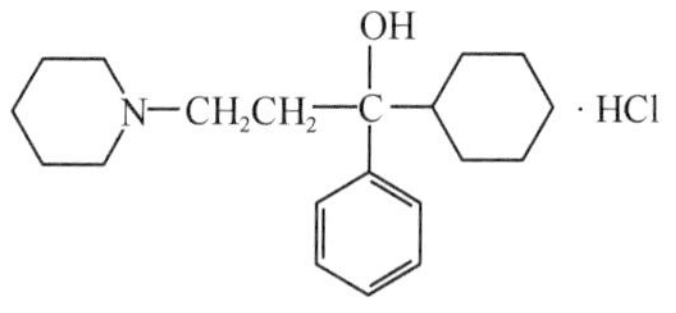

$C_{20}H_{31}NO \cdot HCl$　337.93

又名安坦。

本品为白色轻质结晶性粉末;无臭,微苦,后有刺痛麻痹感。溶于乙醇或氯仿,微溶于水。熔点 250~256℃,熔融时同时分解。

本品溶于乙醇后,滴加氢氧化钠试液至遇石蕊试纸显碱性时,则可析出游离的苯海索沉淀,熔点为 112~116℃,可供鉴别。

本品遇碘化铋钾试液反应,产生橙红色沉淀。

本品水溶液显氯化物的鉴别反应。

本品为抗帕金森病药。

第3节 拟肾上腺素药

拟肾上腺素药,又称肾上腺素受体激动剂,是一类能与肾上腺素受体结合,使肾上腺素受体兴奋,产生与去甲肾上腺素作用相似的药物。肾上腺素受体的主要类型及兴奋时的生理活性见表4-1。

考点:拟肾上腺素药的分类、盐酸肾上腺素、重酒石酸去甲肾上腺素、盐酸异丙肾上腺素、盐酸多巴胺、盐酸麻黄碱的结构特点、主要性质、作用特点与临床用途,拟肾上腺素的构效关系。

表4-1 肾上腺素受体的类型、分布和兴奋时的生理活性

受体类型		受体分布	兴奋时生理活性
α	α_1	腺体、皮肤黏膜及内脏血管	α_1 受体兴奋时皮肤、黏膜、内脏血管收缩,外周阻力增加,血压升高等
	α_2		α_2 受体兴奋时,主要表现为心率减慢,血管平滑肌松弛,血压下降
β	β_1	心肌、胃肠平滑肌及骨骼肌血管平滑肌和支气管平滑肌	兴奋时心肌收缩力增强,心率加快,心血排出量增加,血压升高
	β_2		兴奋时平滑肌松弛,血管及支气管扩张
多巴胺(DA)受体		肾、肠系膜、心脑等处的血管平滑肌	多巴胺受体激动时,可使肾、肠系膜、心脑等处的血管扩张

按化学结构,拟肾上腺素药可分为苯乙胺类拟肾上腺素药和苯异丙胺类拟肾上腺素药。

链 接

肾上腺素的发现

高峰让吉(Takamine Jokichi),日本应用化学家,肾上腺素的发现者。1890年,他在研究日本酒的酿造方法时,发现了可以分解多糖类的酵素,即"淀粉酶"的新制造法。1894年,他成功地制造出强力消化药剂"高峰淀粉酶",产品在美国上市后,备受欢迎,几乎成为每个家庭的必备药。当时,他了解到动物肾上腺绞榨出的汁液,含有提升血压、强化心脏功能等对人体有益的成分。终于在1900年,他利用牛的肾上腺进行减压蒸馏,在分离出各种不同的成分后,终于成功地提取出激素的最初结晶体,并将其命名为肾上腺素。

一、 苯乙胺类拟肾上腺素药

苯乙胺类拟肾上腺素药的作用与交感神经兴奋时的效应相似,在化学结构上都含有氨基,部分药物又有儿茶酚结构,故亦称拟交感胺或儿茶酚胺。

苯乙胺类主要包括肾上腺素、去甲肾上腺素、异丙肾上腺素、多巴胺及沙丁胺醇等。

盐酸肾上腺素 **Adrenaline Hydrochloride**

$C_9H_{13}NO_3$ 183.21

又名副肾碱。

本品是内源性物质,主要是肾上腺髓质分泌,可由牛、羊等家畜的肾上腺中提取,内源性的肾上腺素为左旋体;合成的肾上腺素为外消旋体,活性仅为左旋体的1/12,药用的左旋体是从合成的外消旋体中拆分制得。

本品为白色或类白色结晶性粉末;无臭,味苦。极微溶于水中,不溶于乙醇、乙醚、氯仿、脂肪油和挥发油中。熔点为206～212℃,熔融时同时分解。

本品含有一个手性碳原子,有旋光性,药用品为 R 构型,具左旋性。

本品在中性或碱性水溶液中不稳定易分解;水溶液在室温放置或加热可发生消旋化而降低活性;尤其在 pH4 以下时,消旋化的速度较快。

本品含有儿茶酚胺结构,遇到某些弱氧化剂(二氧化锰、碘等)或空气中的氧气均能使其氧化变质,生成醌型化合物肾上腺素红呈红色,并可进一步聚合成棕色多聚物。

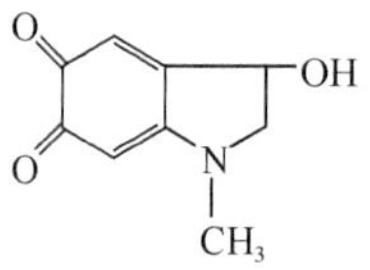

肾上腺素红 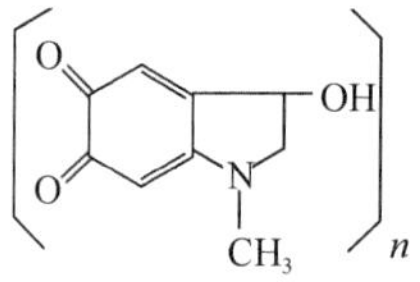　　　　　　棕色多聚物

日光、加热及微量金属离子均可加速上述反应。为了延缓本品氧化变质,药典规定本品注射液 pH2.5～5.0;加 EDTA-2Na;加抗氧剂焦亚硫酸钠;注射用水经惰性气体或氮气饱和,安瓿内同时装满上述气体;100℃流通蒸汽灭菌 15 分钟;并且遮光,减压严封,置阴凉处存放。

课堂互动

肾上腺素注射液放置一段时间后变成淡粉色,还能给患者使用吗? 是什么原因引起的何种变化?

本品的稀盐酸溶液加过氧化氢试液,煮沸,即显血红色;遇三氯化铁试液即显翠绿色,加氨试液,即变紫色,最后变为紫红色。

本品对肾上腺素能 α 和 β 受体具有激动作用,具有兴奋心脏、收缩血管、松弛支气管平滑肌的作用。临床上用于过敏性休克、心搏骤停的急救,控制支气管哮喘的急性发作,治疗局部鼻黏膜充血和牙龈出血等;与局麻药合用可以延长麻醉作用时间,减少中毒危险,还可减少手术部位的出血。但剂量过大或静注过快可使血压急剧升高而诱发脑出血,故应严格控制剂量及使用时间。

重酒石酸去甲肾上腺素　Noradrenaline Bitartrate

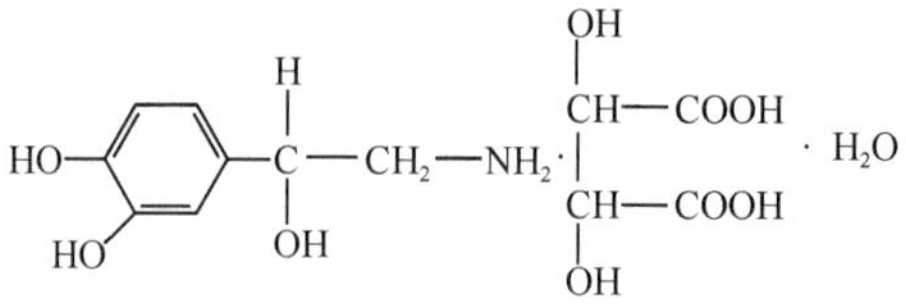

$C_8H_{11}NO_3 \cdot C_4H_6O_6 \cdot H_2O$　　337.28

又名酒石酸正肾上腺素,正肾素。

本品为白色或几乎白色结晶性粉末;无臭,味苦。易溶于水,微溶于乙醇,在乙醚、氯仿中不溶。熔点100~106℃,熔融时同时分解并显浑浊。遇光、空气或弱氧化剂易氧化变质,失去作用。

本品具有邻苯二酚结构,遇光、空气或弱氧化剂易氧化变质,故注射剂加抗氧剂焦亚硫酸钠,并避光保存,避免与空气接触。

本品遇三氯化铁试液,即显翠绿色,再加碳酸氢钠试液,显蓝色,最后变成红色。

本品在pH3.5~3.6的酒石酸氢钾饱和溶液中,几乎不被碘氧化,遇碘液后(用硫代硫酸钠除去过量的碘),溶液为无色或显微红色或淡紫色,可与肾上腺素或异丙肾上腺素区别。

本品是非选择性的α受体激动剂,对α_1、α_2受体均有激动作用,对β_1受体作用较弱,对β_2受体几乎无作用;但具有较强的血管收缩和升高血压的作用。临床用于治疗各种休克,也可用于治疗上消化道出血。若给药浓度过高、时间过长,或药液漏出血管外均可使局部血管强烈收缩,引起组织缺血坏死;还可造成急性肾衰竭,故用药时应予注意。

盐酸异丙肾上腺素　Isoprenaline Hydrochloride

$C_{11}H_{17}NO_3 \cdot HCl$　247.72

又名喘息定。

本品为白色或类白色结晶性粉末;无臭,味微苦。易溶于水,略溶于乙醇,不溶于氯仿或乙醚;熔点165.5~170℃,熔融时同时分解。遇光、空气或弱氧化剂易氧化变质,故注射剂应加抗氧剂,避光保存,避免与金属接触。

本品分子中的烃胺基呈弱碱性,可与多种酸成盐。

本品水溶液加三氯化铁试液,生成深绿色络合物,滴加5%碳酸氢钠溶液即变蓝色,后变红色。若为肾上腺素,很快被高铁离子氧化成紫色,转呈紫红色;去氧肾上腺素则显翠绿色,由此可将三者区别。

本品遇过氧化氢试液显橙黄色。肾上腺素显血红色,去甲肾上腺素显黄色,去氧肾上腺素无色。

本品水溶液加盐酸至pH3.0~3.5,加碘试液放置片刻,则被碘氧化成异丙肾上腺素红,过量的碘用硫代硫酸钠还原除去,溶液即显淡红色。

本品遇磷钨酸试液,即生成白色沉淀,放置后渐变为淡棕色;肾上腺素则不产生沉淀。

本品左旋体(R构型)的支气管扩张作用比右旋体(S构型)强800倍,药用品为消旋体。

本品对β_1和β_2受体均有较强的兴奋作用,有改善心肌传导和扩张周围血管作用,临床用于治疗心源性或感染性休克。治疗完全性房室传导阻滞、心搏骤停。另外,可作为支气管扩张剂用于治疗呼吸道疾病,还可治疗支气管哮喘、过敏性哮喘等。禁用于冠心病、心律失常和甲状腺功能亢进患者。

有一患者支气管哮喘发作去医院治疗,经检查,伴有冠心病,医生拟用盐酸异丙肾上腺素治疗哮喘,你认为合理吗?

盐酸多巴胺 Dopamine Hydrochloride

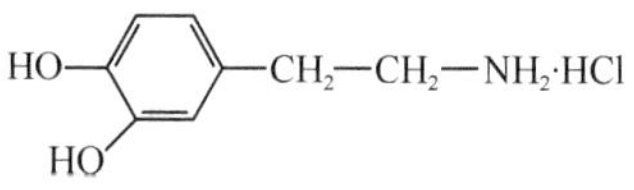

$$HO-\text{(苯环)}-CH_2-CH_2-NH_2\cdot HCl$$

$$C_8H_{11}NO_2\cdot HCl \quad 189.64$$

本品为白色或类白色结晶性粉末;几乎无臭,味微苦。易溶于水,微溶于无水乙醇,极微溶于氯仿或乙醚。熔点 243～249℃。

本品具邻苯二酚结构,在空气中易氧化变色。光照、受热、微量金属离子及溶液 pH 增大,均可加速其氧化速度。

本品水溶液加三硝基苯酚试液,生成多巴胺三硝基苯酚盐结晶,熔点约 200℃,熔融时同时分解。

本品含有酚羟基,遇三氯化铁试液,溶液呈墨绿色;滴加 1% 氨试液,即转变成紫红色。

本品用于治疗多种类型休克,如感染性休克、中毒性休克、出血性休克、心源性休克、中枢性休克,但必须注意补充血容量,纠正酸中毒。亦用于心搏骤停时起搏升压等。

指出下列结构的药物名称,并试分析将 N 上甲基换成异丙基或将甲基去掉时的作用特点。

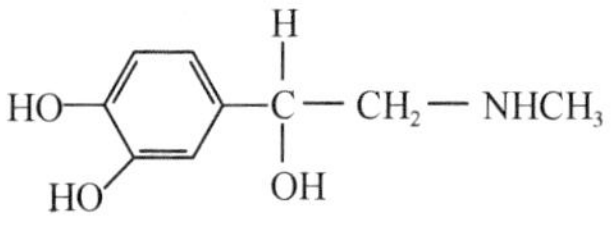

$$HO-\text{(苯环)}-\overset{H}{\underset{OH}{C}}-CH_2-NHCH_3$$

沙丁胺醇 Salbutamol

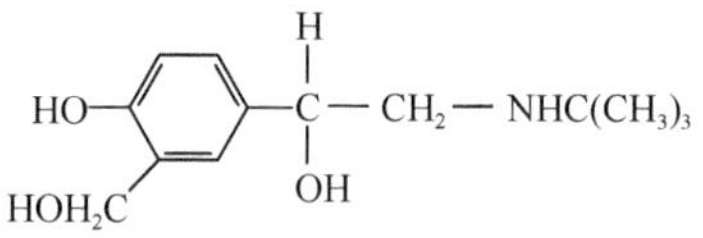

$$HO-\text{(苯环)}-\overset{H}{\underset{OH}{C}}-CH_2-NHC(CH_3)_3$$

$$C_{13}H_{21}NO_3 \quad 239.31$$

又名舒喘灵。

本品为白色或类白色结晶性粉末;易溶于水中,极微溶解于乙醇中,几乎不溶于氯仿或乙醚中。熔点 151～155℃,熔融时同时分解。

本品具有酚羟基,其水溶液加三氯化铁试液,振摇,溶液显紫色,加碳酸氢钠试液,溶液转为橙红色。

本品能选择性兴奋平滑肌 β_2 受体,有较强的支气管扩张作用,不易被代谢失活,因而口服有效,作用时间长。主要用于支气管哮喘、哮喘性支气管炎及肺气肿患者的支气管痉挛等。

二、苯异丙胺类拟肾上腺素药

麻黄碱是由中药麻黄等植物中提取得到的生物碱,其化学结构属于苯异丙胺衍生物,现已能人工合成,化学性质稳定。

链　接

麻黄碱的管理

服用麻黄碱后可以明显增加运动员的兴奋程度,使运动员不知疲倦,能超水平发挥,但对运动员本人有极大的副作用。因此,这类药品属于国际奥委会严格禁止的兴奋剂。

目前临床使用较好的苯异丙胺类衍生物还有甲氧明、甲氧那明、间羟胺等。

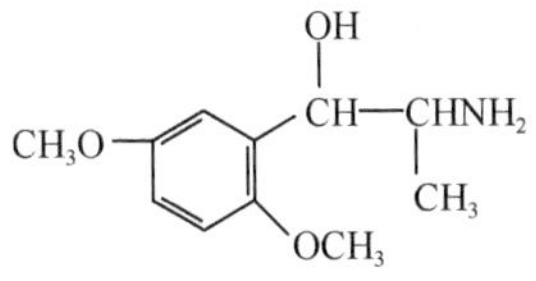

甲氧明　　　　　　　甲氧那明　　　　　　　间羟胺

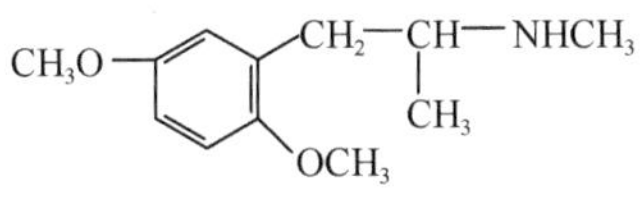

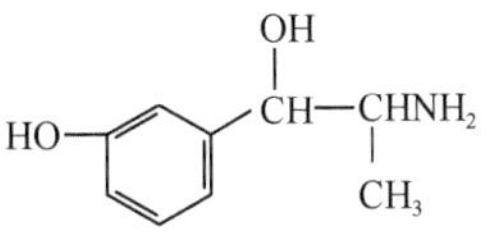

盐酸麻黄碱　Ephedrine Hydrochloride

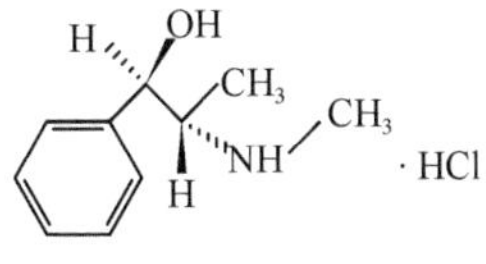

$C_{10}H_{15}NO \cdot HCl$　　201.70

又名盐酸麻黄素。

麻黄碱的分子中有 2 个手性碳原子,具有 4 个光学异物构体;其中一对$(1R,2S)$和$(1S,2R)$为赤藓糖型,称为麻黄碱,另一对$(1R,2R)$和$(1S,2S)$为苏阿糖型,称为伪麻黄碱;构型为$(1R,2S)(-)$-麻黄碱能够兴奋 α 和 β 受体,直接发挥拟肾上腺素作用,还能促进肾上腺素能神经末梢释放递质,间接地发挥拟肾上腺素作用;而其右旋对映体$(1S,2R)$$(+)$-麻黄碱没有直接作用,只有间接作用。麻黄碱的苏阿糖型$(1S,2S)(+)$-伪麻黄碱具有药理活性可作为药物。

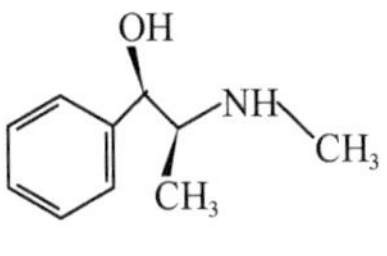

$(-)$-麻黄碱$(1R,2S)$　　　　　　　$(+)$-麻黄碱$(1S,2R)$

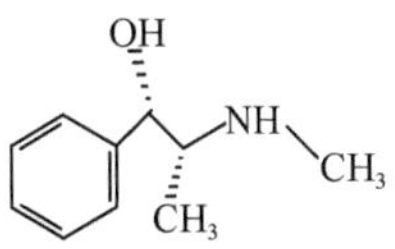

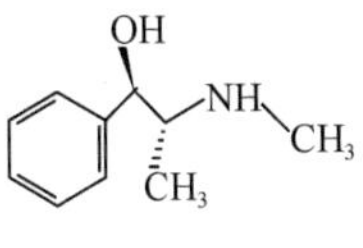

$(-)$-伪麻黄碱$(1R,2R)$　　　　　　　$(+)$-伪麻黄碱$(1S,2S)$

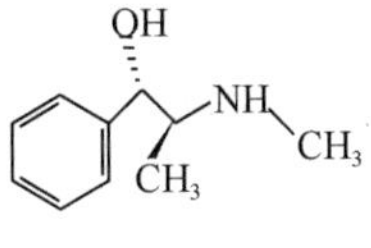

本品为白色针状结晶或结晶性粉末;无臭,味苦。易溶于水和乙醇,不溶于乙醚、氯仿。熔点 217~220℃。

本品水溶液呈左旋性,较稳定,遇光、空气、热不易被破坏。

本品水溶液与碱性硫酸铜试液作用,仲胺基与铜离子形成紫色配合物。加乙醚振摇,静置分层,乙醚层呈紫红色,水层呈蓝色。这是侧链氨基醇结构的特征反应。

本品 β 碳原子上的羟基易被氧化,与碱性高锰酸钾或铁氰化钾反应时,生成甲胺与苯甲醛,前者可使红色石蕊试纸变蓝,后者具有苦杏仁的特殊气味。

$$\text{CH-CHNHCH}_3 \xrightarrow{K_3[Fe(CN)_6],NaOH} CH_3NH_2 + \text{CHO}$$

本品对 α 和 β 受体都有激动作用,作用类似肾上腺素,但药效较后者持久。临床上主要用于治疗支气管哮喘、过敏性反应、鼻黏膜肿胀及低血压等。本品短期内反复使用,会出现快速耐受性,但停药一定时间后又可恢复。

盐酸伪麻黄碱　Pseudoephedrine Hydrochloride

$C_{10}H_{15}NO \cdot HCl$　201.70

本品为白色结晶性粉末;无臭,味苦。易溶于水和乙醇,微溶于氯仿。熔点 183~186℃。

本品由于不含酚羟基,水溶液稳定,遇空气、日光、热不易被破坏。

伪麻黄碱是麻黄碱的光学异构体,但伪麻黄碱的碱性比麻黄碱略强,可与酸形成易溶于水的盐,如草酸麻黄碱难溶解于水,而草酸伪麻黄碱在水中的溶解度较大,利用这种性质在制备时可把两者分离开来。

临床上常用于减轻鼻和支气管充血,控制支气管哮喘、过敏性反应等,是很多复方感冒药的主要成分。本品的拟肾上腺素作用比麻黄碱稍弱,没有直接作用,但对心脏及中枢神经系统的副作用明显减少。

链　接

麻黄碱的非法应用

麻黄碱是合成苯丙胺类毒品也就是制作冰毒最主要的原料。由于大部分感冒药中含有麻黄碱成分,可能被不法分子大量购买用于提炼制造毒品。各药店对含麻黄碱成分的新康泰克、白加黑、日夜百服宁等数十种常用感冒、止咳平喘药限量销售,每人每次购买量不得超过5个最小零售包装。

三、拟肾上腺素药的构效关系

通过对苯乙胺和苯异丙胺类化合物及衍生物的研究,发现了很多性质稳定、口服有效和作用选择性更强的新药,其构效关系如下:

常用拟肾上腺素药的基本结构:

（1）拟肾上腺素药都具有 β-苯乙胺骨架结构,苯环与侧链氨基之间隔 2 个碳原子时作用最强。

（2）R_1 为氢原子即为苯乙胺类,如肾上腺素和异丙肾上腺素;R_1 为甲基则为苯异丙胺类,如麻黄碱等。

（3）X 多为 1 个或 2 个酚羟基。苯环上的羟基,会使作用强度增加,尤以 3,4 位羟基最明显,但羟基易受体内酶的影响而使作用时间缩短。例如,具有 2 个酚羟基的肾上腺素作用强度为无酚羟基取代的麻黄碱的 100～300 倍,但作用时间是麻黄碱的 1/10～1/7;去氧肾上腺素含有 1 个酚羟基,其作用强度和作用时间介于肾上腺素和麻黄碱之间。如去掉 X,药物的极性减弱,中枢作用增强,外周作用减弱,如麻黄碱。

去氧肾上腺素

（4）Y 多为仲醇基,不同光学异构体的活性有显著差异。通常左旋体(绝对构型为 *R* 构型)的活性远大于右旋体。例如,肾上腺素、去甲肾上腺素和异丙肾上腺素的左旋体活性分别比右旋体的活性强约 12 倍、70 倍和 800 倍。

（5）R_1 为氢原子时,属于苯乙胺类药物;R_1 为甲基时,则为苯异丙胺类拟肾上腺素药。甲基的空间位阻使该类药物不易受酶的破坏而使稳定性增加,时效延长,但作用强度减弱,毒性增加,且随着 α 碳原子上烃基的增大而使毒性增加,强度更弱。

（6）R_2 取代基的大小可显著影响 α 和 β 受体效应。随着烃基的增大,其 α 受体作用逐渐减弱,β 受体作用逐渐增强。如无烃基取代的去甲肾上腺素,主要表现为 α 受体作用,*N*-甲基取代的肾上腺素,同时兼有 α 和 β 受体效应,*N*-异丙基取代的异丙肾上腺素,则主要表现为 β 受体作用。

第 4 节　抗肾上腺素药

抗肾上腺素药,又称肾上腺素受体拮抗剂(adrenoceptor、antagonists)或肾上腺素受体阻断药(adrenoceptor、blocking、drugs),是一类能阻断肾上腺素受体从而拮抗去甲肾上腺素能神经递质或肾上腺素受体激动剂作用的药物。根据这类药物对 α 和 β 肾上腺素受体选择性的不同,可分为 α 受体阻滞剂、β 受体阻滞剂及 α、β 受体阻滞剂三大类。

考点:抗肾上腺素药的分类及结构特点、理化性质、作用特点和临床用途。

一、α 受体阻滞剂

本类药物选择性阻断血管平滑肌上的 α 受体,扩张血管,降低血压。有较好的选择性,降压时不伴有反射性心动过速,副作用小,可作抗高血压首选药。主要有哌唑嗪等。本品适用于治疗轻、中度高血压,与 β 受体阻滞剂或利尿药合用效果更好。

盐酸哌唑嗪　Prazosin Hydrochloride

$$C_{19}H_{21}N_5O_4 \cdot HCl \quad 419.87$$

本品为白色或类白色结晶性粉末;无臭,无味。本品微溶于乙醇,几乎不溶于水。

本品结构中具有氨基,能与1,2-萘醌-4-磺酸钠反应,生成紫堇色的对醌型缩合物。

本品的水溶液显氯化物的鉴别反应。

本品适用于治疗轻、中度高血压,尤其适用于伴有高脂血症、难治性心功能不全等的治疗。

二、β受体阻滞剂

这类药物具有降低心肌收缩力,减缓心率和降低交感神经兴奋的效应,可降低心肌耗氧量,缓解心绞痛。临床常用的有:普萘洛尔、阿替洛尔、倍他洛尔等。

阿替洛尔　　　　　　　　　　　　倍他洛尔

盐酸普萘洛尔　Propranolol Hydrochloride

$$C_{16}H_{21}NO_2 \cdot HCl \quad 295.81$$

又名心得安。

本品为白色结晶性粉末;无臭、味微甜而后苦。溶于水、乙醇,微溶于氯仿,水溶液为弱酸性。熔点161~165℃。

本品结构中有一氨基丙醇侧链,属于芳氧丙醇胺类化合物,具有碱性,与盐酸成盐。分子中含有一手性碳原子,为S构型,为左旋体,活性强。药用品为外消旋体。

本品对热稳定,遇光易变质。对酸不稳定,在酸性溶液中,侧链氧化分解。其水溶液与硅钨酸试液反应呈淡红色沉淀。

本品为非选择性β受体阻滞剂。临床上常用于治疗多种原因引起的心律失常,也可用于心绞痛、高血压的治疗。由于拮抗β₂受体可引起支气管痉挛。故本品禁用于支气管哮喘的患者。

三、α、β受体阻滞剂

本类药物对α、β受体的阻断作用选择性不强,对α、β受体均有阻断作用,临床主要用于高血压的治疗。临床常用的有拉贝洛尔、阿罗洛尔等。

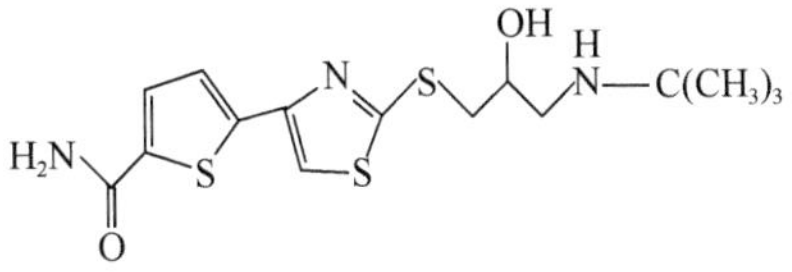

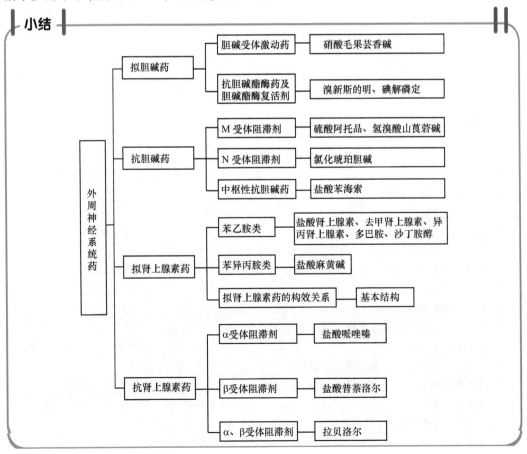

阿罗洛尔

盐酸拉贝洛尔　Labetalol

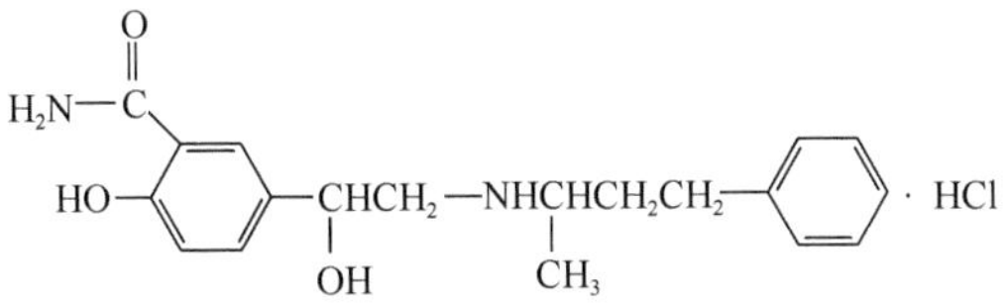

$C_{19}H_{24}N_2O_3 \cdot HCl$　364.87

　　本品在化学结构中具有 2 个手性碳原子,有 4 个立体异构体,即 (R,R)-、(R,S)-、(S,R)- 及 (S,S)- 拉贝洛尔,其药理学特性复杂,每一种异构体可显示不同的活性,阻断受体的选择性各不相同,(R,R)- 型主要阻断 β 受体作用,(R,S)- 型几乎没有 α、β 受体阻断活性,(S,R)- 型几乎没有 β 受体阻断作用,对 α 受体的阻断作用最强,(S,S)- 型缺乏 β 受体阻断作用。临床应用的拉贝洛尔为消旋混合物,所以兼有 α、β 受体阻断活性。拉贝洛尔多用于中、重度高血压、心绞痛,静脉注射可用于高血压危象。

小结

外周神经系统药
- 拟胆碱药
  - 胆碱受体激动药 —— 硝酸毛果芸香碱
  - 抗胆碱酯酶药及胆碱酯酶复活剂 —— 溴新斯的明、碘解磷定
- 抗胆碱药
  - M 受体阻滞剂 —— 硫酸阿托品、氢溴酸山莨菪碱
  - N 受体阻滞剂 —— 氯化琥珀胆碱
  - 中枢性抗胆碱药 —— 盐酸苯海索
- 拟肾上腺素药
  - 苯乙胺类 —— 盐酸肾上腺素、去甲肾上腺素、异丙肾上腺素、多巴胺、沙丁胺醇
  - 苯异丙胺类 —— 盐酸麻黄碱
  - 拟肾上腺素药的构效关系 —— 基本结构
- 抗肾上腺素药
  - α受体阻滞剂 —— 盐酸哌唑嗪
  - β受体阻滞剂 —— 盐酸普萘洛尔
  - α、β受体阻滞剂 —— 拉贝洛尔

目 标 检 测

一、名词解释

1. 拟肾上腺素药

2. 儿茶酚胺

二、选择题

（一）A型题（单项选择题）

1. 硝酸毛果芸香碱在碱性条件下易水解而失活的原因是
   A. 药物分子中含有酮基
   B. 药物分子具有碱性
   C. 药物分子中含有苯环
   D. 药物分子中含有内酯环
   E. 药物分子中含有咪唑环

2. 可用于有机磷中毒解毒的药物是
   A. 溴新斯的明　　　B. 氯化琥珀胆碱
   C. 溴丙胺太林　　　D. 筒箭毒碱
   E. 碘解磷定

3. 用于降血压的 α 受体阻断药为
   A. 毛果芸香碱　　　B. 山莨菪碱
   C. 盐酸哌唑嗪　　　D. 盐酸普萘洛尔
   E. 盐酸拉贝洛尔

4. 不能作为平滑肌解痉药的是
   A. 阿托品　　　　　B. 山莨菪碱
   C. 东莨菪碱　　　　D. 溴新斯的明
   E. 溴丙胺太林

5. 毛果芸香碱又可以称为
   A. 新斯的明　　　　B. 匹鲁卡品
   C. 普鲁本辛　　　　D. 阿托品
   E. 琥珀胆碱

6. 硫酸阿托品属于
   A. 拟胆碱药
   B. 胆碱酯酶复活剂
   C. 胆碱受体激动剂
   D. 胆碱酯酶抑制剂
   E. 胆碱受体阻滞剂

7. 水解后能与重氮苯磺酸试液作用生成红色偶氮化合物的药物是
   A. 阿托品　　　　　B. 硝酸毛果芸香碱
   C. 溴新斯的明　　　D. 氯化琥珀胆碱
   E. 盐酸苯海索

8. 含莨菪酸类药物会发生的专属反应是
   A. 水解反应　　　　B. 维他立反应

C. 氧化反应　　　　D. 希夫反应
E. 重氮化-偶合反应

9. 氯化琥珀胆碱在水溶液中易发生的反应是
   A. 水合反应　　　　B. 水解反应
   C. 氧化反应　　　　D. 还原反应
   E. 聚合反应

10. 具有味咸、有引湿性、极易溶于水、含有酯键、水溶液不稳定等理化性质的药物是
    A. 氢溴酸山莨菪碱　　B. 氯化琥珀胆碱
    C. 溴新斯的明　　　　D. 阿托品
    E. 碘解磷定

11. 结构中无酚羟基的药物
    A. 肾上腺素　　　　B. 异丙肾上腺素
    C. 去甲肾上腺素　　D. 麻黄碱
    E. 多巴胺

12. 又名喘息定的药物是
    A. 盐酸多巴胺
    B. 肾上腺素
    C. 盐酸异丙肾上腺素
    D. 盐酸麻黄碱
    E. 重酒石酸去甲肾上腺素

13. 拟肾上腺素药的基本结构中苯环与氨基相隔的碳原子数为
    A. 1　　　　　　　B. 2
    C. 3　　　　　　　D. 4
    E. 5

14. 配制盐酸肾上腺素注射液通常控制 pH,是防止被
    A. 分解　　　　　　B. 水解
    C. 还原　　　　　　D. 聚合
    E. 氧化

15. 麻黄碱活性最强的光学异构体是
    A. $1R,2S(-)$　　　　B. $1S,2R(+)$
    C. $1R,2R(-)$　　　　D. $1S,2S(+)$
    E. $1R,2S(\pm)$

16. 与氢氧化钠及高锰酸钾试液共热可生成苯甲醛特殊气味的药物是
    A. 多巴胺　　　　　B. 肾上腺素
    C. 麻黄碱　　　　　D. 异丙肾上腺素
    E. 去甲肾上腺素

17. 苯异丙胺类拟肾上腺素药是

A. 多巴胺　　　　　B. 肾上腺素
C. 异丙肾上腺素　　D. 去甲肾上腺素
E. 麻黄碱

18. 与肾上腺素性质不符的是
A. 具有旋光性
B. 酸碱两性
C. 易氧化变质
D. 消旋化后活性增加
E. 与三氯化铁试液显色

19. 遇三氯化铁试液,溶液呈墨绿色的药物是
A. 多巴胺　　　　　B. 肾上腺素
C. 沙丁胺醇　　　　D. 异丙肾上腺素
E. 去甲肾上腺素

20. 制作冰毒的原料是
A. 肾上腺素　　　　B. 麻黄碱
C. 去甲肾上腺素　　D. 异丙肾上腺素
E. 多巴胺

（二）B 型题（配伍选择题）
（21～25 题共用备选答案）
A. 中枢性抗胆碱药
B. 胆碱酯酶复活剂
C. 肾上腺素阻滞剂
D. 肾上腺素药激动剂
E. 胆碱受体阻滞剂

21. 硫酸阿托品
22. 重酒石酸去甲肾上腺素
23. 普萘洛尔
24. 碘解磷定
25. 盐酸苯海索

（26～30 题共用备选答案）
A. 肾上腺素　　　　B. 喘息定
C. 正肾素　　　　　D. 多巴胺
E. 麻黄碱

26. 重酒石酸去甲肾上腺素又称
27. 结构中无醇羟基的药物是
28. 结构中无酚羟基的药物是
29. 可被碘氧化而使溶液显淡红色的药物是
30. 其稀盐酸溶液加过氧化氢试液后煮沸,显血红色的药物是

（三）C 型题（比较选择题）
（31～35 题共用备选答案）
A. 硫酸阿托品
B. 氢溴酸山莨菪碱
C. 两者均有

D. 两者均无
31. 显硫酸盐的鉴别反应
32. 显溴化物的鉴别反应
33. 含有酯键,易水解
34. 拟胆碱作用
35. 可发生维他立反应

（36～40 题共用备选答案）
A. 盐酸普萘洛尔
B. 盐酸哌唑嗪
C. 两者均是
D. 两者均不是

36. 结构中含有 1 个手性碳原子
37. 结构中含有哌嗪环
38. 拮抗 β 受体
39. 水溶液具有 Cl⁻ 反应
40. 对 α、β 受体均有较强拮抗作用

（四）X 型题（多项选择题）
41. 下列哪些药物属于抗胆碱药
A. 溴新斯的明　　B. 硫酸阿托品
C. 硝酸毛果芸香碱　D. 碘解磷定
E. 盐酸苯海索

42. 下列哪些药物都可以因水解而失效
A. 阿托品　　　　B. 阿司匹林
C. 山莨菪碱　　　D. 溴新斯的明
E. 毛果芸香碱

43. 属于苯乙胺类的拟肾上腺素药是
A. 重酒石酸去甲肾上腺素
B. 盐酸麻黄碱
C. 肾上腺素
D. 盐酸异丙肾上腺素
E. 甲氧明

44. 理化性质与肾上腺素相符的有
A. 具有左旋性
B. 具酸碱两性
C. 易被氧化
D. 可被消旋化
E. 易被水解失效

45. 关于盐酸麻黄碱叙述正确的是
A. 具有氨基醇官能团的鉴别反应
B. 具有右旋性
C. 与氢氧化钠及高锰酸钾共热生成苯甲醛和甲胺
D. 分子中有 1 个手性碳原子
E. 分子中含有酚羟基遇光易变质

46. 配制盐酸肾上腺素注射液时为防止被氧化和消旋化应采取的措施有
    A. 充惰性气体
    B. 加抗氧剂
    C. 加金属配合剂
    D. 控制 pH
    E. 流通蒸汽灭菌 15 分钟

47. 可与三氯化铁试液反应显色的药物是
    A. 盐酸麻黄碱
    B. 盐酸异丙肾上腺素
    C. 肾上腺素
    D. 重酒石酸去甲肾上腺素
    E. 盐酸多巴胺

三、填空题

1. 硝酸毛果芸香碱在碱性溶液中_____结构易水解失效。

2. 硫酸阿托品中加入发烟硝酸共热, 再加入醇制 KOH 试液, 则生成_____色的化合物, 此反应称为_____反应。该反应是_____的专属反应。

3. 有机磷酸酯类农药中毒应选用_____和_____药物抢救。

4. 肾上腺素具有_____结构, 性质不稳定, 遇空气中氧或弱氧化剂_____变色, 生成红色的_____。

5. 麻黄碱分子中有_____个手性碳原子, 因而有_____几种光学异构体, 其中_____麻黄碱活性最强。

6. 按化学结构分类, 拟肾上腺素药可分为_____类和_____类。

四、简答题

1. 如何用化学方法区别硫酸阿托品与溴新斯的明?

2. 配制硫酸阿托品注射液时为什么加入 0.1mol/L 盐酸溶液调节 pH?

3. 分析肾上腺素和麻黄碱的结构, 比较两者的稳定性有何不同?

4. 如何用化学方法区别肾上腺素、去甲肾上腺素和异丙肾上腺素?

5. 配制盐酸肾上腺素注射液需要采取哪些措施?

(黄初冬)

第 5 章 解热镇痛药及非甾体抗炎药

解热镇痛药以解热镇痛作用为主,大多数兼有抗炎抗风湿作用。非甾体抗炎药以抗炎作用为主,兼有解热镇痛作用。因为两者有共同的药理学基础,故并入一章讲解。

课堂互动

因感冒而头痛、发热时,常服用哪些药物?

第 1 节 解热镇痛药

解热镇痛药是一类能使发热患者的体温降至正常,而对正常人的体温没有影响,并能缓解疼痛的药物。常用的解热镇痛药根据化学结构可分为水杨酸类、乙酰苯胺类、吡唑酮类。

考点:解热镇痛药的分类、结构特点,阿司匹林、对乙酰氨基酚、贝诺酯的结构与主要性质,可能产生的毒副作用及作用特点。

一、水杨酸类

1838 年,人们从水杨树皮中提取得到水杨酸;1860 年,水杨酸首次用化学方法合成;1875 年水杨酸钠应用于临床,但对胃肠道有较大的刺激性;1898 年,合成了阿司匹林(乙酰水杨酸),次年将其应用于临床,并逐渐成为解热镇痛药的代表药。后来,经过结构改造和结构修饰又得到了一系列水杨酸的衍生物,并陆续应用于临床。

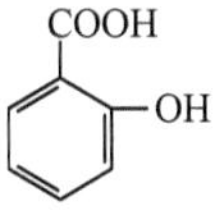

水杨酸 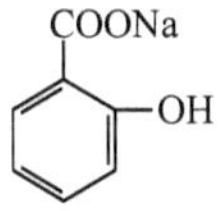　　　　　　　水杨酸钠

链 接

阿司匹林的诞生

阿司匹林,化学名为 2-(乙酰氧基)苯甲酸。虽早在 1853 年就合成了此物质,但未引起人们的重视。1898 年,德国的化学家霍夫曼又用化学方法合成了高纯度且性质稳定的乙酰水杨酸,并为他父亲治疗风湿性关节炎,疗效极好;1899 年,德莱塞将之命名为“阿司匹林”。从此饱受风湿之苦的患者有了更加有效而安全的选择。迄今为止,阿司匹林应用已经超过百年,被誉为“医药史上三大经典药物之一”。

阿司匹林 Aspirin

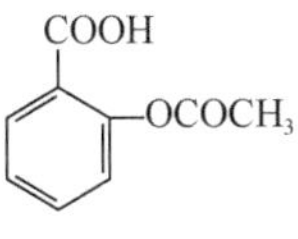

$C_9H_8O_4$　　180.16

又名乙酰水杨酸。

本品的制备方法：

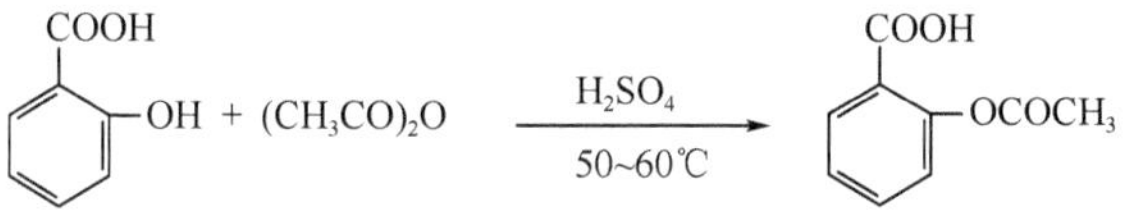

实验室用硫酸作催化剂，醋酐作酰化剂，在 50～60℃ 的水浴上进行乙酰化反应。工业上用乙酸作催化剂，可以避免杂质硫酸根离子带来的干扰。

案例 5-1

某老年患者服用了家中的阿司匹林片后，出现了胃痛、冒酸水的现象，经胃镜检查，发现胃部有多处溃疡。后经过医生调查，发现患者家中的阿司匹林片已经变质，散发出浓烈的酸臭味，并且片剂已经变黄。

问题：

1. 阿司匹林原料药呈什么状态？
2. 根据阿司匹林的结构，分析发生变质反应的结构部位及发生何种变质反应。
3. 阿司匹林片散发酸臭味的主要物质是什么？
4. 阿司匹林片剂为何发黄？
5. 阿司匹林变质后对人体有什么危害？

本品为白色结晶或结晶性粉末；无臭或微带乙酸臭，味微酸。易溶于乙醇，溶于氯仿或乙醚，微溶于水或无水乙醚，溶于氢氧化钠溶液或碳酸钠溶液，但同时分解。

本品分子结构中具有酯键，以及分子中羧基的邻助作用，使其在潮湿的空气、酸、碱、受热、微量金属离子的作用下均易水解生成水杨酸和乙酸；生成的水杨酸在空气中见光或遇氧发生自动氧化反应，生成醌型化合物而变色（淡黄→红棕→黑）。

本品遇湿气即缓缓水解生成水杨酸和乙酸，使本品带有乙酸臭味。水杨酸遇三氯化铁试液即显紫堇色。因此应将本品密封、防潮、避光保存。

本品在氢氧化钠或碳酸钠溶液中溶解，同时发生水解。加热使其水解更快，放冷后，用酸酸化，析出水杨酸的白色沉淀，并产生乙酸的臭气。

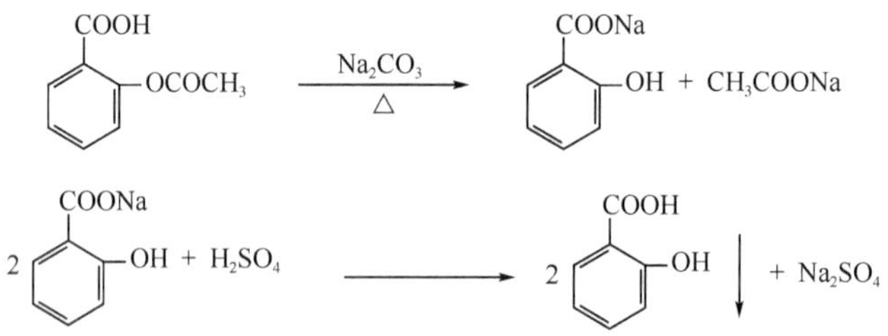

$$CH_3COONa + H_2SO_4 \longrightarrow CH_3COOH + NaHSO_4$$

本品具有解热、镇痛、抗炎作用。临床上主要用于感冒、发热、头痛、关节痛等慢性钝痛，同时也是风湿热、类风湿关节炎的首选药物。由于它可以抑制血小板聚集，还可以用于防止血栓的形成。但本品口服大剂量时其结构中游离的羧基对胃黏膜有刺激作用，甚至引起胃出血。

课堂互动

你能用哪些简单的物理方法初步判断阿司匹林是否发生水解反应？

二、乙酰苯胺类

1875 年,人们发现苯胺有很强的解热镇痛作用,但中枢神经系统的毒性较大;1886 年,将苯胺乙酰化得到乙酰苯胺,毒性仍然很大;1887 年,将乙酰苯胺的代谢物进行醚化和酰化得到非那西丁,因其可损害视网膜、致癌,陆续被各国停止使用;1948 年,Brodie 发现了对乙酰氨基酚,作用优良,毒副作用小,成为乙酰苯胺类的代表药物;1965 年,利用前药原理,将阿司匹林的羧基和对乙酰氨基酚的羟基酯化形成贝诺酯,其最大优点是极大地减轻了对胃肠道的刺激性。

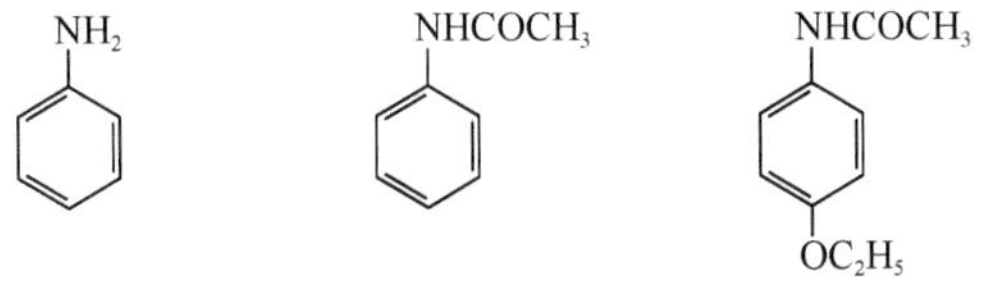

苯胺　　　　　　乙酰苯胺　　　　　　非那西丁

对乙酰氨基酚　　Paracetamol

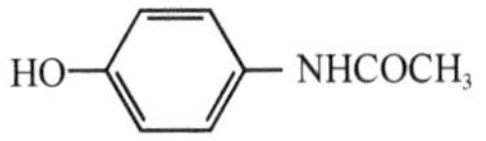

$C_8H_9NO_2$　　151.16

又名扑热息痛。

本品的制备方法较多,最常用的是以对硝基苯酚钠为原料的路线:

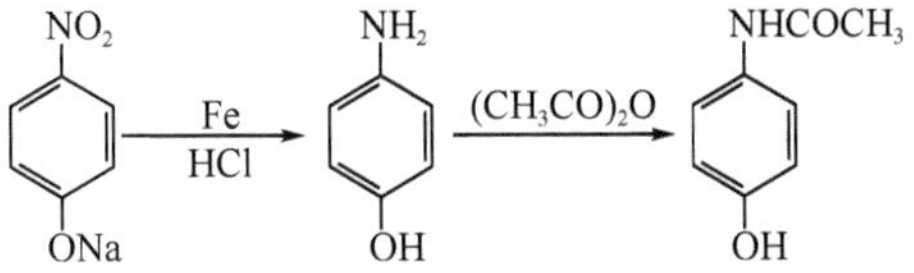

案例 5-2

取对乙酰氨基酚 0.1g,加稀盐酸 5ml,置水浴上加热 40 分钟,冷却,取此溶液 1ml,滴加亚硝酸钠试液 5~8 滴,振摇,加水 3ml 稀释后,加入碱性 β-萘酚试液 2ml,振摇,溶液产生红色沉淀。

问题:

1. 对乙酰氨基酚原料药呈什么状态?

2. 上述反应中,加稀盐酸后为什么要水浴加热? 不加热有无上述变化?

3. 红色沉淀是什么? 该反应是哪种官能团的专属性反应?

本品为白色结晶或结晶性粉末;无臭,味微苦;易溶于热水或乙醇,溶于丙酮,略溶于水;熔点 168~172℃。

本品分子结构中具有酰胺键,在干燥的空气中稳定;水溶液在 pH=6 时较稳定;而在酸性或碱性条件下易水解生成对氨基苯酚,可发生重氮化-偶合反应,即在盐酸酸性条件下,与亚硝酸钠试液作用生成重氮盐,再加入碱性 β-苯酚试液,生成猩红色的偶氮化合物。

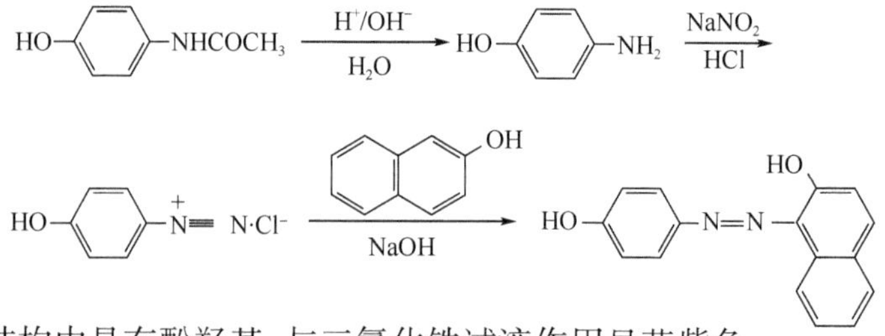

本品分子结构中具有酚羟基,与三氯化铁试液作用显蓝紫色。

课堂互动

你能用化学方法区别对乙酰氨基酚和阿司匹林吗?

本品具有解热镇痛作用,但无抗炎、抗风湿作用,主要用于发热、关节痛、头痛等,尤其适宜儿童应用。

贝诺酯 **Benorilate**

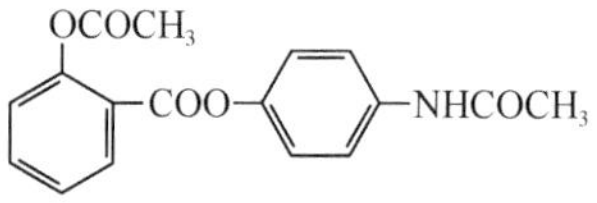

C₁₇H₁₅NO₅ 313.31

又名扑炎痛、苯乐来。

本品为白色结晶性粉末;无臭,无味;不溶于水,易溶于沸乙醇,溶于沸甲醇,微溶于甲醇或乙醇;熔点 177~181℃。

本品分子结构中含有酯键和酰胺键,在酸性或碱性条件下加热均易水解。酸性条件下的水解产物为对氨基苯酚及水杨酸,前者可发生重氮化-偶合反应,后者与三氯化铁发生显色反应。

本品作用与阿司匹林和对乙酰氨基酚相似。但有协同作用,毒副作用小,适合老人和儿童用药。

三、吡唑酮类

吡唑酮类药物具有较明显的解热、镇痛和一定的抗炎作用,曾是临床上用于高热、镇痛的常用药物。但该类药物有的可引起白细胞减少及粒细胞缺乏症,大多已被淘汰。临床上仍在使用的药物主要是安乃近,其易溶于水,可制成注射液,对顽固性发热有效,但仍可引起粒细胞缺乏症。高热患者需慎用,有些国家已被停用。

安乃近

考点:非甾体抗炎药的分类、结构特点,代表药物的主要性质,可能产生的毒副作用及作用特点。

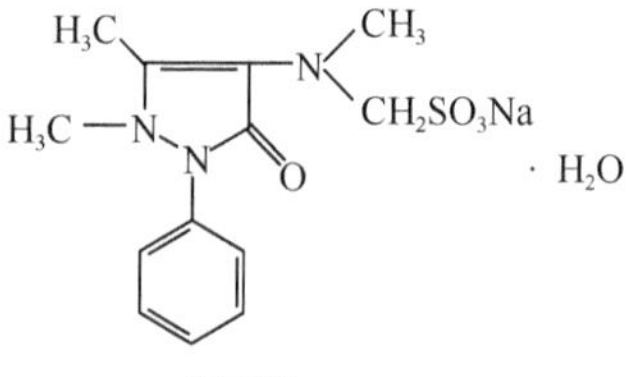

第2节 非甾体抗炎药

非甾体抗炎药是20世纪40年代初迅速发展起来的一类疗效较好、副作用较少的抗炎药物。常用的非甾体抗炎药根据化学结构主要分为吲哚乙酸类、邻氨基苯甲酸类、芳基烷酸类、1,2-苯并噻嗪类及3,5-吡唑烷二酮类。

一、吲哚乙酸类

吲哚美辛是第一个应用于临床的吲哚乙酸类非甾体抗炎药,是从300多个吲哚衍生物中筛选出来的,抗炎镇痛效果好,但毒副作用较严重。

吲哚美辛　Indometacin

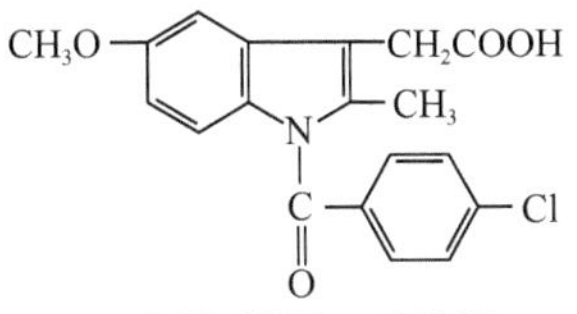

$C_{19}H_{16}ClNO_4$　357.79

本品为类白色至微黄色结晶性粉末;几乎无臭,无味;溶于丙酮,略溶于甲醇、乙醇、氯仿或乙醚,微溶于苯,极微溶于甲苯,几乎不溶于水;熔点158~162℃。

本品分子结构中具有酰胺键,在室温下空气中稳定,但遇光会逐渐分解;其水溶液在pH2~8时较稳定,而在强碱或强酸性条件下会发生水解反应,温度升高,水解速度加快。

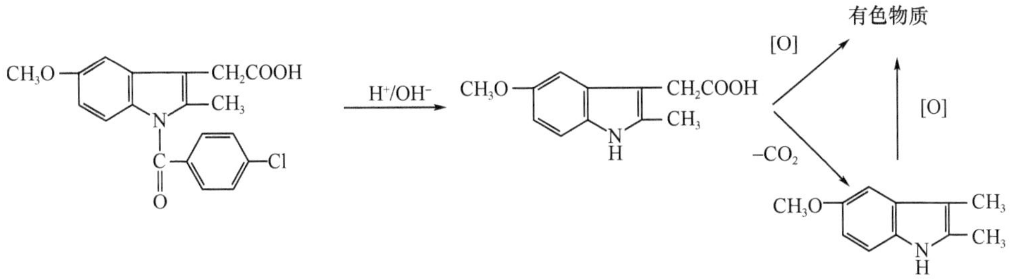

课堂互动

根据吲哚美辛的分子结构,指出是哪些基团参与了何种反应,最终引起该药物氧化变色?

本品溶于稀的氢氧化钠溶液,与重铬酸钾溶液共热,放冷,用硫酸酸化并缓缓加热显紫色;与亚硝酸钠试液共热,放冷,用盐酸酸化,显绿色,放置后渐变黄色。

本品为强效的非甾体抗炎药,但不良反应较多,因此,主要用于不适合使用阿司匹林的风湿和类风湿关节炎、强直性脊柱炎和骨关节炎的患者。

二、邻氨基苯甲酸类

20世纪60年代,利用经典的生物电子等排原理,将水杨酸的羟基换成氨基得到该类药物。但由于毒副作用较多,因此临床上已经很少应用。

双氯芬酸钠　Diclofenac Sodium

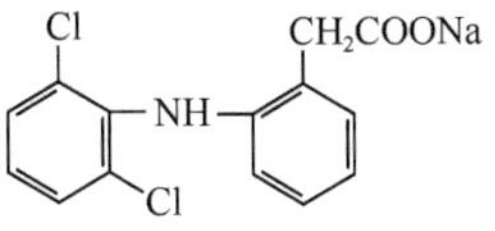

$C_{14}H_{10}Cl_2NNaO_2$　318.13

本品为白色或类白色结晶性粉末;有刺鼻感与引湿性;易溶于乙醇,略溶于水,不溶于氯仿;熔点283~285℃,游离酸的熔点156~158℃。

本品分子结构中具有有机氯,炽灼后,显氯化物的鉴别反应。

本品主要用于治疗类风湿关节炎、术后疼痛和神经炎及各种原因引起的发热。

三、 芳基烷酸类

芳基烷酸类是目前研究发展速度较快、应用最多的一类非甾体抗炎药。该类药物毒性较小,因此临床应用较为广泛。

布洛芬 Ibuprofen

$$(CH_3)_2CHCH_2-\text{⟨}C_6H_4\text{⟩}-CHCOOH$$
$$|$$
$$CH_3$$

$C_{13}H_{18}O_2$ 206.28

本品为白色结晶性粉;稍有特异臭,几乎无味;易溶于乙醇、丙酮、氯仿或乙醚,几乎不溶于水,易溶于氢氧化钠或碳酸钠试液;熔点74.5~77.5℃。

本品分子结构中具有羧基,与氯化亚砜作用后,再与乙醇反应生成酯;在碱性条件下与盐酸羟胺作用,生成羟肟酸,然后在酸性条件下与三氯化铁作用,生成红色至暗紫色的羟肟酸铁。

本品解热、镇痛、抗炎、抗风湿作用与阿司匹林相似,但严重不良反应的发生率明显低于阿司匹林。

课堂互动

如何利用化学方法区别吲哚美辛和布洛芬?

萘普生 Naproxen

$$CH_3$$
$$|$$
$$CH_3O-\text{⟨naphthalene⟩}-CH-COOH$$

$C_{14}H_{14}O_3$ 230.26

本品为白色或类白色结晶性粉末;无臭;易溶于甲醇、乙醇或氯仿,略溶于乙醚,几乎不溶于水,可溶于氢氧化钠及碳酸钠溶液;熔点153~158℃。

本品与布洛芬有相似的化学性质。

本品为消炎镇痛药,兼有解热作用,其作用均比阿司匹林强,副作用比阿司匹林小,特别适用于胃肠道病患者。常用于治疗风湿性关节炎、类风湿关节炎、强直性脊椎炎、痛风、痛经等。

四、1,2-苯并噻嗪类

1,2-苯并噻嗪类的研究开始于20世纪70年代,是一类较新型的非甾体抗炎药,疗效显著,作用持久,不良反应少。吡罗昔康是第一个在临床使用的长效抗风湿药。

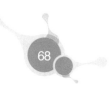

吡罗昔康 Piroxicam

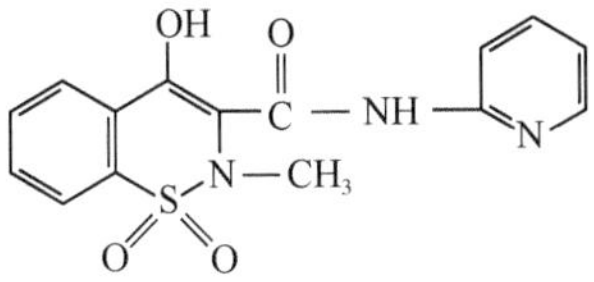

$C_{15}H_{13}N_3O_4S$ 331.35

又名炎痛息康。

本品为类白色或微黄绿色的结晶性粉末;无臭,无味;易溶于氯仿,略溶于丙酮,微溶于乙醇或乙醚,几乎不溶于水,溶于酸,略溶于碱;熔点为 198～202℃,熔融时同时分解。

本品分子结构中具有烯醇式羟基,具弱酸性。本品的氯仿溶液与三氯化铁试液作用,显玫瑰红色。

本品解热、镇痛、抗炎、抗风湿作用与阿司匹林相似。可用于治疗风湿性和类风湿关节炎等。

五、3,5-吡唑烷二酮类

1946 年瑞士科学家合成了保泰松,1949 年应用于临床,有良好的抗炎镇痛作用,但毒副作用较大;1961 年发现了保泰松的体内代谢物羟布宗,其抗炎镇痛作用弱于保泰松,但毒性较低,副作用较小。

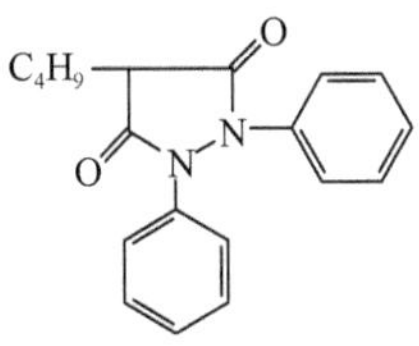

保泰松 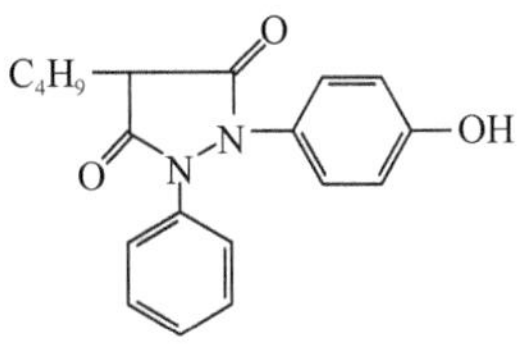   羟布宗

第3节 抗痛风药

痛风是体内嘌呤代谢紊乱引起的一种疾病,其特征为高尿酸血症。尿酸盐结晶并沉积在关节、肾及结缔组织,引起粒细胞浸润,局部炎症并产生疼痛。抗痛风药根据作用特点可分为三类:抗痛风发作药,如吲哚美辛;尿酸合成阻断剂,如别嘌醇;尿酸排泄剂,如丙磺舒。本节主要介绍别嘌醇、丙磺舒。

考点:抗痛风药的分类、作用机制,别嘌醇、丙磺舒的主要性质、作用特点与临床应用。

别嘌醇 Allopurinol

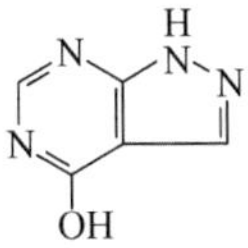

$C_5H_4N_4O$ 136.11

本品为白色或类白色结晶性粉末;几乎无臭;极微溶于水,不溶于氯仿或乙醚,易溶

于氢氧化钾或氢氧化钠溶液。

本品溶于氢氧化钠溶液后,与碱性碘化汞钾试液共热,放置后产生黄色沉淀。

本品常用于慢性痛风及痛风性肾病,对急性痛风无效。

丙磺舒　Probenecid

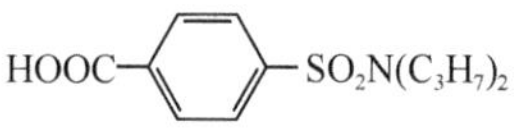

$$HOOC-\!\!\!\!\!\raisebox{0pt}{\text{⬡}}\!\!\!\!\!-SO_2N(C_3H_7)_2$$

C₁₃H₁₉NO₄S　285.36

本品为白色结晶性粉末;无臭,味微苦;溶于丙酮,略溶于乙醇或氯仿;几乎不溶于水和稀酸,溶于稀氢氧化钠溶液。熔点 198 ~ 201℃。

本品溶于氢氧化钠溶液后,与三氯化铁试液作用,生成米黄色沉淀。

本品与氢氧化钠共热熔融,放冷,加硝酸数滴,再经盐酸酸化,过滤,滤液显硫酸盐的鉴别反应。

本品主要用于慢性痛风,对急性痛风无效。

课堂互动

回忆本章所讲药物,指出哪些药物可与三氯化铁试液发生直接或间接作用?

小结

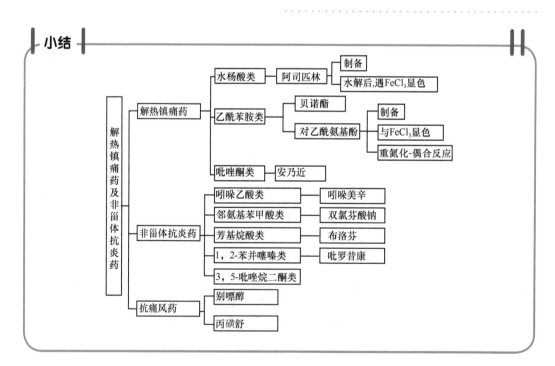

目标检测

一、选择题

(一) A 型题(单项选择题)

1. 对乙酰氨基酚可采用重氮化-偶合反应鉴别,是

因其结构中具有

A. 酚羟基　　　　　　B. 酰胺基

C. 潜在的芳香第一胺　D. 苯环

E. 氨基

2. 阿司匹林与碳酸钠溶液共热,放冷后用稀硫酸
酸化,析出的白色沉淀是
A. 乙酰水杨酸 B. 乙酸
C. 水杨酸 D. 水杨酸钠
E. 水杨酰水杨酸酯

3. 属于1,2-苯并噻嗪类非甾体抗炎药的是
A. 布洛芬 B. 吡罗昔康
C. 双氯酚酸钠 D. 吲哚美辛
E. 羟布宗

4. 区别阿司匹林和对乙酰氨基酚可用
A. 氢氧化钠试液 B. 盐酸
C. 加热后加盐酸 D. 三氯化铁试液
E. 加热后加三氯化铁试液

5. 属于3,5-吡唑烷酮类的非甾体抗炎药是
A. 对乙酰氨基酚 B. 安乃近
C. 布洛芬 D. 吡罗昔康
E. 羟布宗

6. 具有解热和镇痛作用,但无抗炎作用药物的是
A. 对乙酰氨基酚 B. 贝诺酯
C. 安乃近 D. 吡罗昔康
E. 布洛芬

7. 下列哪种药物可直接与三氯化铁试液作用,显
蓝紫色
A. 对乙酰氨基酚 B. 贝诺酯
C. 双氯芬酸钠 D. 吡罗昔康
E. 阿司匹林

(二)B型题(配伍选择题)
(8~12题共用备选答案)
A. 对乙酰氨基酚 B. 吡罗昔康
C. 吲哚美辛 D. 布洛芬
E. 丙磺舒

8. 具有烯醇式羟基的药物
9. 抗痛风药
10. 可发生异羟肟酸铁反应的药物
11. 水解产物可发生重氮化-偶合反应的药物
12. 强酸强碱中易发生水解和氧化反应的药物

(三)X型题(多项选择题)
13. 贝诺酯是由下列哪几种药物拼合而成的
A. 阿司匹林 B. 布洛芬
C. 对乙酰氨基酚 D. 水杨酸

E. 非那西丁

14. 下列药物中具有酯键的药物有
A. 丙磺舒 B. 布洛芬
C. 贝诺酯 D. 阿司匹林
E. 吲哚美辛

15. 可与三氯化铁试液作用生成有色配合物的药
物有
A. 对乙酰氨基酚 B. 布洛芬
C. 水杨酸 D. 丙磺舒
E. 吲哚美辛

16. 下列哪些药物为抗痛风药
A. 别嘌醇 B. 布洛芬
C. 贝诺酯 D. 丙磺舒
E. 吲哚美辛

17. 下列具有游离羧基的非甾体抗炎药
A. 双氯芬酸钠 B. 布洛芬
C. 羟布宗 D. 吡罗昔康
E. 吲哚美辛

二、填空题
1. 阿司匹林与氢氧化钠试液共热,放冷后,加入稀
硫酸试液立即析出白色沉淀,此白色沉淀是____
____。
2. 贝诺酯由阿司匹林的____基和对乙酰氨
基酚的____基酯化而成的化合物。
3. 对乙酰氨基酚在酸性或碱性溶液中可水解,水
解生成____;可以在盐酸酸性条件下与__
____和____发生重氮化-偶合反应,生
成红色的偶氮化合物沉淀。

三、简答题
1. 长期存放的阿司匹林为什么有乙酸的臭气?
2. 试述非甾体抗炎药主要的化学结构类型及代
表药。

四、分析题
白加黑(氨酚伪麻美芬片Ⅱ氨麻苯美片)白片的处
方如下:
[处方]对乙酰氨基酚 325mg
盐酸伪麻黄碱 30mg
无水氢溴酸右美沙芬 15mg
用我们所学的知识,分析如下何鉴定处方中
的对乙酰氨基酚?

(张 磊)

71

第 6 章 利尿药和降血糖药

利尿药是一类增加尿量,消除水肿的药物。降血糖药是通过减少机体对糖的摄取或加快糖代谢从而使血糖下降的药物。由于磺酰胺类药物在利尿药和合成降血糖药中广泛应用,因此把这两部分内容放在一章介绍。

第1节 利 尿 药

考点:常用利尿药的结构类型及代表药;甘露醇、氢氯噻嗪、呋塞米的结构特点、理化性质和临床用途。

常用利尿药根据化学结构可分为多羟基化合物类、磺酰胺类及苯并噻嗪类、其他类。

一、多羟基化合物

甘露醇 Mannitol

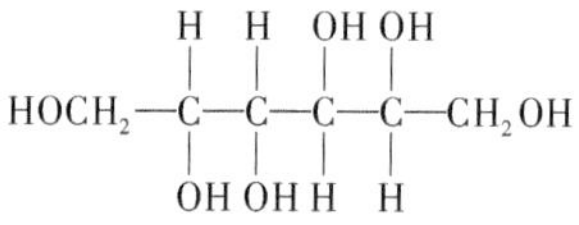

$$HOCH_2-\overset{H}{\underset{OH}{C}}-\overset{H}{\underset{OH}{C}}-\overset{OH}{\underset{H}{C}}-\overset{OH}{\underset{H}{C}}-CH_2OH$$

$C_6H_{14}O_6$ 182.17

本品为白色结晶性粉末;无臭,味甜。易溶于水,略溶于乙醇,几乎不溶于乙醚。熔点为 166~170℃。

本品的饱和水溶液与三氯化铁试液及氢氧化钠试液作用,即生成棕黄色沉淀,振摇不消失;滴加过量的氢氧化钠试液,因形成配位化合物而溶解成棕色溶液。

本品为治疗脑水肿、降低颅内压的首选药,也可用于降低眼压,治疗青光眼,早期应用可预防或治疗急性肾衰竭。

链 接

出现浑浊的甘露醇注射液,加热后为何能变清?

20%甘露醇注射液为过饱和溶液,而且甘露醇在水中的溶解度随温度而变化,储藏温度较低时易析出结晶,特别在冬季结晶率很高,加热后晶体溶解则溶液变清。

二、磺酰胺类及苯并噻嗪类

氢氯噻嗪 Hydrochlorothiazide

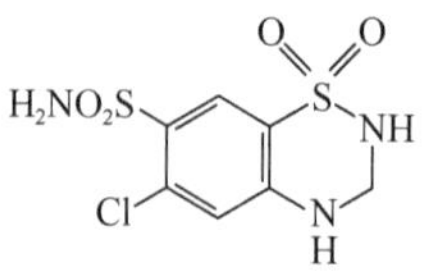

$C_7H_8ClN_3O_4S_2$ 297.74

又名双氢克尿塞。

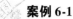
案例 6-1

取氢氯噻嗪约 20mg,加氢氧化钠试液 3ml,煮沸 5 分钟,放冷,分为两等份:一份中加盐酸使成酸性,加 4% 亚硝酸钠溶液 0.25ml,摇匀,加 10% 氨基磺酸铵溶液 0.2ml,摇匀,加新制的 0.5% 变色酸溶液 1ml 与乙酸钠试液 5ml,应显红色;另一份中加变色酸试液 5ml,置水浴上温热,应显蓝紫色。

问题:

1. 根据氢氯噻嗪的结构式,分析是否易发生水解及发生水解的部位。
2. 氢氯噻嗪的水解产物分别为什么?
3. 显红色的试管发生了什么化学反应,为什么能发生这种反应?

· ·

本品为白色结晶性粉末;无臭,味微苦。可溶于丙酮,微溶于乙醇,不溶于水、氯仿或乙醚,溶于氢氧化钠溶液。熔点为 265~273℃,熔融时同时分解。

本品在氢氧化钠溶液中加热易水解,生成的水解产物其一具有芳香第一胺基,故可发生重氮化-偶合反应;其二为甲醛,可与变色酸缩合,生成蓝紫色化合物。

$$H_2NO_2S \overset{\overset{O\ \ O}{\diagdown\diagup}}{\underset{Cl}{\bigcirc}} \overset{NH}{\underset{N}{\diagup}} \xrightarrow{H_2O, OH^-} H_2NO_2S \overset{SO_2NH_2}{\underset{Cl}{\bigcirc}} NH_2 + HCHO$$

本品兼有利尿作用和降压作用。但长期、大剂量使用可引起低血钾症,应注意补钾或与保钾利尿药合用。

呋塞米 Furosemide

$$H_2NO_2S \overset{COOH}{\underset{Cl}{\bigcirc}} NHCH_2 \overset{O}{\diagdown\diagup}$$

$C_{12}H_{11}ClN_2O_5S$ 330.75

又名速尿。

本品为白色或类白色的结晶性粉末;无臭,几乎无味。可溶于丙酮,略溶于乙醇,不溶于水。熔点为 206~210℃,熔融时同时分解。

本品的氢氧化钠溶液与硫酸铜反应,生成绿色沉淀。

本品的乙醇溶液与对二甲氨基苯甲醛试液反应显绿色,渐变为深红色。

本品为高效能利尿药。临床上用于心性水肿、肾性水肿、肝硬化腹水等。

三、 其他类利尿药

目前临床上床用的其他类利尿药,见表 6-1。

表 6-1　其他类利尿药

结构类型	药物名称	化学结构	作用特点
苯氧乙酸类	依他尼酸	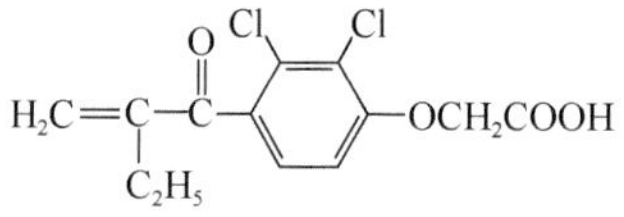	高效能利尿药。但耳毒性的发生率较高,久用会引起永久性耳聋
醛甾酮类	螺内酯	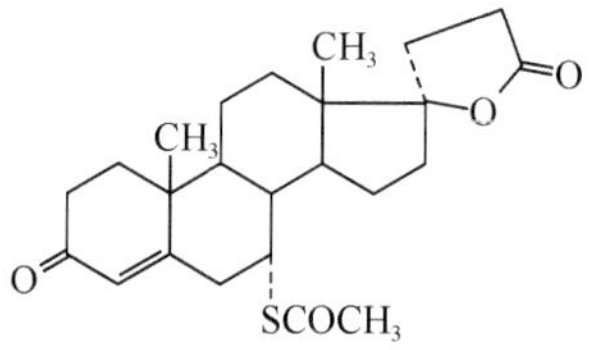	低效能利尿药,临床上用于醛固酮增多而引起的顽固性水肿
含氮杂环类	氨苯蝶啶	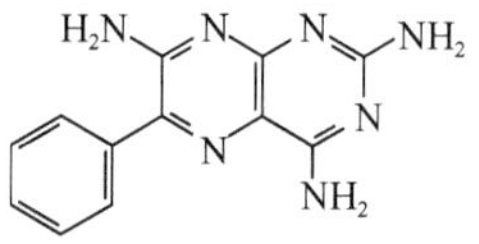	低效能利尿药,常与苯并噻嗪类合用,治疗顽固性水肿和腹水

课堂互动

分析常用利尿药的结构特点,判断其是否稳定?

考点:胰岛素的结构特点、储存及应用;常用口服降血糖药的名称、作用特点及应用。

第2节　降血糖药

糖尿病是因胰岛素分泌不足或作用降低,导致糖、脂肪、蛋白质代谢紊乱的一种慢性病。临床表现为高血糖及糖尿。严重高血糖时出现典型的"三多一少"症状,即多饮、多尿、多食及消瘦,并伴有疲乏无力、精神不振。

目前临床上常用的降血糖药主要分为胰岛素和口服降血糖药。

一、胰　岛　素

胰岛素是由胰岛 β 细胞受内源性或外源性物质如葡萄糖、乳糖、核糖、精氨酸、胰高血糖素等的刺激而分泌的一种蛋白质激素。它在体内起调节糖代谢的作用,是治疗糖尿病的有效药物。

1921 年,加拿大人首先发现胰岛素。1955 年阐明了牛胰岛素的全部氨基酸序列,开辟了人类认识蛋白质分子化学结构的道路。1965 年,中国科学家人工合成了具有全部生物活力的结晶牛胰岛素,它是第一个在实验室中用人工方法合成的蛋白质。

不同种族动物(人、牛、羊、猪等)的胰岛素功能大体相同,成分稍有差异。胰岛素由 A、B 2 个肽链组成。人胰岛素 A 链有 11 种 21 个氨基酸,B 链有 15 种 30 个氨基酸,共 26 种 51 个氨基酸组成。其中 A7(Cys)-B7(Cys)、A20(Cys)-B19(Cys)4 个半胱氨酸中的巯基形成 2 个二硫键,使 A、B 两链连接起来。

链　接

胰岛素存放方法

1. 胰岛素应避免高温和日光直晒。

2. 胰岛素应保存在 2 ~ 8℃的冰箱中,未开启的胰岛素应在保质期前使用。

3. 开启的胰岛素放在冰箱内的保质期一般为 1 个月,注明开启时间。

4. 切记不要把胰岛素放在冰箱的冷冻层,结冰的胰岛素不能使用,只能放在冷藏室内。

5. 注射前从冰箱中取出胰岛素后在室温放置 20 分钟后注射。

6. 安装了胰岛素笔芯的注射笔,请不要在冰箱内保存,放在阴凉处即可。

7. 乘飞机旅行时应将胰岛素随身携带,不要放在寄托的行李中。

本品为白色或类白色的结晶性粉末;在水、乙醇和乙醚中几乎不溶,在稀盐酸和稀氢氧化钠溶液中易溶。

等电点 pH5.30 ~ 5.35,熔点为 233℃

胰岛素是治疗 1 型糖尿病唯一有效的药物,也可用于经饮食控制或用口服降血糖药未能控制的 2 型糖尿病。胰岛素为蛋白类药物,可被蛋白酶水解,故口服无效,须注射给药。

案例 6-2

某糖尿病患者需长期使用胰岛素注射剂,但奇怪的是最近 2 个月效果并不好,注射后血糖照样升,后经了解发现,因为天气较热,该患者将胰岛素置于冷冻柜中储存。

问题:

1. 该患者的做法对吗? 为什么?

2. 胰岛素注射剂能否置于冷冻柜中储存? 为什么?

3. 作为药师,你将建议患者如何运输和储存胰岛素注射剂?

考点:常用口服降血糖药的结构类型、结构特点、理化性质和用途。

二、 口服降血糖药

糖尿病患者中约有 90% 以上为 2 型糖尿病,口服降血糖药是这一类糖尿病的主要治疗手段。目前临床应用较多的有磺酰脲类、双胍类、噻唑烷二酮类,见表 6-2。

表 6-2　临床常见口服降血糖药

结构类型	药物名称	化学结构	作用特点
磺酰脲类	格列本脲	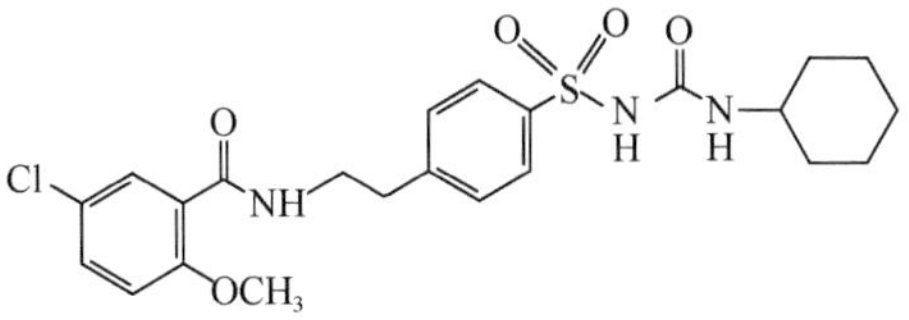	第 2 代磺酰脲类口服糖药,适用于轻、中度 2 型糖尿病
双胍类	盐酸二甲双胍	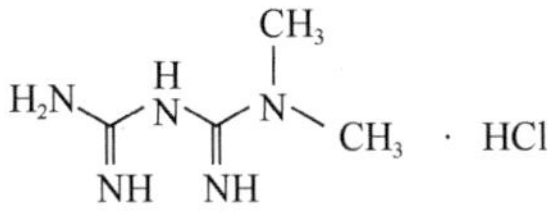	适用于轻、中度 2 型糖尿病
噻唑烷二酮类	罗格列酮	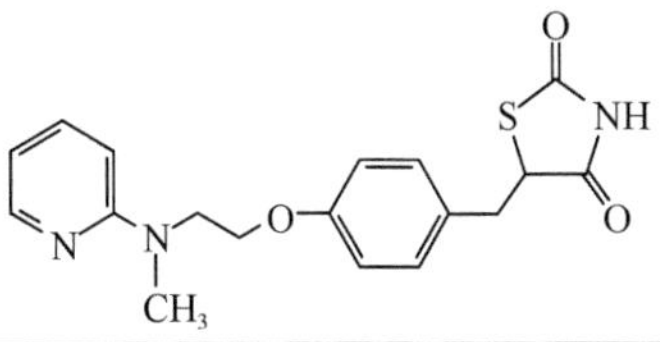	适用于经饮食控制不佳的 2 型糖尿病

小结

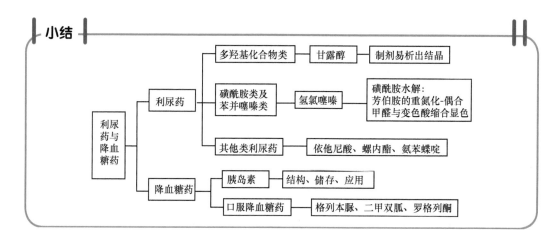

 目标检测

一、名词解释

1. 降血糖药
2. 利尿药

二、选择题

（一）A 型题（单项选择题）

1. 下列药物水解产物可发生重氮化-偶合反应的是
   A. 尼可刹米　　　　B. 甘露醇
   C. 依他尼酸　　　　D. 氢氯噻嗪
   E. 咖啡因

2. 胰岛素注射剂应存放在
   A. 常温下　　　　　B. 阳光充足处
   C. 冰箱冷藏室　　　D. 冰箱冷冻室
   E. 阴暗处

3. 下列药物具有甾体母核的是
   A. 螺内酯　　　　　B. 甘露醇
   C. 呋塞米　　　　　D. 氢氯噻嗪
   E. 尼可刹米

4. 以下药物性状为无色至淡黄色的澄清油状液体的是
   A. 咖啡因　　　　　B. 甘露醇
   C. 依他尼酸　　　　D. 氢氯噻嗪
   E. 尼可刹米

5. 氢氯噻嗪按化学结构属于下列哪一类利尿药
   A. 多羟基化合物类　B. 苯并噻嗪类
   C. 含氮杂环类　　　D. 醛甾酮类
   E. 苯氧乙酸类

（二）B 型题（配伍选择题）

（6～10 题共用备选答案）
   A. 氨苯蝶啶　　　　B. 依他尼酸
   C. 罗格列酮　　　　D. 螺内酯
   E. 盐酸二甲双胍

6. 苯氧乙酸类
7. 噻唑烷二酮类
8. 醛甾酮类
9. 含氮杂环类
10. 双胍类

（三）C 型题（比较选择题）

（11～15 题共用备选答案）
   A. 格列本脲　　　　B. 氢氯噻嗪
   C. 两者均有　　　　D. 两者均无

11. 口服降血糖药
12. 具有磺酰胺结构
13. 与氢氧化钠溶液加热水解,产物具有芳香第一胺基
14. 利尿药
15. 可发生紫脲酸铵反应

（四）X 型题（多项选择题）

16. 以下选项中常用的口服降血糖药是
   A. 盐酸二甲双胍　　B. 氢氯噻嗪
   C. 依他尼酸　　　　D. 罗格列酮
   E. 胰岛素

17. 利尿药按化学结构分为
   A. 多羟基化合物类　B. 苯并噻嗪类
   C. 含氮杂环类　　　D. 醛甾酮类

E. 苯氧乙酸类

三、填空题

1. 氢氯噻嗪在氢氧化钠溶液中加热易水解,生成的水解产物具有芳香第一胺基,故可发生_____反应。
2. 人胰岛素 A 链有_____种_____个氨基酸,B 链有_____种_____个氨基酸,共 26 种 51 个氨基酸组成。

四、简答题

试述利尿药主要的化学结构类型及代表药。

五、分析题

某男性患者,高血压合并 2 型糖尿病。根据其情况医生给予如下治疗方案:

卡托普利片 10mg,1 次/天;氢氯噻嗪片 25mg,1 次/天;盐酸二甲双胍片 250mg,3 次/天;罗格列酮片 4mg,1 次/天。

治疗 1 个月后,患者的血压、血糖均得到较好控制。

1. 指出用药方案中,哪些为降血糖药?
2. 可选用哪些方法鉴别方案中的氢氯噻嗪?

（贾　艳）

第 7 章　抗过敏药及消化系统药

过敏性疾病和消化性溃疡是人类多见的疾病,其致病原因均与组胺有关。组胺广泛存在于自然界多种植物、动物、微生物体内。它是由组氨酸在脱羧酶催化下脱羧而成,组胺受体有 H_1、H_2 和 H_3 三种类型,H_1 受体兴奋可引起过敏反应,H_2 受体兴奋可引起胃酸分泌增多,与消化性溃疡的形成相关。H_3 受体的作用尚在研究中。拮抗组胺与受体间的作用可防治过敏与消化性溃疡疾病。

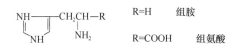

考点:抗过敏药的结构类型,盐酸苯海拉明、马来酸氯苯那敏的性质和用途,赛庚啶、西替利嗪的作用特点和用途。

第1节　抗过敏药

过敏性疾病是目前最常见的多发疾病。其致病因素及疾病机制很复杂,但最终都与体内的过敏介质——组胺(H)、白三烯(LT)、缓激肽(BK)有直接关系。阻断这些介质的作用就有抗过敏的活性。因此抗过敏药分为组胺 H_1 受体阻滞剂、过敏介质释放抑制剂、白三烯阻滞剂和缓激肽阻滞剂。本节重点介绍 H_1 受体阻滞剂。

按化学结构 H_1 受体阻滞剂可分为氨基醚类、乙二胺类、三环类、丙胺类、哌嗪类和哌啶类。

链　接

1902 年,法国生理学家查尔斯·罗伯特·里谢发现了过敏反应,并因这项发现获得 1913 年的诺贝尔生理学或医学奖。自 1937 年起,意大利生理学家丹尼尔·博韦开始研究抗组胺药,1939 年,他筛选出第一个抗组胺药——929F,但毒性太大,不能用于临床治疗。在此基础上,博韦先后经过大约 3000 次的实验,终于合成了可以用于临床的抗过敏药——新安替根。1950 年,美国先灵葆雅公司研制的氯苯那敏(又称扑尔敏)上市,成为第一代抗组胺药物的代表,用于治疗各种过敏性疾病,如虫咬、药物过敏反应等,苯海拉明的适用证与其相似。1994 年 3 月先灵葆雅的子公司爱尔兰.艾汪达尔化学公司的氯雷他定在我国获得行政保护,商品名为“开瑞坦”。

一、氨基醚类

苯海拉明具有较好的抗组胺活性,但有嗜睡、神经过敏、镇静等副作用,其与 8-氨茶碱形成复盐茶苯海明,为临床常用抗晕止吐药。本类药物尚有司他斯汀、氯马斯汀等。氯马斯汀为无嗜睡作用的 H_1 受体阻滞剂。

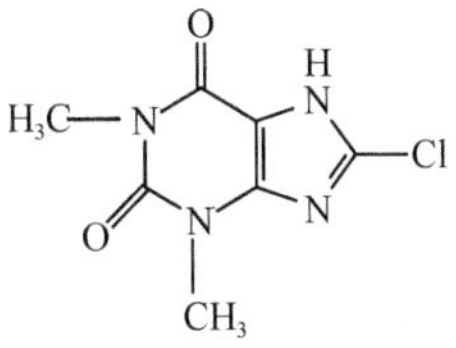

8-氯茶碱 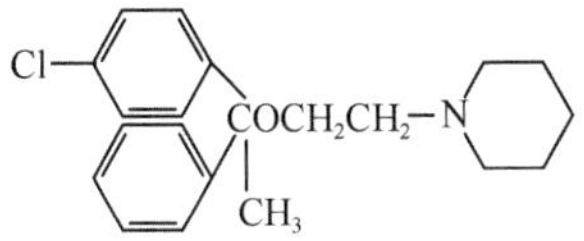　　　　　　　　司他斯汀 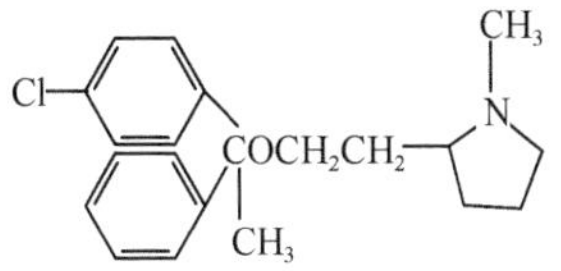　　　　　　　　氯马斯汀

盐酸苯海拉明　Diphenhydramine Hydrochloride

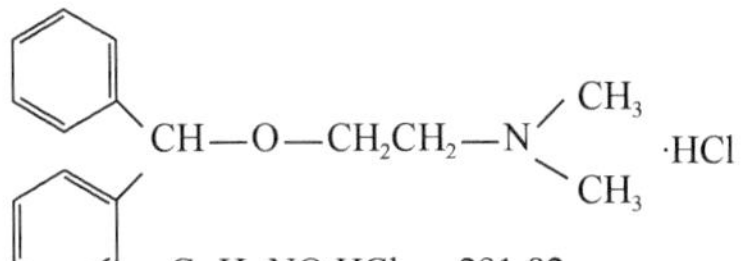

$C_{17}H_{21}NO \cdot HCl$　　291.82

本品为白色结晶性粉末;无臭,味苦,随后舌有麻痹感。极易溶解于水,易溶于乙醇或氯仿,略溶于丙酮,极微溶解于乙醚或苯。熔点为167～171℃。

苯海拉明虽为醚类化合物,但因本身结构特点,比一般的醚易受酸的催化而分解,生成二苯甲醇和二甲氨基乙醇。由于二苯甲醇的水溶性低,冷却凝固为白色蜡状固体,使本品的澄明度受到影响。当存在二苯甲醇杂质时遇光不稳定,可被氧化变色。

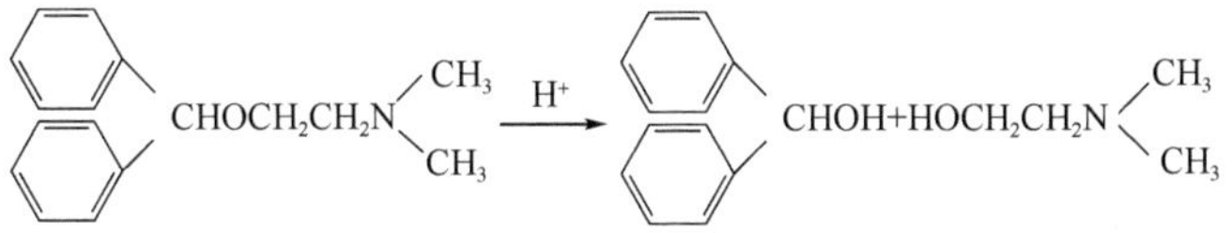

案例7-1

取白加黑片5片,研碎,加入30ml水,溶解并过滤,于滤液中加入盐酸2ml,出现白色浑浊,加热至沸腾,有油状液体析出。放冷,凝固成白色蜡状固体。

问题:

1. 是什么原因导致出现此现象?

2. 放冷凝固成的白色蜡状物可用哪些方法鉴别?

本品加硫酸,出现黄色,随即变成橙红色,加水即成白色乳浊液。

本品显氯化物的鉴别反应。由于本品结构含叔胺基团,故显类似生物碱的显色反应。

本品为抗组胺药。临床上适用于皮肤、黏膜的过敏性疾病,并有镇静和镇吐作用,故常用于乘车、船引起的恶心、呕吐、晕车病等。

二、乙二胺类

本类和氨基醚类抗组胺药的结构十分相似,乙二胺类中的2个氮原子,分别构成杂环,仍为有效抗组胺药。克立咪唑、安他唑啉和曲吡那敏皆为本类药物。

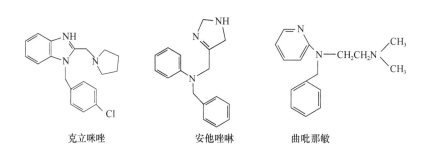

克立咪唑　　　　　安他唑啉　　　　　曲吡那敏

三、丙 胺 类

将氨基醚的氧原子或乙二胺的氮原子改为碳原子,即得丙胺类 H_1 受体阻滞剂。本类药物氯苯那敏、阿伐斯汀等,后者为无镇静作用 H_1 受体阻滞剂。

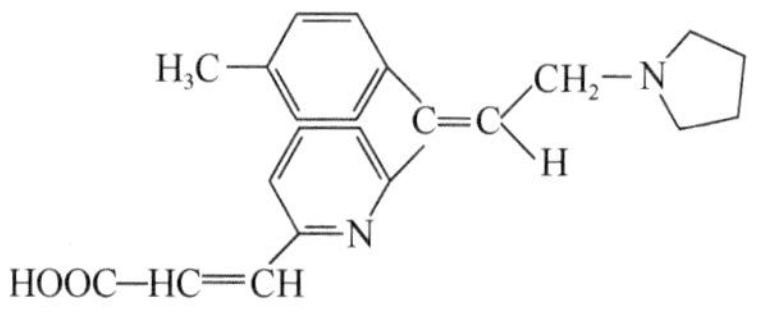

阿伐斯汀

马来酸氯苯那敏　　Chlorphenamine Maleate

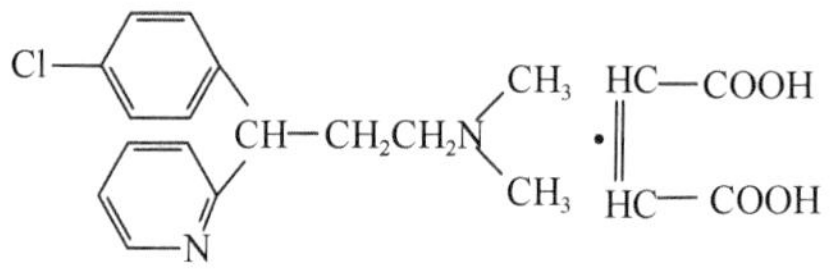

$C_{16}H_{19}ClN_2 \cdot C_4H_4O_4$　　390.87

又名扑尔敏。

本品为白色结晶性粉末;无臭,味苦。易溶于水、乙醇或氯仿,微溶于乙醚。熔点为 131～135℃。本品分子结构中含有 1 个手性碳原子,有旋光异构体,药用品为外消旋体。

本品分子中含有叔胺结构,与枸橼酸-醋酐试液在水浴上加热,即显红紫色。

本品加稀硫酸后,加高锰酸钾试液,红色褪去,系马来酸中不饱和键发生反应,生成二羟基丁二酸所致。

本品含有双键、吡啶环,对光不稳定,所以应遮光保存。

本品为抗组胺药。具有抗组胺作用较强、用量少、副作用小等特点。临床上主要用于治疗过敏性鼻炎、皮肤黏膜的过敏、荨麻疹、血管舒张性鼻炎、花粉症、接触性皮炎等,以及药物和食物引起的过敏性疾病等。

课堂互动

1. 用什么化学方法能区别盐酸苯海拉明与马来酸氯苯那敏?

2. 根据我们所学的知识,如何鉴别出美扑伪麻片中的氯苯那敏?

四、三 环 类

将乙二胺类、氨基醚类和丙胺类的 2 个芳环通过 1 个或 2 个原子相连则成为三环类抗过敏药,代表药物有异丙嗪、赛庚啶、氯雷他定、酮替芬等。赛庚啶除具有抗组胺作用外,还具有抗 5-HT 的作用,酮替芬除了有 H_1 受体拮抗作用外,更重要的是还有过敏介质释放抑制作用,多用于哮喘的预防和治疗。

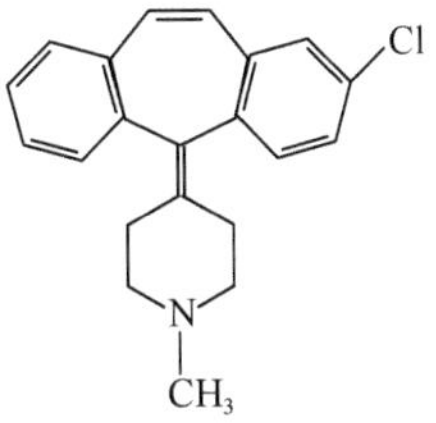

赛庚啶 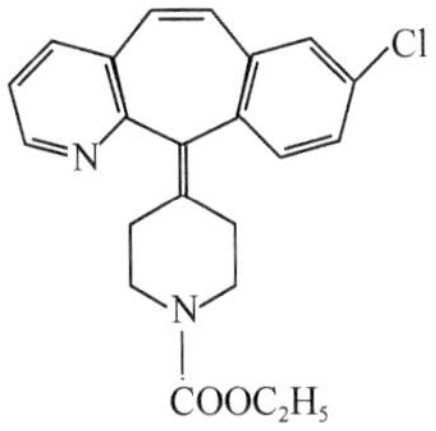   氯雷他定 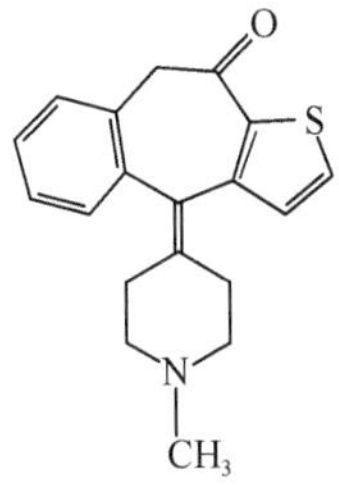   酮替芬

盐酸异丙嗪　　Promethazine Hydrochloride

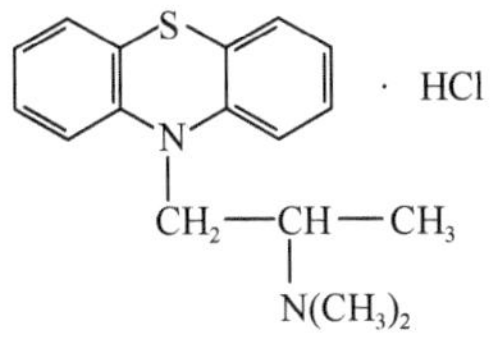

$C_{17}H_{20}N_2S \cdot HCl$　320.89

本品为白色或类白色的粉末或颗粒;几乎无臭,味苦。极易溶解于水,易溶解于乙醇或氯仿,几乎不溶于丙酮或乙醚。熔点为 217～223℃,熔融时同时分解。

本品分子中含有吩噻嗪环,容易被空气氧化,在空气中久置,变为蓝色。对光亦敏感,遇光渐变为红棕色,可能是吩噻嗪环被氧化成醌型化合物所致。本品的氧化变色与氧、光、重金属离子、pH、温度等因素有关。故配置本品注射液时,应加入适量的维生素 C 作抗氧剂,调 pH 为 4.0～5.5,采用流通蒸汽灭菌 30 分钟。

本品加硫酸溶解后,溶液呈樱桃红色,放置后,色渐变深。本品的水溶液,加硝酸即生成红色沉淀,加热,沉淀即溶解,溶液由红色转变为橙黄色。以上鉴别反应均由分子中吩噻嗪环被不同氧化剂氧化,产生不同的氧化产物所致。本品的水溶液显氯化物的鉴别反应。

本品为抗组胺药。临床上主要用于治疗荨麻疹、支气管哮喘、过敏性鼻炎等。

课堂互动

盐酸异丙嗪和氯丙嗪在结构上有何区别?

五、哌 嗪 类

乙二胺类药物的 2 个氮原子再用 1 个乙基环合起来,就得到哌嗪类药物。1987 年上市的西替利嗪,以其高效、长效、低毒及非镇静性特点成为本类药物的代表药物。2001 年比利时 UCB 公司开发出了左旋盐酸西替利嗪,与西替利嗪和其他抗组胺药相比具有抗组

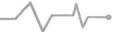

胺活性强且无镇静副作用、安全性好的特点。

西替利嗪

六、哌 啶 类

本类是目前非镇静性抗组胺药的主要类型。例如,特非那定,抗组胺作用强,选择性高,几乎无中枢神经抑制作用,用于治疗常年性或季节性鼻炎和过敏性皮肤病,效果良好;阿司咪唑为强效 H_1 受体阻滞剂,其作用时间长,不良反应少,适用于过敏性鼻炎、过敏性结膜炎、慢性荨麻疹及其他过敏反应症状。

特非那定

阿司咪唑

链 接

抗过敏药也会过敏

抗过敏药,顾名思义是治疗过敏的药物。可是,有些人在服用抗过敏药后反而过敏,原先的皮肤瘙痒、风疹块等症状加剧。这是什么原因呢？对有些人群来说,各种抗过敏药都有可能引起过敏反应,尤其以氯苯那敏、苯海拉明最为常见,严重的可发生过敏性休克,甚至死亡。可能抗过敏药虽然阻断了过敏反应中的某一重要环节或化学介质的释放,而不能阻断全过程时,仍能发生过敏反应。

第2节 抗 溃 疡 药

考点:H_2 受体阻滞剂的结构类型和代表药,西咪替丁、雷尼替丁的结构特点、性质和用途及不良反应。

消化性溃疡多发生于胃幽门和十二指肠处。发病机制较复杂。抗溃疡药主要针对溃疡发生的原因,从不同环节抑制胃酸分泌和保护胃黏膜而起作用。本节主要介绍抑制胃酸分泌的组胺 H_2 受体阻滞剂和质子泵抑制剂。

一、H_2 受体阻滞剂

(一) 咪唑类

保留组胺结构的咪唑环,侧链引入含硫醚的四原子链和末端取代的胍基,得到第一个用于临床的 H_2 受体阻滞剂上市药物是西咪替丁。它一问世很快就成了治疗消化性溃疡的首选药物,取代了传统的用抗酸药中和过量胃酸的治疗方法,并开辟了寻找治疗消化性溃疡病药物的领域,称为第一代的 H_2 受体阻滞剂。

西咪替丁 Cimetidine

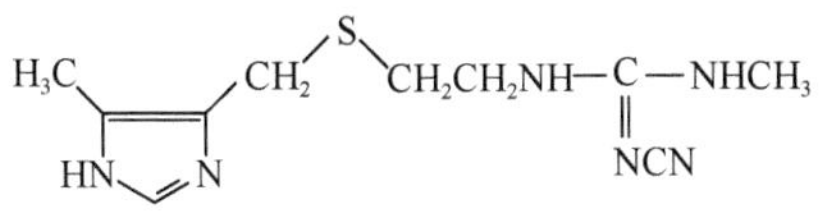

$C_{10}H_{16}N_6S$ 252.34

又名甲氰咪胍。

本品为白色或类白色结晶性粉末;几乎无臭,味微苦。易溶于甲醇,溶于乙醇,微溶于水,不溶于乙醚。熔点 140~146℃。

本品的咪唑环和胍基结构具有碱性,能与酸成盐。

本品在室温、干燥状态下稳定。但在过量的稀盐酸中,氰基能缓慢水解成酰胺基,加热则进一步水解生成胍类。

本品水溶液加入少量氨试液,再加入硫酸铜试液,生成蓝灰色沉淀,沉淀溶于过量氨试液中,可与一般胍类化合物相区别。

本品经灼烧放出硫化氢气体,使湿润的乙酸铅试纸变黑。

本品为组胺 H_2 受体阻滞剂。对胃及十二指肠溃疡、上消化道出血等有效。宜长期服药,中断后可能复发。

(二) 呋喃类

用呋喃环替代西咪替丁的咪唑环,导致雷尼替丁的出现,成了第二个上市的 H_2 受体阻滞剂。本品的作用比西咪替丁强 5~8 倍,对胃及十二指肠溃疡疗效高,而且有速效和长效的特点。其无抗雄激素和引起精神错乱的副作用,与其他药物的相互作用也较小。其称为第二代 H_2 受体阻滞剂抗溃疡药。

盐酸雷尼替丁 Ranitidine Hydrochloride

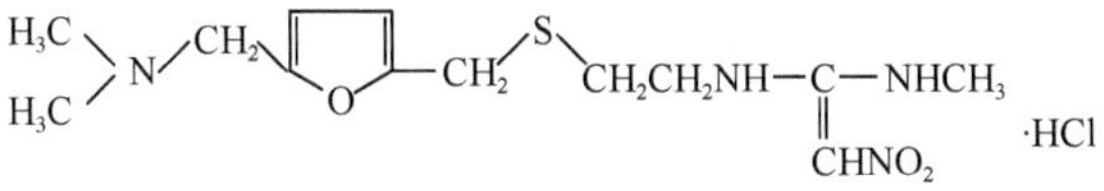

$C_{13}H_{23}N_4O_3S \cdot HCl$ 350.87

案例 7-2

近日,张女士由于胃溃疡复发,到附近诊所买了一瓶甲硝呋胍胶囊,回去之后打开服用,发现胶囊与以前在医院购买的有异,胶囊壳很软,拧开胶囊壳后发现内部呈深黄色糊状,由于当时张女士匆忙,未仔细察看药品有效期,此时观察发现为过期药品。同时张女士发现药品包装密封性不好。

问题:

1. 甲硝呋胍的通用药名是什么?

2. 为何药品会变成深黄色糊状?试分析可能的原因。

3. 药品包装密封性不好,该药可能发生什么变化?

又名甲硝呋胍。

本品为类白色或淡黄色结晶性粉末;有异臭;微苦带涩。易溶于水或甲醇,略溶于乙醇,几乎不溶于丙酮。熔点为 137 ~ 143℃,熔融时同时分解。

本品极易吸潮,吸潮后颜色变深,应遮光、密封,在凉暗干燥处保存。

本品用小火缓缓加热,产生的硫化氢气体可使湿润的乙酸铅试纸显黑色。

本品的水溶液显氯化物的鉴别反应。

本品为组胺 H_2 受体阻滞剂。对胃及十二指肠溃疡疗效高,具有速效和长效特点,副作用小而安全。临床上主要用于治疗十二指肠溃疡、良性胃溃疡、术后溃疡、反流性食管炎等。

(三) 噻唑类

继雷尼替丁之后,于 1986 年又上市了法莫替丁,此药物具有噻唑环母核。与西咪替丁相比,也有作用强、副作用少、优秀的药代动力学性质等特点。法莫替丁的作用是西咪替丁的 30 ~ 100 倍,比雷尼替丁强 6 ~ 10 倍,称为第三代 H_2 受体阻滞剂抗溃疡药。

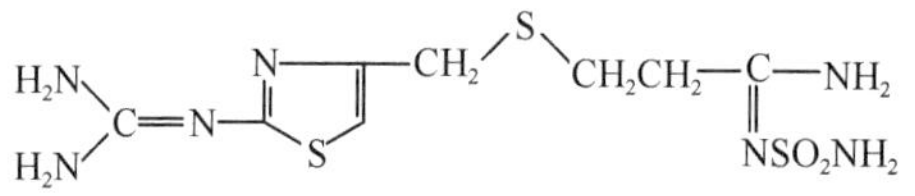

法莫替丁

(四) 哌啶类

罗沙替丁是一类新型的强效和长效的抗溃疡药。结构中引入哌啶环,吸收好,作用时间延长,抑制胃酸分泌作用比西咪替丁强 4 ~ 6 倍。

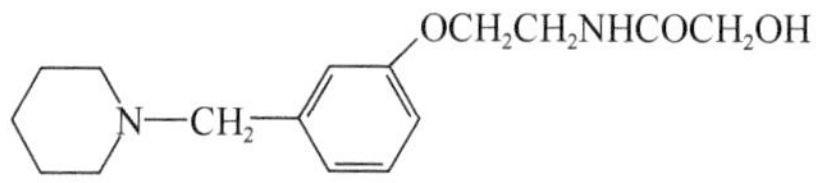

罗沙替丁

二、 质子泵抑制剂

质子泵是一种对 ATP 依赖的 H^+/K^+-ATP 酶,该酶催化胃酸分泌,使 H^+ 与 K^+ 交换。故质子泵抑制剂可抑制胃酸分泌,比 H_2 受体阻滞剂的作用更强,是已知的抑制胃酸分泌作用最强的药物,在治疗消化性溃疡方面具有重要的价值。

第一个上市的质子泵抑制剂是奥美拉唑,随后兰索拉唑和泮托拉唑等相继上市。

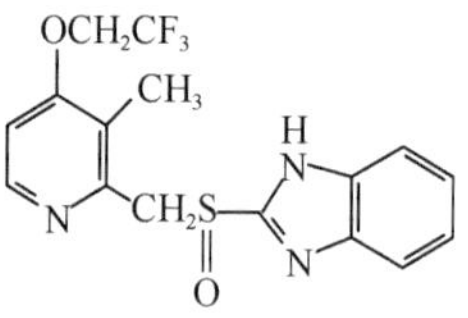

兰索拉唑

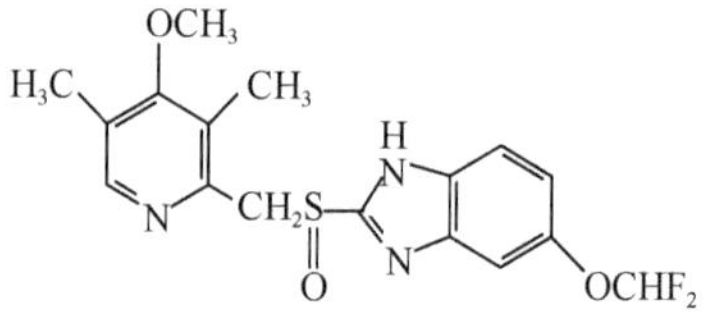

泮托拉唑

奥美拉唑　Omeprazole

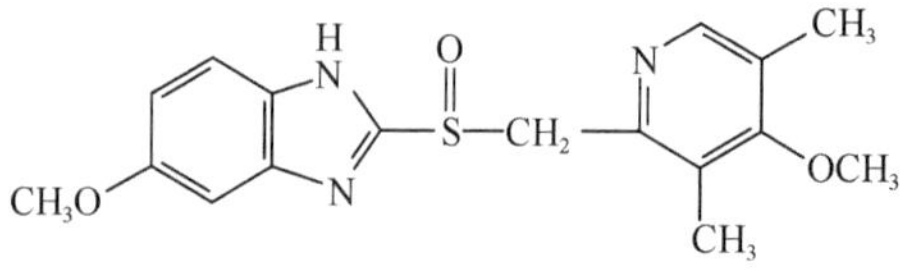

$C_{17}H_{19}N_3O_3S$　345.42

又名洛赛克。

本品为白色或类白色结晶;易溶于二甲基甲酰胺(DMF),溶于甲醇、乙腈,难溶于水。熔点为156℃。

考点:奥美拉唑的结构特点及应用。

本品是两性化合物,易溶于碱液,在强碱性水溶液中很快分解。

奥美拉唑的化学结构由苯并咪唑环、吡啶环和连结这两个环系的亚磺酰基构成。本品因亚砜上的硫有手性,故具有光学活性,药用其外消旋体。

本品为无活性的前药,因其碱性很强,所以能选择性地分布于胃壁细胞的胞膜和微管囊泡上的低 pH 的酸性环境中,经 H^+ 催化重排为活性物质,与 H^+/K^+-ATP 酶结合,使酶失活,抑制胃酸分泌。

第3节　胃动力药和止吐药

胃动力药是近年来发展起来的一类药物。止吐药是防止将胃内容物排出体外的药物。

一、胃动力药

胃动力药,也称为促胃动力药,是促使胃肠道内容物向前移动的药物,临床上用于治疗胃肠道动力障碍的疾病,如反流症状、反流性食管炎、消化不良、肠梗阻等临床上的常见病。现常用的有多巴胺 D_2 受体阻滞剂甲氧氯普胺,外周性多巴胺 D_2 受体阻滞剂多潘立酮,通过乙酰胆碱起作用的西沙必利、莫沙必利和伊托必利等。

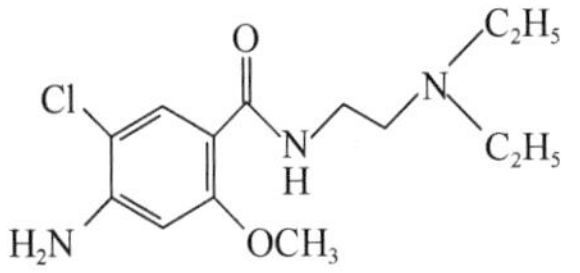

考点:胃动力药和止吐药的代表药物和作用机制。

甲氧氯普胺

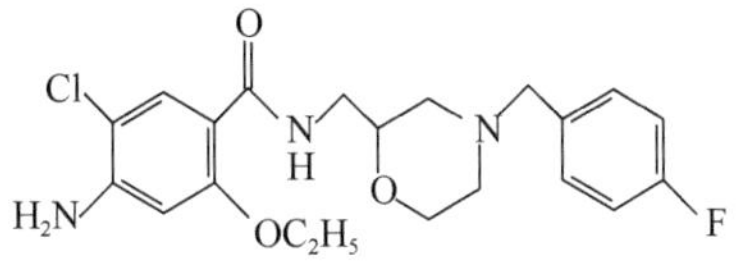

莫沙比利

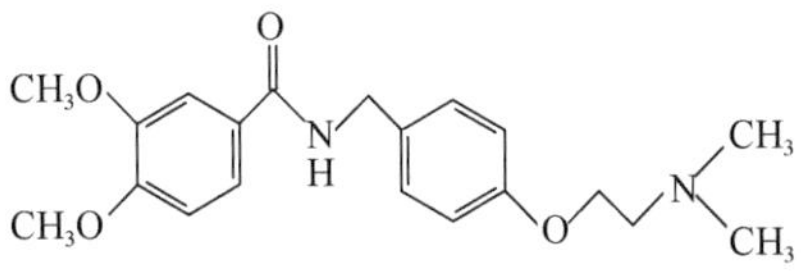

伊托比利

多潘立酮　Domperidone

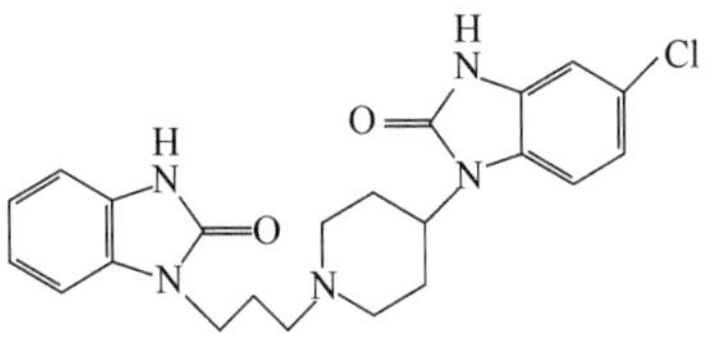

$C_{22}H_{24}Cl$　425.91

又名吗丁啉。

本品为白色或类白色粉末;几乎不溶于水,溶于 DMF,微溶于乙醇和甲醇。熔点 242.5℃。

本品为较强的外周性多巴胺 D_2 受体阻滞剂,可促进胃肠道的蠕动,使张力恢复正常,促进胃排空,增加胃窦和十二指肠运动,协调幽门的收缩,通常也能增强食管的蠕动和食管下端括约肌的张力。但对小肠和结肠平滑肌无明显作用。

本品极性较大,不能透过血-脑屏障,故较少发生中枢神经系统的锥体外系反应的副作用。口服吸收迅速,生物利用度低,饭后服用可增大生物利用度,主要经肝脏代谢,以无活性的代谢物随胆汁排出,半衰期为8小时。

本品主要用于促进胃动力和止吐,对于反流病效果不佳。

西沙必利　Cisapride

$C_{23}H_{29}ClFN_3O_4$　465.95

链　接

作为促胃动力药,西沙必利取得了很大的成功。到1995年,该品已载入《英国药典》和《欧洲药典》,在世界上主要的国家都已上市。在1997年,该药在世界上最畅销的500名处方药中,排名在第25位,销售额为10.4亿美元。

然而,在该药物上市的不良反应监测中,发现西沙必利能延长QT间隔,可导致罕见的、但危及生命的心律失常。至2000年,在世界范围内,已积累报道了怀疑由西沙必利所导致的严重的心血管系统反应386例,其中125例死亡。同年美国和英国的药政部门取消了该药品的上市许可。我国也将该药品限制在医院使用。

又名普瑞博思。

本品为白色或类白色结晶性粉末;无臭。易溶于冰醋酸或DMF,溶于二氯甲烷,难溶于乙醇和乙酸乙酯,几乎不溶于水。熔点140℃。本品有同质多晶现象。

西沙必利口服后,在胃肠道被迅速吸收,在肝脏内发生首过效应。西沙必利经细胞色素P450中的3A4进行氧化代谢,若与其他细胞色素酶抑制剂合用,会导致其血浆水平显著升高,发生QT间期延长等严重心脏不良反应。

西沙必利可选择性刺激肠肌间神经丛的乙酰胆碱释放,通过胆碱能神经系统起作用,促进食管、胃、肠道的运动,可用于大多数类型的胃轻瘫和反流病。但在使用过程中发现可能引起严重的心血管系统的副作用,为伊托必利和莫沙必利取代。

二、止　吐　药

止吐药是防止或减轻恶心和呕吐的药物。频繁而剧烈的呕吐可能妨碍饮食,导致失水,电解质紊乱,营养障碍甚至严重并发症。某些疾病如妊娠、癌症患者的放射和药物治疗等都能引起恶心呕吐,故需要对其进行对症治疗。

止吐药可通过不同环节抑制呕吐反应,包括抗组胺药、抗胆碱能药、抗多巴胺受体止吐药和5-羟色胺受体(5-HT₃)阻滞剂。其中5-HT₃受体主要分布于肠道,在中枢神经系统分布较少,其代表药为昂丹司琼,尤其适用于对抗癌症患者因化疗或放射引起的呕吐反射。本节重点介绍昂丹司琼。

昂丹司琼　**Ondansetron**

$C_{18}H_{19}N_3O$　294

本品为白色或类白色结晶性粉末;无臭、味苦。在甲醇中易溶,在水中略溶,在丙酮中微溶;在0.1mol/L盐酸溶液中略溶。熔点为175~180℃,熔融时同时分解。

本品结构中有吲哚环和咪唑环,其中咪唑环上的3位碳具有手性,其中 *R* 构型的活性较大,临床上使用外消旋体。

本品为高强度、高选择性的5-HT$_3$受体阻滞剂,用于对抗癌症化疗和放射治疗引起的呕吐,以及手术后的呕吐。癌症患者因化学治疗或放射治疗引起小肠与延髓的5-HT$_3$释放,通过5-HT$_3$受体引起迷走神经兴奋而导致呕吐反射,昂丹司琼可有效对抗该过程,无锥体外系副作用,毒副作用极小。

小结

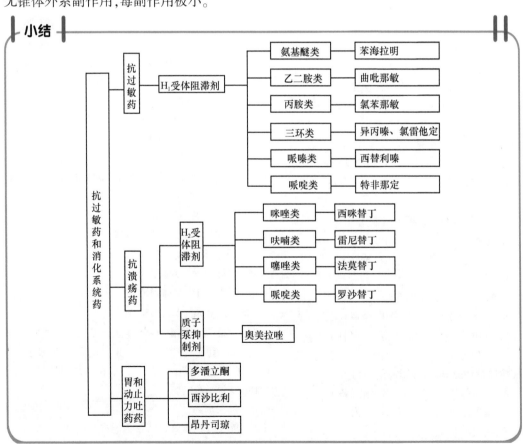

目标检测

一、名词解释

1. 抗过敏药
2. 质子泵

二、选择题

（一）A 型题（单项选择题）

1. 下列药物中哪个具有镇静抗晕动症作用
   A. 盐酸赛庚啶　　　　B. 盐酸苯海拉明
   C. 马来酸氯苯那敏　　D. 奥美拉唑
   E. 西咪替丁

2. 抗组胺药苯海拉明,其化学结构属于哪一类
   A. 氨基醚类　　　　　B. 乙二胺类
   C. 哌嗪类　　　　　　D. 丙胺类
   E. 三环类

3. 下列药物哪个属于丙胺类 H_1 受体阻滞剂
   A. 盐酸苯海拉明　　　B. 马来酸氯苯那敏
   C. 富马酸酮替芬　　　D. 西咪替丁
   E. 盐酸赛庚啶

4. 下列哪个药物主要用作胃动力药
   A. 奥美拉唑　　　　　B. 氯苯那敏
   C. 西咪替丁　　　　　D. 昂丹司琼
   E. 多潘立酮

5. 属于质子泵抑制剂的是
   A. 法莫替丁　　　　　B. 苯海拉明
   C. 雷尼替丁　　　　　D. 奥美拉唑
   E. 西咪替丁

6. 氯苯那敏常与下列哪种酸成盐
   A. 盐酸　　　　　　　B. 硫酸
   C. 马来酸　　　　　　D. 枸橼酸
   E. 柠檬酸

7. 主要用于止吐作用的药物
   A. 氯苯那敏　　　　　B. 西替利嗪
   C. 赛庚啶　　　　　　D. 雷尼替丁
   E. 昂丹司琼

8. 含呋喃环的 H_2 受体阻滞剂药物为
   A. 氯苯那敏　　　　　B. 雷尼替丁
   C. 奥美拉唑　　　　　D. 苯海拉明
   E. 赛庚啶

9. 盐酸苯海拉明在日光下变色,表明其有杂质
   A. 苯酚　　　　　　　B. 苯胺
   C. 二苯甲醇　　　　　D. 甲醛
   E. 二甲胺

10. 下列哪条叙述与马来酸氯苯那敏不符
    A. 本品为消旋体
    B. 结构中含有氯苯基
    C. 无嗜睡副作用
    D. 遇枸橼酸-醋酐试液显红紫色
    E. 马来酸分子结构中含双键

11. 关于奥美拉唑的叙述,说法不符
    A. 本身无活性
    B. 对酸碱溶液稳定
    C. 经 H^+ 催化重排为活性物质
    D. 质子泵抑制剂
    E. 抗组胺药

12. 下列叙述哪种与苯海拉明不符
    A. 为 H_1 受体阻滞剂
    B. 属于乙二胺类抗组胺药
    C. 对光稳定,但有杂质二苯甲醇存在时,则易受光氧化变色
    D. 有醚键,对碱稳定,酸中水解生成二苯甲醇
    E. 有叔胺结构,显类似生物碱的颜色反应和沉淀反应

（二）B 型题（配伍选择题）

（13~17 题共用备选答案）
   A. 苯海拉明　　　　　B. 西替利嗪
   C. 氯雷他定　　　　　D. 氯苯那敏
   E. 阿司咪唑

13. 三环类 H_1 受体阻滞剂

14. 氨基醚类 H_1 受体阻滞剂

15. 哌嗪类 H_1 受体阻滞剂

16. 丙胺类 H_1 受体阻滞剂

17. 哌啶类 H_1 受体阻滞剂

（三）C 型题（比较选择题）

（18~22 题共用备选答案）
   A. 苯海拉明　　　　　B. 马来酸氯苯那敏
   C. 两者都是　　　　　D. 两者都不是

18. 抗过敏药

19. 抗溃疡药

20. 能使高锰酸钾试液紫色褪去

21. 在酸性条件下水解生成二苯甲醇

22. 具有中枢抑制作用,嗜睡的副作用

（四）X 型题（多项选择题）

23. 下列为 H_1 受体阻滞剂的是

A. 氯苯那敏　　　　　B. 赛庚啶

C. 阿司咪唑　　　　　D. 雷尼替丁

E. 兰索拉唑

24. 抗溃疡药雷尼替丁具有下列哪些性质

A. H_2 受体阻滞剂

B. 结构中含有呋喃环

C. 用于抗过敏性疾病

D. 为反式体,顺式体无活性

E. 本品为无活性的前药,经 H^+ 催化重排为活性物质

25. 能抑制胃酸分泌的药是

A. 苯海拉明　　　　　B. 异丙嗪

C. 法莫替丁　　　　　D. 雷尼替丁

E. 奥美拉唑

三、填空题

1. H_1 受体阻滞剂分为 _____、_____、_____、_____、_____、_____。

2. 马来酸氯苯那敏分子中含有 _____ 结构,与枸橼酸-醋酐试液在水浴上加热,即显 _____ 色。

3. 盐酸雷尼替丁用小火缓缓加热,产生的 _____ 气体可使湿润的乙酸铅试纸显黑色。

4. 多潘立酮又名 _____,具有 _____ 和 _____ 作用。

四、简答题

1. H_1 受体阻滞剂按化学结构分为哪几类? 举例说明。

2. 苯海拉明为何比一般的醚类更易水解?

3. H_2 受体阻滞剂按化学结构分为哪几类? 举例说明。

4. 胃动力药和止吐药主要有哪些? 结构有何特点?

五、分析题

茶苯海明是由哪几个药物组成的? 这几个药物在结构上属于哪一类?

（张　磊）

第 8 章 心血管系统药

心血管系统药物主要作用于心脏或血管系统,能改善心脏的功能,调整循环系统各部分的血液分配。根据药物治疗疾病的类型不同,可分为强心药、降血脂药、抗心绞痛药、抗高血压药、抗心律失常药五类。

第 1 节 强 心 药

考点:地高辛的主要作用特点与不良反应;抗心力衰竭药物的分类。

强心药是指能加强心肌收缩力的药物,又称为正性肌力药或治疗慢性心功能不全药,用于充血性心力衰竭的对症治疗。临床治疗用的强心药种类多,各类药物的结构无共同之处,作用机制不同,常用的是强心苷类和磷酸二酯酶抑制剂两类。

一、强 心 苷 类

强心苷是一种人类很早就已使用的药物,广泛分布于有毒的植物(如洋地黄、黄龙夹竹桃)和动物(如蟾蜍),能选择地作用于心脏,使心肌收缩作用加强。

本类药物主要有地高辛、去乙酰毛花苷等。两者属于苷类结构,均由苷元和糖两部分组成。苷元母核为甾核。

临床使用的强心苷类主要问题是安全范围极窄,最小有效量与最小中毒量接近,在规范用药的情况下仍有部分患者出现中毒现象。除改良用药方法外,还可对天然强心苷的结构改造获得大量类似物。

地高辛 Digoxin

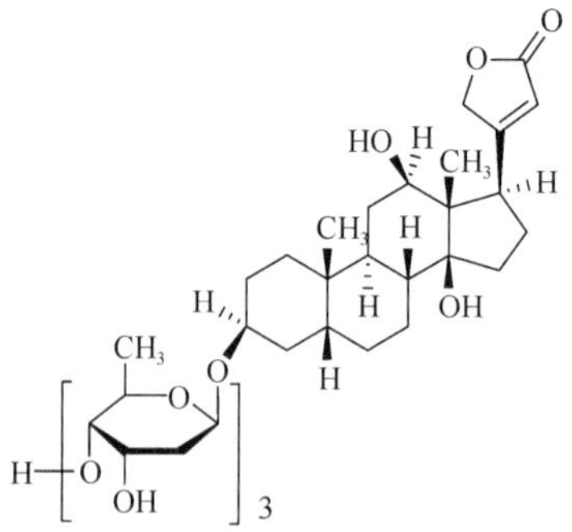

又名狄戈辛,异羟基洋地黄毒苷。

本品为白色结晶或结晶性粉末;无臭,味苦。在吡啶中易溶,微溶于稀乙醇、氯仿,在水或乙醚中不溶。熔点为 235~245℃,比旋度为+13.3°(2% 吡啶溶液)。

本品为甾体衍生物,C_{17} 位连接的是五元不饱和内酯环,具有一些颜色反应,与苦味酸试液形成有色的络合物,且该络合物 λ_{max} 为 495nm;与硝普钠的碱液反应产生红色。

本品属于苷类结构,其水溶液易水解。

本品为强心药。主要用于充血性心力衰竭及室上性心动过速、心房颤动和扑动等。

二、磷酸二酯酶抑制剂

环磷腺苷（cAMP）对心肌功能的维持起到很重要作用，提高其水平可加强心肌收缩力。磷酸二酯酶Ⅲ（PDE-Ⅲ）是 cAMP 的分解酶，磷酸二酯酶抑制剂（PDEI）抑制该酶活性，可增加细胞内 cAMP 的含量而起强心作用。本类常用的药物有氨力农和米力农。后者是前者的第二代产品，对磷酸二酯酶的选择性更高，抑酶作用较氨力农强 10～20 倍。

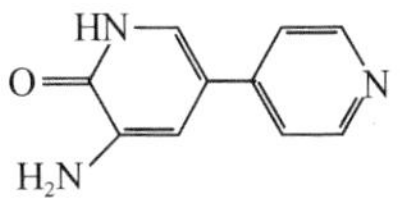

氨力农 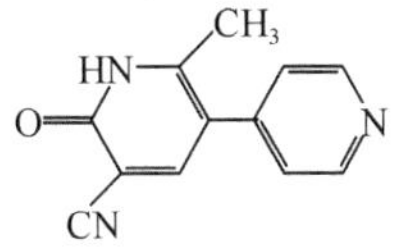　　　　　　　　　　　　米力农

课堂互动

治疗慢性心功能不全的代表药物有哪些？

第2节　降血脂药

案例 8-1

老李在医院体检中发现血脂项目中除三酰甘油远高于正常值外，其他值在正常范围。

问题：

1. 降血脂药主要是降低血液中哪些成分的含量？

2. 按作用机制降血脂药分为哪些类型？

3. 该患者应该选择哪些降血脂药？

> 考点：降血脂的分类；氯贝丁酯、非洛贝特和吉非罗齐的性质与作用特点。

降血脂药主要是影响胆固醇、三酰甘油的合成与代谢而发挥作用。调节血脂是预防和消除动脉粥样硬化的关键。

根据作用效果不同，调血脂药可分为两大类：羟甲戊二酰辅酶 A（HMG-CoA）还原酶抑制剂、影响胆固醇和三酰甘油代谢药。

链接

高血脂与动脉粥样硬化

血脂包括胆固醇、胆固醇酯、三酰甘油、磷脂及它们与载脂蛋白形成的各种可溶性脂蛋白：乳糜微粒（CM）、极低密度脂蛋白（VLDL）、低密度脂蛋白（LDL）和高密度脂蛋白（HDL）。血浆中各种脂质和脂蛋白以基本恒定的浓度维持相互间的平衡，若比例失调，则表示脂质代谢紊乱。人体高脂血症主要是 VLDL 和 LDL 增多。

动脉硬化是动脉管壁增厚、变硬，管腔缩小等各种退行性和增生性病变。动脉粥样硬化是动脉硬化的最常见类型，是心肌梗死和脑梗死的主要病因。动脉粥样硬化的发生与高脂血症有直接关系。

考点：羟甲戊二酰辅酶 A 还原酶抑制剂的作用机制；洛伐他汀的性质与作用特点。

一、 羟甲戊二酰辅酶 A 还原酶抑制剂

血浆中胆固醇的来源有两种途径：内源性和外源性。外源性胆固醇主要来源于食物，可调节饮食来控制胆固醇的摄入量；内源性胆固醇则在肝脏合成，由乙酸经 26 步生物合成完成，其中羟甲戊二酰辅酶 A 还原酶是该合成过程中的限速酶，若抑制此酶，则内源性胆固醇合成减少。本类药物主要是 2-甲基丁酸萘酯衍生物，包括洛伐他汀、辛伐他汀等。

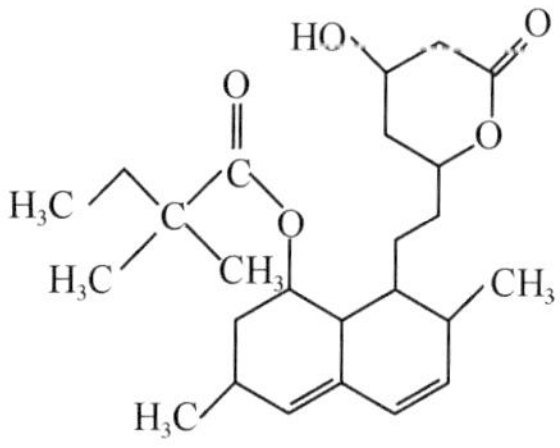

辛伐他汀

洛伐他汀 Lovastatin

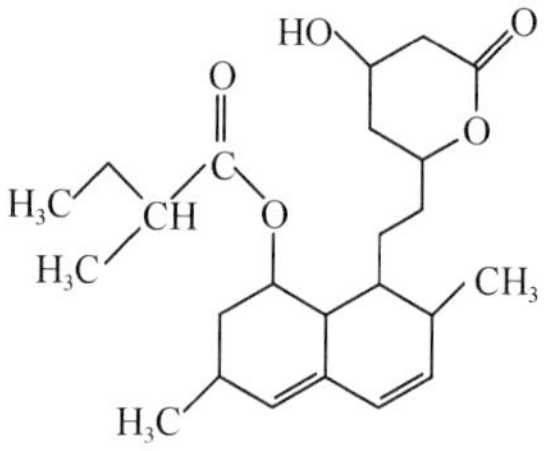

$C_{24}H_{36}O_5$ 404.54

又名美降脂。

本品是白色结晶粉末；不溶于水，易溶于氯仿、丙酮、乙腈，略溶于甲醇、乙醇、异丙醇、丁醇等。熔点为 174.5℃。

本品结晶固体在储存过程中，其六元内酯环上羟基发生氧化反应生成二酮吡喃衍生物。本品水溶液在酸、碱性条件下，其内酯环迅速水解，生成羟基酸。

本品是一种无活性前药，需在体内将内酯环水解成 β-羟基酸衍生物才有抑酶活性。本品能降低血液中的总胆固醇含量，可用于原发性高胆固醇血症和冠心病的治疗，也可用于预防冠状动脉粥样硬化。

二、 影响胆固醇和三酰甘油代谢药物

影响胆固醇和三酰甘油代谢药物有：苯氧烷酸类如氯贝丁酯、非诺贝特、吉非罗齐等及其他类。

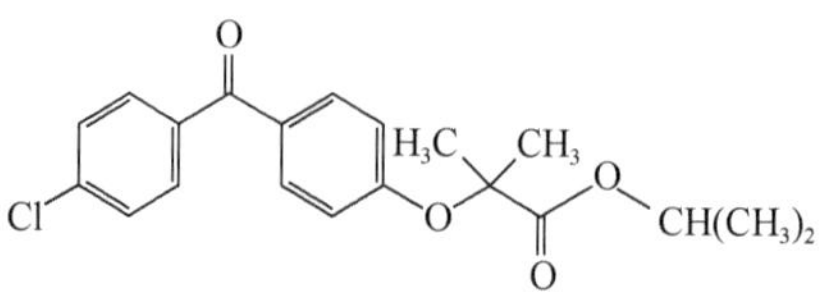

非诺贝特

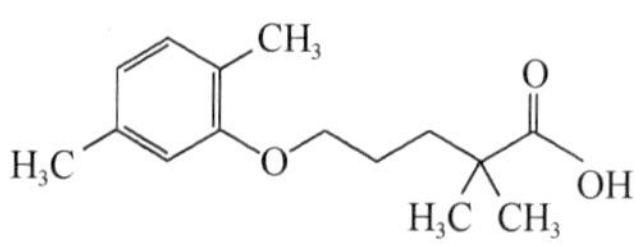

吉非罗齐

氯贝丁酯 Clofibrate

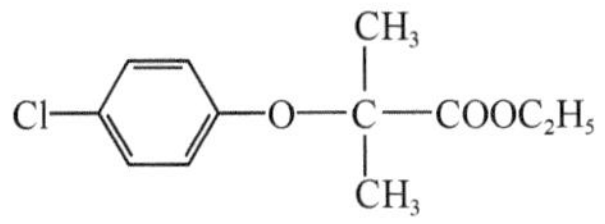

$C_{12}H_{15}ClO_3$ 242.20

又名氯苯丁酯、安妥明、冠心平。

本品为无色或微黄色澄明油状液体,味初辛辣后变甜,有特殊臭味。易溶于乙醇、丙酮、氯仿、乙醚、石油醚,不溶于水。光照后颜色加深,需避光保存。

本品具有酯的性质,在碱性条件下与羟胺生成异羟肟酸钾,再经酸化后,加1%的三氯化铁水溶液生成异羟肟酸铁,显紫色。

本品水解后生成对氯苯氧异丁酸和乙醇,前者为白色结晶,熔点为118~119℃。乙醇与次碘酸钠作用,生成黄色的碘仿固体。

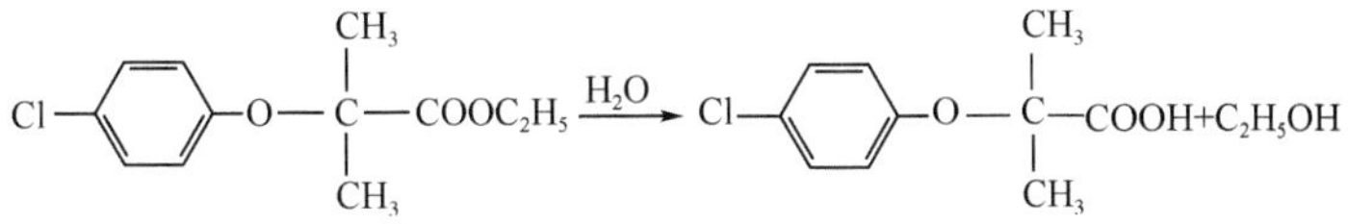

本品具有明显的降低三酰甘油作用,尤以降低极低密度脂蛋白(VLDL)为主。用于治疗高脂血症、尿崩症。

课堂互动

苯氧烷酸类的主要代表药物有哪些?

第3节 抗心绞痛药

心绞痛是冠心病的重要临床症状之一,其发病原因是心肌缺血,使心肌需氧和供氧之间失去平衡。目前抗心绞痛药主要是减轻心脏负荷,降低心肌耗氧或是扩张冠状动脉,促进形成侧支循环,以增加心肌的供氧量而达到缓解和治疗目的。

抗心绞痛药主要有以下几类:硝酸酯及亚硝酸酯类、钙阻滞剂、β受体阻滞剂(第4章已介绍)及其他类。本节主要讨论前两类药物。

一、硝酸酯及亚硝酸酯类

目前临床常用的有硝酸甘油、硝酸异山梨酯等。这类药物以扩张静脉为主,降低心肌氧耗,从而缓解心绞痛症状;同时又能在体内释放 NO 这种血管舒张因子,从而扩张冠状动脉,适用于各型心绞痛。

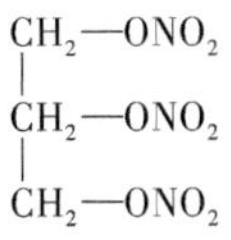

考点:硝酸酯类药物的结构特征、硝酸异山梨酯作用特点。

$$CH_2—ONO_2$$
$$|$$
$$CH_2—ONO_2$$
$$|$$
$$CH_2—ONO_2$$

硝酸甘油

硝酸异山梨酯　Isosorbide Dinitrate

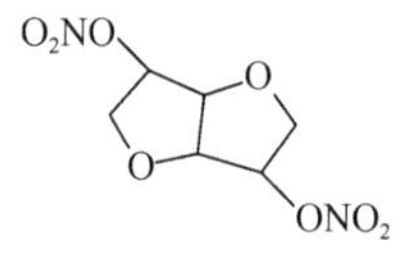

$C_6H_8N_2O_8$　236.14

又名硝异梨酯、消心痛。

本品为白色结晶性粉末;微溶于水,易溶于乙醇、氯仿、丙酮。

本品干燥品较稳定,但在酸、碱溶液中容易水解。遇热或撞击易爆炸,故一般配成10% 乙醇溶液运输或储存。

本品水溶液加入硫酸,再缓缓加入硫酸亚铁试液,液层接界面显棕色。

本品具有扩张冠状动脉作用,是长效抗心绞痛药。临床用于心绞痛、心肌梗死等的缓解和预防。

课堂互动

在运输和储存硝酸酯类药物时,应注意哪些问题?

二、钙阻滞剂

本类药物扩张血管,解除痉挛,又减弱心肌收缩力,减慢心率,降低心肌耗氧量,适用于各型心绞痛。钙阻滞剂按化学结构可分为二氢吡啶类、苯烷胺类、苯并硫氮杂䓬类和二苯哌嗪类。

链　接

钙阻滞剂的作用与用途

钙通道存在于心脏、血管平滑肌和其他组织中,是细胞兴奋时 Ca^{2+} 内流的主要途径。钙阻滞剂具有抑制细胞外 Ca^{2+} 内流的作用,从而扩张血管,减弱心肌的收缩力,减少心肌的耗氧量,并能扩张冠状动脉,增加心肌供氧,故可用于治疗心绞痛。另外,还可用于抗高血压、抗心律失常,是治疗心血管系统疾病的重要药物。

(一) 二氢吡啶类

这类药物是目前临床上特异性最高、作用最强的一类钙阻滞剂。常用的有硝苯地平、尼莫地平、尼群地平、氨氯地平等。

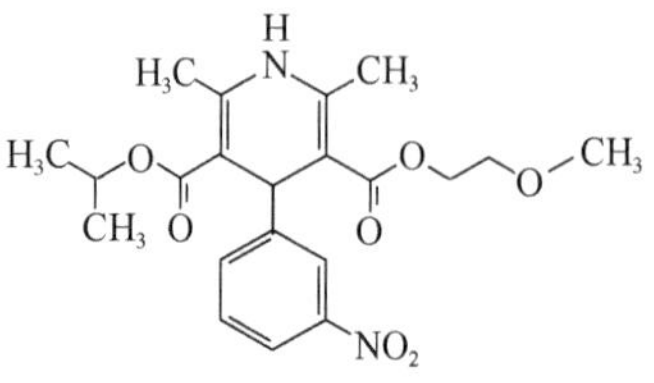

尼莫地平 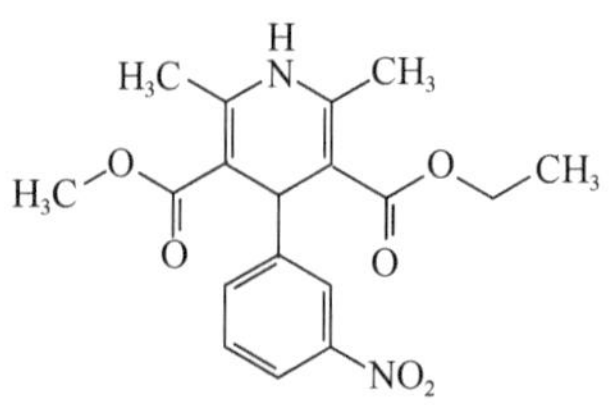　　　　　　尼群地平 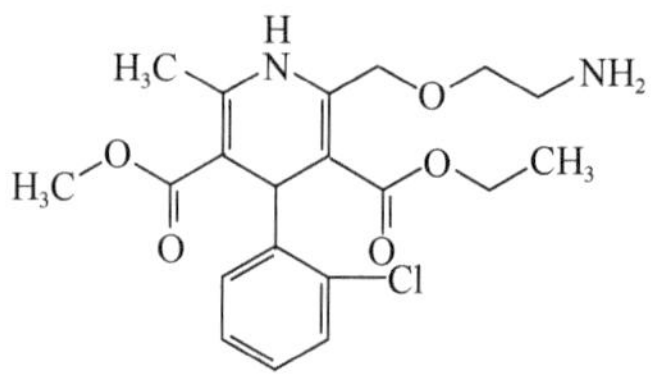　　　　　　氨氯地平

考点:1. 钙阻滞剂的分类、作用机制及代表药物。
2. 硝苯地平的主要性质,硝苯地平、维拉帕米、地尔硫草的作用特点与应用。

硝苯地平 Nifedipine

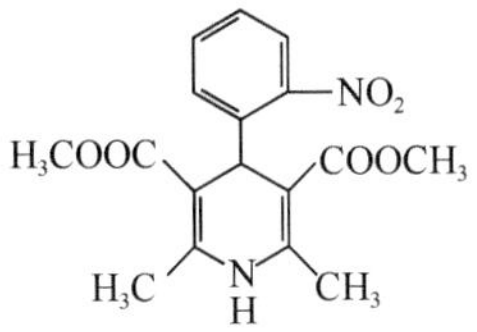

C₁₇H₁₈N₂O₆ 346.34

又名硝苯吡啶、心痛定。

本品为黄色无臭无味的结晶性粉末;极易溶于丙酮、氯仿,溶于乙酸乙酯,微溶于甲醇、乙醇,几乎不溶于水。熔点 172 ~ 174℃。

本品具有硝基苯化合物的鉴别反应,遇氢氧化钠溶液显橙红色。

本品在光照和氧化剂存在条件下,发生光歧化反应,分别生成硝基吡啶类和亚硝基吡啶类的降解产物,对人体有害,故在生产、使用和储存中要避光、密封。

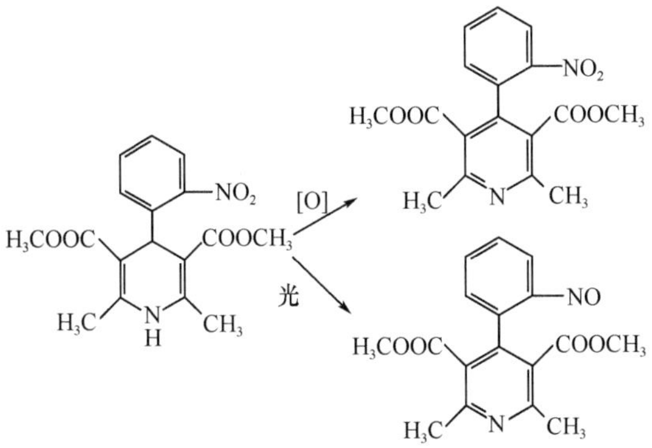

临床主要用于预防和治疗冠心病、心绞痛,对顽固性、重度高血压有一定疗效。

(二) 苯烷胺类

苯烷胺的结构是 1 个碱性的中心氮原子通过连接 2 个烷基而构成的。本类药物主要有维拉帕米。

盐酸维拉帕米 Verapamil Hydrochloride

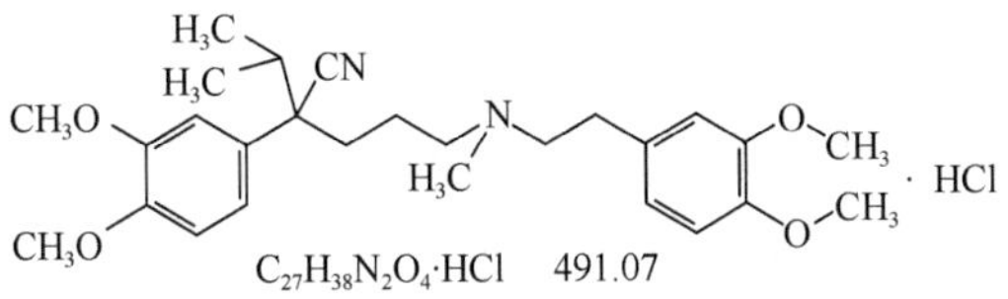

C₂₇H₃₈N₂O₄·HCl 491.07

又名异搏定、戊脉定。

本品为白色结晶性粉末;无臭。易溶于甲醇、乙醇、氯仿,在水中溶解。熔点 141 ~ 145℃。

本品的化学稳定性良好,在酸、碱及光照、加热条件下,均稳定。

维拉帕米为手性化合物,有不对称中心,右旋体活性强,药用品为其外消旋体。

本品含叔胺基,水溶液加硫氰酸铬铵试液,即生成淡红色沉淀。

本品左旋体是临床室上性心动过速患者首选药,右旋体主要用于治疗心绞痛。

(三)苯并硫氮杂䓬类

本类药物是一种高度特异性的钙阻滞剂。代表药物有地尔硫䓬。临床主要用于抗心绞痛、抗心律失常和老年人高血压治疗等。

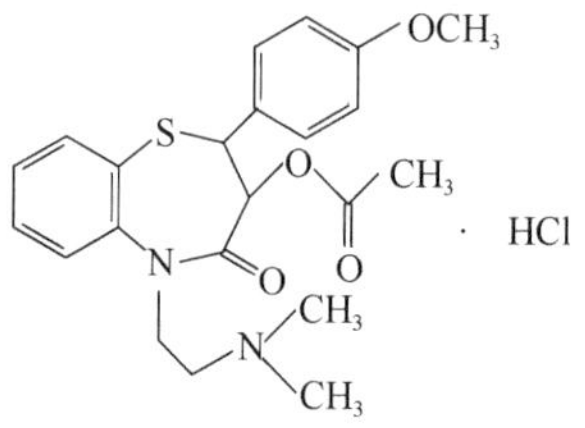

地尔硫䓬

(四)二苯哌嗪类

该类药物对血管平滑肌有直接扩张作用,能显著改善脑循环和冠状循环。主要有氟桂利嗪。

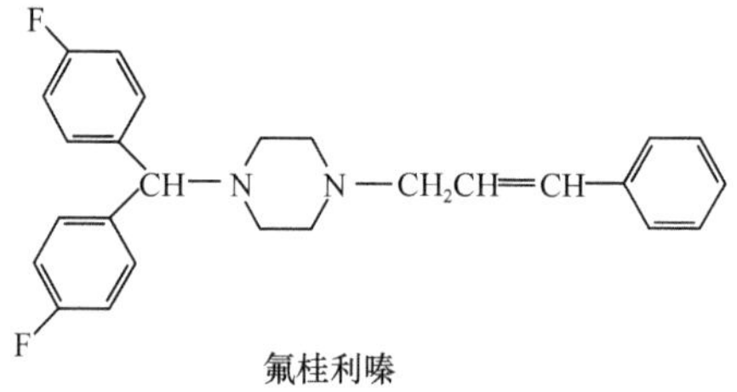

氟桂利嗪

课堂互动

心绞痛形成的主要原因,主要抗心绞痛药物的分类及典型代表药物有哪些?

第4节 抗高血压药

高血压是指体循环动脉血压高于正常血压,可引起头痛、头昏、心悸、失眠等症状。高血压的并发症为出血性脑卒中、心肌梗死、心力衰竭和脑血栓等,并可导致患者死亡和肢体瘫痪。利用抗高血压药能降低血压,减轻高血压引起的多种症状和预防并发症的发生。

血压高低主要取决于心排血量和外周血管阻力两个因素。抗高血压药通过影响其中的一个或两个因素而起到降压作用。目前临床常用的药物有:中枢性降压药、作用于交感神经系统的降压药、血管紧张素转化酶抑制剂、α_1 受体阻滞剂。

一、中枢性降压药

本类药物主要是作用于中枢 α 受体,抑制交感神经冲动的传出,导致血压下降。包括可乐定、甲基多巴。

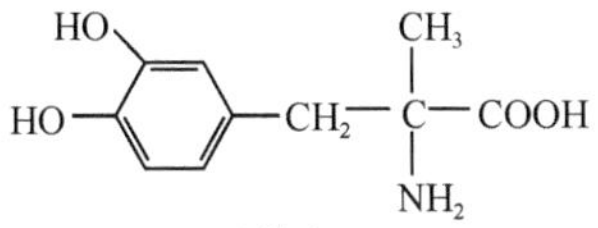

甲基多巴

盐酸可乐定 Clonidine Hydrochloride

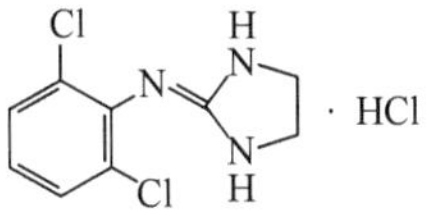

$C_9H_9Cl_2N_3 \cdot HCl$ 266.56

又名氯压定。

本品为白色结晶性粉末;无臭,有苦味。溶于水和无水乙醇、甲醇,难溶于氯仿,不溶于乙醚。

本品的碱性溶液中,加入硝普钠溶液呈紫色,放置后颜色加深。

本品与溴化金溶液可形成不规则叶片状或针状结晶。与苦味酸反应,生成棱柱状结晶。

本品水溶液显氯化物的性质反应。

临床用于降低高血压,降压作用时间较长。也可用于吗啡类药品成瘾的戒断。主要的副作用为口干、便秘、嗜睡、乏力等。副作用多不影响治疗。本品不可突然停药,以免引起交感神经亢进的撤药症状。本品需避光、防潮密闭保存。

考点:可乐定的作用机制与特点。

二、作用于交感神经系统的降压药

本类药物能抑制交感神经递质进入神经末梢囊泡储存而迅速被单胺氧化酶破坏,导致神经末梢递质耗竭,产生温和而持久的降压作用。主要有利血平、胍乙啶。

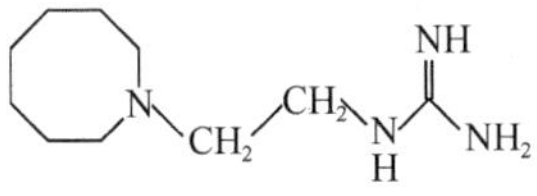

胍乙啶

利血平 Reserpine

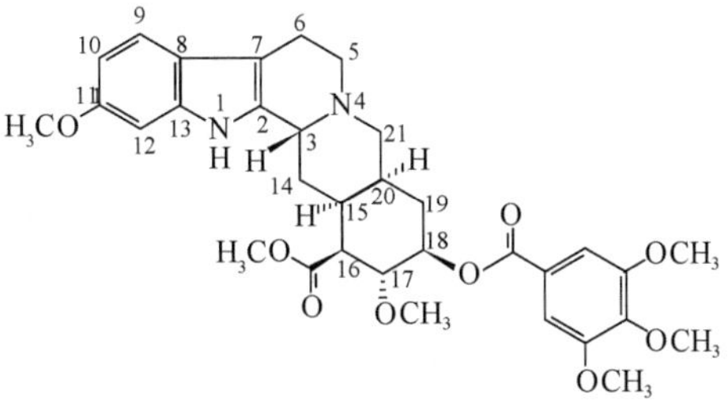

$C_{33}H_{40}N_2O_9$ 608.69

又名蛇根碱、血安平。

本品为白色或淡黄褐色的结晶或结晶性粉末;无臭,几乎无味。略溶于水,易溶于氯仿、二氯甲烷、冰醋酸,溶于甲醇、乙醇、乙醚等。熔点 264~265℃。本品具有旋光性,有弱碱性。

本品为仲胺类生物碱,氮上氢原子可与亚硝酸发生反应,生成黄色的 *N*-硝基仲胺类化合物。

本品在光和热的影响下,C$_3$ 位发生差向异构化,生成 3-异利血平,为无效异构体。

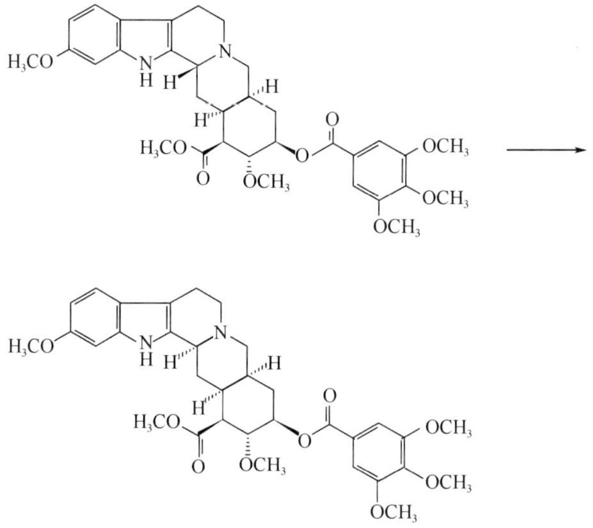

在酸性或碱性条件下,2 个酯键水解,生成利血平酸而失效。

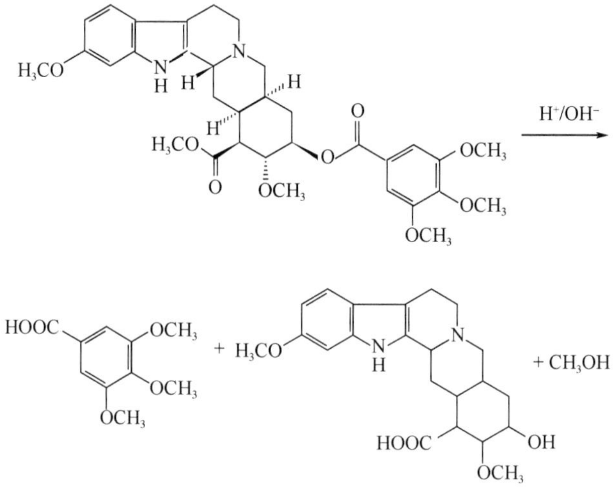

考点:利血平的作用机制、作用特点。

本品在光或氧的催化下,可发生氧化反应,生成 3,4-二去氢利血平,为具有黄绿荧光的黄色物质;进一步氧化生成 3,4,5,6-四去氢利血平,具蓝色荧光;再进一步氧化则生成无荧光的褐色和黄色聚合物。故本品需避光、密封保存。配制注射液要采取措施防止自动氧化和水解的发生。

利血平是神经介质耗竭药,具有温和持久的降压作用,用于早期轻度高血压。利血平能进入中枢神经系统,具有安定作用,故对老年人和有精神病症状的高血压患者尤为适用。但长期使用易导致精神抑郁现象。

链接

利血平的发展史

利血平是一种历史悠久的抗高血压药物,是萝芙木树根(亦称蛇根)提取的几种生物碱之一。在印度,萝芙木根是治疗蛇咬伤和镇静的药物,1918 年发现萝芙木根提取物有抗高血压作用,以后利血平就从提取物中分离和鉴定出来,作为第一个从植物中提取出的抗高血压药物被应用。

课堂互动

简述作用于交感神经系统的降压药的作用机制。

三、 血管紧张素转化酶抑制剂(ACEI)

本类药物主要通过抑制血管紧张素转化酶而抑制血管紧张素的生成,从而产生降压作用。主要包括卡托普利、依那普利等。

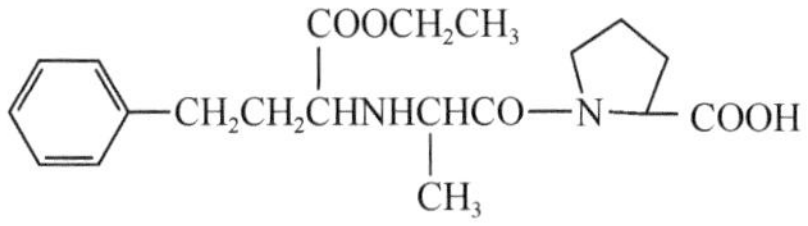

依那普利

卡托普利 Captopril

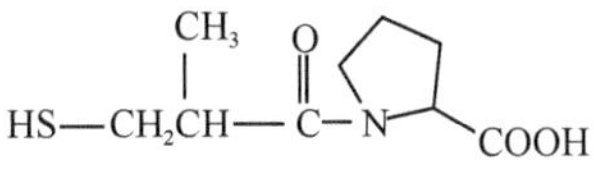

$C_9H_{15}NO_3S$ 217.29

又名开搏通、巯甲丙脯酸。

本品为白色或类白色结晶性粉末;有类似蒜的特臭,味咸;易溶于甲醇、乙醇和氯仿,在水中溶解。本品具有旋光性。

本品是第一个可以口服的 ACEI 转化酶抑制剂。

本品结构中含—SH,具有还原性,见光或在水溶液中,可发生自动氧化反应,生成二硫化物。加入螯合剂或抗氧剂可延缓氧化。

本品与亚硝酸钠和硫酸反应,与亚硝酸发生酯化反应生成红色的亚硝酰硫醇酯。

本品用于高血压和充血性心力衰竭。常与小剂量利尿药合用,可提高降压效果。

四、 血管紧张素Ⅱ(ATⅡ)受体阻滞剂

本类药物是 20 世纪 90 年代研发出来的一类新型抗高血压药,能直接抑制血管紧张素Ⅱ受体,称为 ATⅡ受体阻滞剂。氯沙坦(Losartan)是第一个上市的 ATⅡ受体阻滞剂。

考点:卡托普利的结构特点与主要性质,卡托普利、氯沙坦的作用特点。

氯沙坦　　Losartan

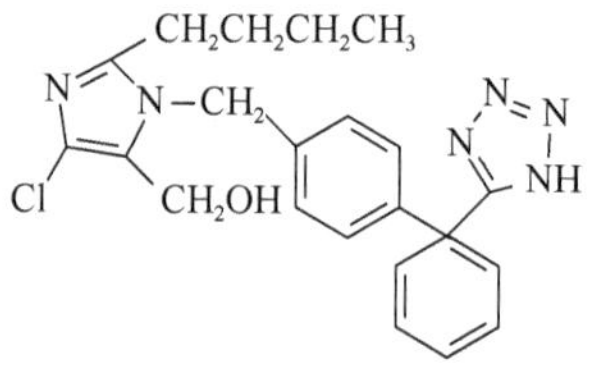

$$C_{22}H_{23}ClN_6O \quad 422.91$$

又名洛沙坦、科素亚。

本品为淡黄色的结晶。中等强度的酸,其 pK_a 5 ~ 6,能与碱成盐,其钾盐已药用。熔点为 183.5 ~ 184.5℃

本品疗效与常用的 ACEI 相似,具有良好的抗高血压、抗心肌肥厚、抗心衰、抗利尿作用,无 ACEI 的干咳副作用。

课堂互动

ACEI 和 AT II 受体阻滞剂降压作用的机制是什么?其结构特点与化学稳定性之间有何关系?

第5节　抗心律失常药

心律失常是指心跳频率和节律的异常,是心血管系统常见的临床病症。一般按心律失常时心搏频率的快慢将心律失常分为两类:缓慢型心律失常和快速型心律失常。本节主要介绍快速型心律失常治疗药物。

本类药物按作用机制可分为四类:钠通道阻滞剂、β 受体阻滞剂、延长动作电位时程药、钙通道阻滞剂(钙阻滞剂)。

一、　钠通道阻滞剂

本类药主要有盐酸普鲁卡因胺、盐酸美西律等。

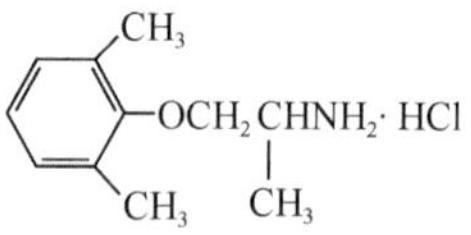

盐酸美西律

盐酸普鲁卡因胺　　Procainamide Hydrochloride

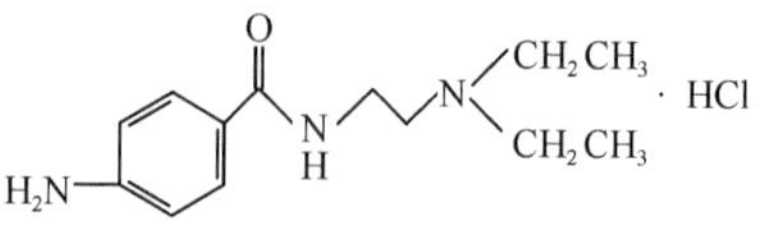

$$C_{13}H_{21}N_3O \cdot HCl \quad 271.79$$

又名盐酸奴佛卡因胺。

本品为白色无臭结晶性粉末;易吸潮。易溶于水,溶于乙醇、丙二醇,略溶于氯仿、丙酮。熔点 165 ~ 169℃。

本品结构中具有芳伯胺基,可发生重氮化-偶合反应显红色;易被空气中的氧气等氧化变色,在配制注射剂时可加入亚硫酸氢钠作为抗氧剂。

本品结构中的芳酰胺用过氧化氢处理转变为异羟肟酸,再与三氯化铁反应生成异羟肟酸铁而显紫红色。

本品在酸性水溶液中或长期放置后水解为对氨基苯甲酸和二乙氨基乙胺,但比普鲁卡因稳定,在储存期间易氧化变色。

本品水溶液显氯化物的性质反应。

本品适用于阵发性心动过速、期前收缩、心房颤动等。

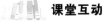 **课堂互动**

钠通道阻滞剂的药物有哪些?其作用特点是什么?

考点:盐酸普鲁卡因胺的结构、主要性质和用途,盐酸胺碘酮的主要性质、作用特点与用途。

二、 延长动作电位时程药

本类药物又称为钾通道阻滞剂或复极化抑制药,当心肌细胞的钾通道被阻滞时,K^+外流速率减慢,使心律失常消失,恢复窦性心率。主要有盐酸胺碘酮等。

盐酸胺碘酮　Amiodarone Hydrochloride

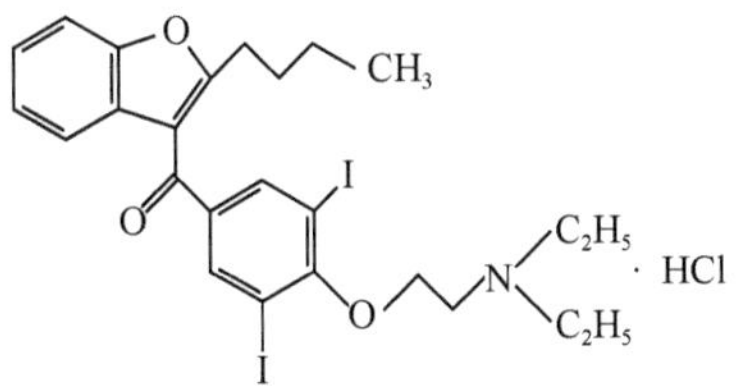

$C_{25}H_{29}I_2NO_3 \cdot HCl$　681.78

又名乙胺碘呋酮、胺碘达隆。

本品为白色或类白色结晶性粉末;无臭、无味。易溶于氯仿、甲醇,溶于乙醇,微溶于丙酮,难溶于水。熔点 158 ~ 162℃。

本品结构中的羰基可和2,4-二硝基苯肼反应生成黄色的苯腙衍生物沉淀。本品与硫酸共热,有紫色的碘蒸气产生。

本品是广谱抗心律失常药。适用于成人或儿童因各种原因引起的室上性和室性心律失常。

课堂互动

钾通道阻滞剂主要药物有哪些?有哪些化学方法可用于鉴别该药?

小结

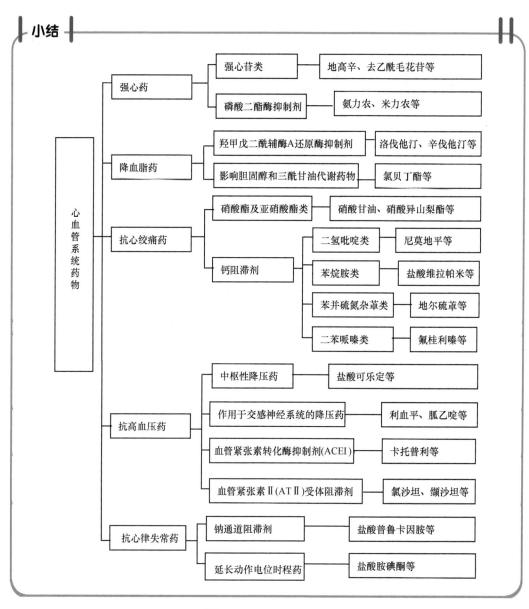

 目标检测

一、选择题

（一）A型题（单项选择题）

1. 洛伐他汀主要用于治疗
   - A. 高三酰甘油血症
   - B. 高胆固醇血症
   - C. 高磷脂血症
   - D. 心绞痛
   - E. 心律失常

2. 氯贝丁酯又名
   - A. 舒降酯
   - B. 普伐他汀
   - C. 安妥明
   - D. 双贝特
   - E. 普鲁脂芬

3. 在光的作用下可发生光化学歧化反应的药物是
   - A. 非诺贝特
   - B. 卡托普利
   - C. 利血平
   - D. 硝苯地平
   - E. 硫酸胍乙啶

4. 结构中含有—SH，可被自动氧化生成二硫化合物的抗高血压药是
   - A. 硝苯地平
   - B. 卡托普利
   - C. 利血平
   - D. 硫酸胍乙啶
   - E. 盐酸可乐定

5. 下列关于卡托普利的叙述错误的是

A. 又名巯甲丙脯酸

B. 有类似蒜的特臭

C. 具左旋性

D. 具氧化性

E. 能与亚硝酸作用生成亚硝酰硫醇酯显红色

6. 下列关于利血平的叙述错误的是

A. 为吲哚生物碱

B. 易被氧化变色

C. 在酸性下比在碱性下更易水解

D. 在光、热的影响下 C_3 位上能发生差向异构化

E. 为抗高血压药

7. 下列关于盐酸胺碘酮的叙述错误的是

A. 又名胺碘达隆

B. 可与2,4-二硝基苯肼作用生成黄色苯腙衍生物

C. 与硫酸共热可分解产生氯气

D. 应遮光、密封保存

E. 为抗心律失常药

8. 硝苯地平又称

A. 消心痛　　　B. 安妥明

C. 心痛定　　　D. 可乐定

E. 血安平

9. 利血平的水溶液在酸碱催化下可使2个酯链断裂水解生成

A. 3,4-二去氢利血平

B. 3,4,5,6-四去氢利血平

C. 利血平酸

D. 3-异利血平

E. 以上都不是

10. 硝苯地平的性质与下列哪条不符

A. 为黄色结晶性粉末

B. 几乎不溶于水

C. 遇光不稳定

D. 与氢氧化钠液显橙红色

E. 强热或撞击会发生爆炸

11. 结构含有吲哚环的药物是

A. 利血平　　　B. 卡托普利

C. 硝苯地平　　D. 盐酸可乐定

E. 硫酸胍乙啶

12. 下列属于强心药的是

A. 硝苯地平　　B. 地高辛

C. 卡托普利　　D. 普萘洛尔

E. 利血平

(二)B型题(配伍选择题)

(13~17题共用备选答案)

A. 苯氧烷酸类

B. β受体阻滞剂

C. 羟甲戊二酰辅酶A还原酶抑制剂

D. 血管紧张素转化酶抑制剂

E. 钙阻滞剂

13. 盐酸普萘洛尔

14. 卡托普利

15. 氯贝丁酯

16. 洛伐他汀

17. 盐酸维拉帕米

(18~22题共用备选答案)

A. 水解后生成对氯苯氧异丁酸和乙醇

B. 又名心得安

C. 能有效阻止内源性胆固醇合成

D. 有挥发性,遇热或撞击下易爆炸

E. 可发生光化学歧化反应

18. 硝酸甘油

19. 硝苯地平

20. 普萘洛尔

21. 氯贝丁酯

22. 洛伐他汀

(23~27题共用备选答案)

A. 中枢性降压药

B. 受体阻滞剂

C. 作用于交感神经系统的降压药

D. 血管紧张素转化酶抑制剂

E. 延长动作电位时程的药物

23. 盐酸胺碘酮

24. 利血平

25. 卡托普利

26. 盐酸哌唑嗪

27. 盐酸可乐定

(28~32题共用备选答案)

A. 普鲁卡因胺　　B. 普鲁卡因

C. 两者均可　　　D. 两者均不可

28. 抗心律失常药

29. 局部麻醉药

30. 具有酯的结构

31. 发生重氮化-偶合反应

32. 发生维他立反应

(三)X型题(多项选择题)

33. 常用的降血脂药有

A. 硝酸甘油　　　B. 氯贝丁酯

C. 硝酸异山梨酯　　D. 洛伐他汀

E. 吉非罗齐

34. 抗心绞痛药主要包括

A. 硝酸酯及亚硝酸酯类

B. 苯氧烷酸类

C. 钙阻滞剂

D. β 受体阻滞剂

E. 血管紧张素转化酶抑制剂

35. 利血平具有下列哪些性质

A. 在光照条件下,可发生差向异构化

B. 可发生重氮化-偶合反应

C. 在碱性条件下不稳定,易水解

D. 为白色或淡黄褐色的结晶或结晶性粉末

E. 与茚三酮试液反应产生紫色

二、填空题

1. 氯贝丁酯具有酯的性质,在_____条件下与羟胺生成异羟肟酸钾,再经_____后,加 1%三氯化铁水溶液,则生成异羟肟酸铁,显紫色。

2. 羟甲戊二酰辅酶 A 还原酶抑制剂能有效地阻止内源性_____的合成,故能显著地降低血

中_____的水平。

3. 目前防治心绞痛的药物主要有_____、_____、_____和其他类。

4. 卡托普利又名_____,分子中含有_____,具有还原性,见光或在水溶液中可发生自动氧化生成_____化合物。

5. 硝苯地平又名_____,遇光极不稳定,分子内部发生光化学_____反应,降解为_____衍生物。

6. 利血平在光照和氧气存在下极易被_____,色渐变深。其最初产物为_____利血平,为黄色物质,具有_____荧光,进一步氧化生成_____利血平,有_____荧光,再进一步被氧化则生成无荧光的褐色和黄色_____。

三、简答题

1. 硝苯地平为何在生产、使用及储存中应注意遮光?

2. 简述影响利血平稳定性的因素。

四、分析题

写出氯贝丁酯的结构,试讨论用何种化学方法鉴别。

(邓红华)

第 9 章 抗感染药

抗感染药物系指具有杀灭或抑制各种病原微生物的作用,可以口服、肌内注射、静脉注射等全身应用的各种抗生素、磺胺类和喹诺酮类药及其他化学合成药的总称。自从磺胺类药物和青霉素问世以来,抗感染药发展迅速,为人类治疗感染性疾病发挥了重要作用,在临床上得到了广泛的应用。本章主要讨论磺胺类药物、喹诺酮类药物、抗结核病药、抗真菌药、抗病毒药和抗寄生虫药。

第 1 节 磺胺类药物

磺胺药物最早并不用于治疗疾病,而在工业上作为染料使用。直到 1932 年因发现偶氮染料有防止细菌感染的作用,才开启了人们对磺胺类药物的抗菌作用研究。这类药物从发现、应用到作用机制学说的建立,只用了十几年的时间。

一、 磺胺类药物的结构、分类与构效关系

(一) 结构
磺胺类药物都是对氨基苯磺酰胺(简称磺胺)的衍生物,此类药物的结构通式为:

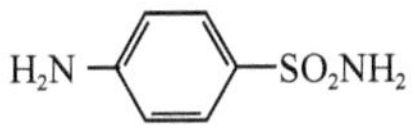

$$H_2N-\!\!\bigcirc\!\!-SO_2NH_2 \qquad R_1-\overset{4}{N}H-\!\!\bigcirc\!\!-\overset{1}{SO_2}NH-R_2$$

对氨基苯磺酰胺 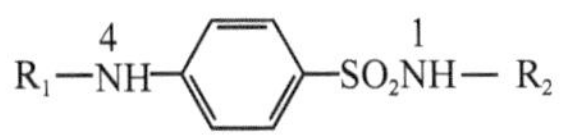 　　　　　磺胺类药物结构通式

其中 R_1 多为氢原子,R_2 多为杂环,如嘧啶、异噁唑等,杂环上常有甲基或甲氧基取代。

(二) 分类
磺胺类药物的分类通常是根据临床感染部位不同而分类的,通常可分为三大类:①局部感染用磺胺药;②全身性感染用磺胺药;③肠道感染用磺胺药。全身性感染用磺胺药根据药物在体内作用时间长短不同又可分为三类,即短效磺胺药、中效磺胺药、长效磺胺药。

(三) 构效关系

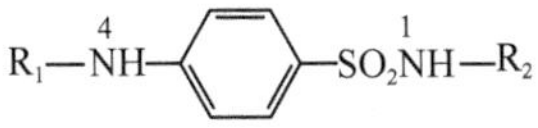

$$R_1-\overset{4}{N}H-\!\!\bigcirc\!\!-\overset{1}{SO_2}NH-R_2$$

(1) 对氨基苯磺酰胺是产生抗菌作用的基本结构。而且氨基和磺酰胺基必须处于对位。

(2) 在苯环上的其他位置引入其他任何取代基,或苯环用其他杂环代替时,其抗菌作用会降低或丧失。

（3）芳香第一胺是抗菌活性的必需基团，N₄ 氨基上的一个氢被其他基团取代，则必须在体内代谢成芳香第一胺才有效，否则无效。

（4）N₁ 上的氢单取代可使药物的活性增加，抑菌作用多较磺胺强。其中以杂环取代的衍生物具有较好的疗效和较小的毒性，如噻唑、噁唑、嘧啶、吡嗪等。杂环上有取代时，以甲基、甲氧基最常见。

二、 磺胺类药物的理化性质

案例 9-1

某医院有一部分磺胺嘧啶的拆零片剂，放在药袋中一段时间后，其外观颜色略微有些变黄，但此药品尚在有效期内。

问题：

1. 质量合格磺胺嘧啶是什么颜色和状态的物质？

2. 此药品能否给患者使用？应如何判断药品合格与否？

3. 磺胺嘧啶从结构上分析，稳定性如何？可能发生什么变化？

4. 磺胺嘧啶能否制备成注射液使用？

5. 磺胺嘧啶从结构上分析，有哪些鉴别方法？

考点：磺胺类药物的基本结构、理化性质。

磺胺类药物多为白色或淡黄色结晶或结晶性粉末。无臭无味。难溶于水，能溶于丙酮或乙醇中，具有一定熔点。磺胺类药物的化学性质主要从结构上表现出来。

（一）磺酰胺基的性质

1. 酸性 磺胺类药物分子中的磺酰胺基上的氢呈酸性，可溶于碱溶液中生成水溶性的盐。临床上常用其钠盐的水溶液，如磺胺嘧啶钠注射液、磺胺醋酰钠滴眼液等。酸性弱于碳酸（$pK_a 6.37$）的磺胺类药物的钠盐水溶液易吸收空气中的二氧化碳而析出沉淀，因此配制使用其钠盐注射液时应注意，同时应避免与酸性药物配伍。

2. 重金属离子取代反应 磺酰胺基上的氢原子可以被某些金属离子（如铜、钴、银等）取代，生成不同颜色的金属盐沉淀。不同的磺胺类药物与硫酸铜试液反应可生成不同颜色的铜盐沉淀，见表9-1。

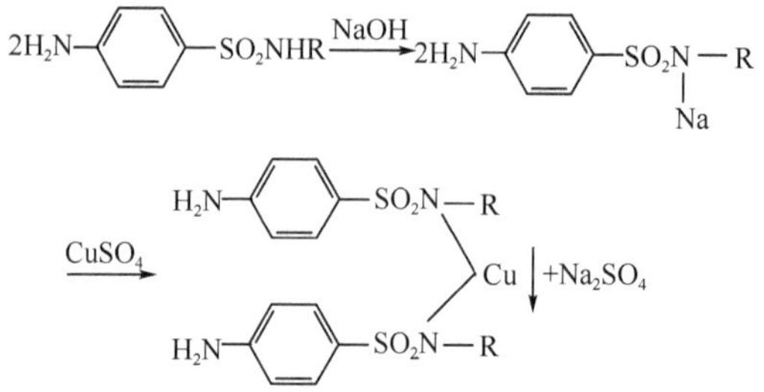

表9-1　常见磺胺类药物铜盐沉淀颜色表

药物名称	铜盐沉淀颜色
磺胺	绿蓝色→蓝色
磺胺嘧啶	黄绿色→紫色
磺胺甲噁唑	草绿色
磺胺甲基嘧啶	橄榄绿→暗灰色
磺胺醋酰钠	蓝绿色

（二）芳香第一胺基的性质

1. 弱碱性　芳香第一胺基呈弱碱性,可与酸生成不稳定的盐。

2. 自动氧化反应　含芳香第一胺基的磺胺类药物,其钠盐易发生自动氧化,氧化产物多为有色的偶氮化合物和氧化偶氮化合物。因此磺胺类药物的钠盐注射液在配制过程中需加硫代硫酸钠作抗氧剂,安瓿内充氮气以隔绝空气。

3. 重氮化-偶合反应　磺胺类药物含有芳香第一胺基(或水解后产生),在酸性溶液中与亚硝酸钠进行重氮化反应生成重氮盐,在碱性条件下与β-萘酚偶合,生成橙红色偶氮化合物,可用于鉴别。

4. 与芳醛缩合反应　芳香第一胺基能与多种芳醛(如香草醛、对二甲氨基苯甲醛等)缩合成有色的希夫碱。

三、代表药物和抗菌增效剂

磺胺嘧啶（SD）　Sulfadiazine

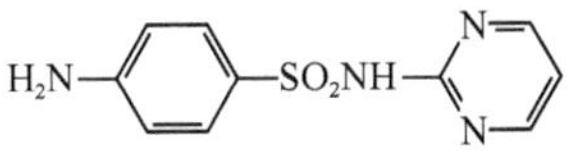

$C_{10}H_{10}O_2N_4S$　250.8

本品为白色或类白色的结晶或粉末;无臭,无味。微溶于乙醇或丙酮,几乎不溶于水,易溶于氢氧化钠试液和氨试液,能溶于稀盐酸溶液。

本品遇光易氧化变色,色渐变暗。

本品具有芳香第一胺基,可发生重氮化-偶合反应,生成橙红色沉淀。

本品的钠盐与硫酸铜试液生成黄绿色沉淀,放置后变为紫色。

本品可与钠离子或银离子反应生成磺胺嘧啶钠或磺胺嘧啶银作为药用。磺胺嘧啶钠可制注射液,磺胺嘧啶银可外用,治疗烧伤、烫伤的感染。

本品抗菌作用强,口服吸收完全,血药浓度较高,药物易于渗入脑液,副作用和毒性较小,为治疗和预防流行性脑脊髓膜炎的首选药。

磺胺甲噁唑（SMZ）　Sulfamethoxazole

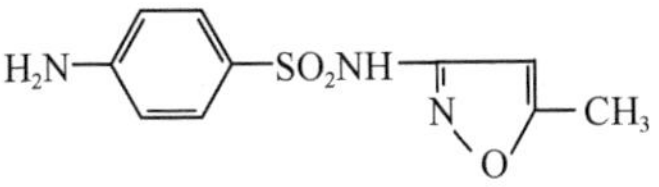

$C_{10}H_{11}N_3O_3S$　253.28

考点:磺胺嘧啶、磺胺甲噁唑的结构特点、主要性质、用途,甲氧苄啶的用途。

本品为白色结晶性粉末;无臭,味微苦。几乎不溶于水,略溶于乙醇,易溶于稀盐酸、氢氧化钠试液和氨试液。熔点为 168 ~ 172℃。

本品具芳香第一胺基,遇光易氧化生成偶氮化合物和氧化偶氮化合物而变黄并逐渐加深。

本品具有芳香第一胺基,可发生重氮化-偶合反应,生成橙红色沉淀。

本品的钠盐水溶液与硫酸铜试液作用,产生草绿色铜盐沉淀。

本品主要用于尿路、呼吸道、外伤及软组织感染等。常制成片剂口服,若与甲氧苄啶合用抗菌效果更佳。

链 接

磺胺甲噁唑体内乙酰化

磺胺甲噁唑在体内乙酰化率较高,乙酰化物溶解度较小,容易在泌尿系统析出结晶,引起血尿等症状。长期使用本品,应与碳酸氢钠(小苏打)同服,以碱化尿液,提高乙酰化物在尿中的溶解度。

甲氧苄啶(TMP) Trimethoprim

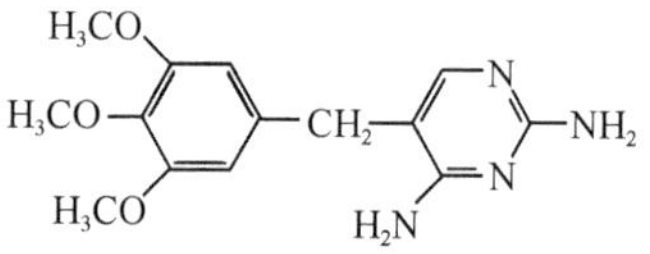

$C_{14}H_{18}N_4O_3$ 290.32

本品为白色或类白色结晶性粉末;无臭,味苦。几乎不溶于水,微溶于乙醇或丙酮,易溶于冰醋酸。熔点为 199 ~ 203℃。

本品的醇溶液加稀硫酸和碘试液,即生成棕褐色沉淀。

本品为抗菌增效剂,与磺胺类药物和某些抗生素合用可产生协同作用,临床上常与磺胺甲噁唑合用制成复方新诺明使用。

第2节 喹诺酮类抗菌药

考点:喹诺酮药物的结构特点、主要性质,诺氟沙星的结构特点、性质和用途,氧氟沙星、盐酸环丙沙星的用途。

喹诺酮类抗菌药是近年来发展非常迅速的一类新型抗菌药,从 1962 年发现萘啶酸至今,已经合成出了十多万个喹诺酮类化合物,临床常用的有二十几个喹诺酮类药物,因为此类药物具有抗菌谱广,毒副作用小,合成简单、经济的特点,已成为抗菌药中非常重要的一类。

一、分类、结构特点与理化性质

(一) 分类

喹诺酮类药物按抗菌谱和抗菌活性强弱可以分为四代:

第一代喹诺酮类药物主要有萘啶酸等。其特点是抗菌谱较窄,对治疗当时耐抗生素的革兰阴性菌感染发挥了一定作用,而对革兰阳性菌和铜绿假单胞菌几乎无效,在体内易被代谢,仅用于治疗尿路及肠道、胆道的感染。

第二代喹诺酮类药物主要有吡哌酸。其特点是在体内较稳定,抗菌谱有所扩大,特别是对尿路和肠道感染疗效增强,而且毒性低、副作用小,主要用于泌尿道、肠道及耳鼻喉科感染等。

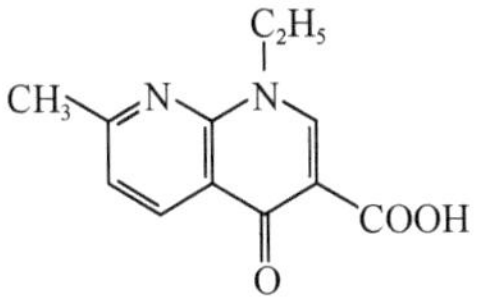

萘啶酸 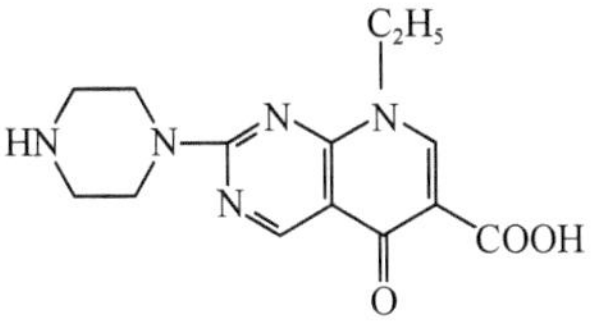   吡哌酸

第三代喹诺酮类药物主要有诺氟沙星(氟哌酸)、氧氟沙星(氟嗪酸)、环丙沙星(环丙氟哌酸)等十多种。其特点是抗菌谱更广,这类药物不仅对革兰阴性菌有明显的抑制作用,而且对革兰阳性菌、支原体、衣原体等均显示出较强的活性。其易吸收、组织分布好,可用于全身型的细菌感染疾病的治疗,是当前最常用的合成抗菌药。

第四代喹诺酮类药物主要有莫西沙星和加替沙星,是一类将环丙沙星的8位引入甲氧基而得到的衍生物。其特点是保留了对革兰阴性菌强大的抗菌作用,同时增强了抗革兰阳性菌、支原体、衣原体和立克次体的活性,为喹诺酮类药物的发展打开了更广阔的空间。

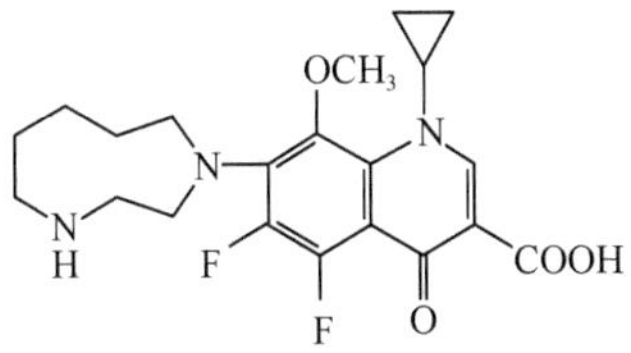

莫西沙星 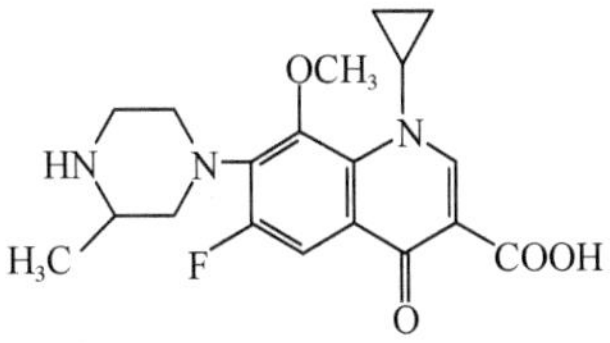   加替沙星

(二)结构特点与理化性质

归纳本类药物的结构,可概括为以下基本结构通式:

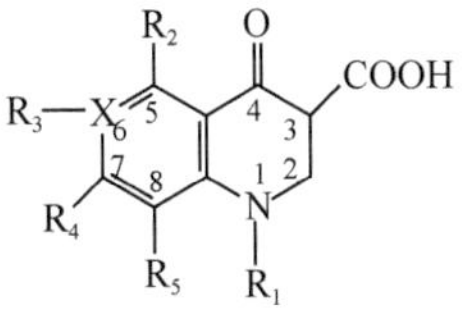

该类药物的基本母核结构上1位为可取代的氮原子,3位羧基,4位羰基,6位往往为氟原子,其他位可以有不同的取代基。

案例 9-2

药师在给患者交代诺氟沙星胶囊的服用方法时,强调该药最好与食物同服(如果与大量食物同服时,最好饭后15分钟时服用),但不宜与大量牛奶、菠菜等含钙、铁等丰富的食物同服。

问题:

1. 医生有必要给患者说明以上的服用方法吗?

2. 该类药物含有何种结构造成对胃肠道的刺激?

3. 从结构上分析,该类药物与钙、铁等金属离子会发生什么反应?

由于本类药物含有 3 位羧基、4 位羰基及杂环,具有以下主要理化性质:

（1）本类药物含有羧基,显酸性。在水中溶解度小,但可溶于碱性水溶液中。

（2）本类药物遇光照可分解,对患者产生光毒性反应,应采取避光措施。

（3）本类药物结构中 3 位羧基、4 位羰基,易与金属离子如钙、镁、铁等离子生成配合物,不仅降低药效,时间较长可造成体内的金属离子流失。

课堂互动

分析为什么喹诺酮类代表药物说明书中,强调 18 岁以下患者禁用?

二、 喹诺酮类代表药物

诺氟沙星　Norfloxacin

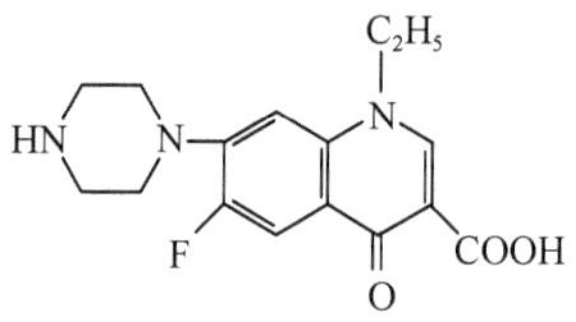

$C_{16}H_{18}FN_3O_3$　319.24

又名氟哌酸。

课堂互动

从结构上分析,诺氟沙星应该具有什么样的性质?

本品为类白色至淡黄色结晶性粉末;无臭,味微苦。极微溶于水,略溶于二甲基甲酰胺,易溶于盐酸、乙酸或氢氧化钠溶液。

本品性质较稳定,但在光照下能发生分解,产生的分解产物造成对人体的毒性。

本品与铁离子反应显红棕色。

本品主要用于治疗敏感菌所致泌尿生殖系统、胃肠道及盆腔等的感染,也可用于耳鼻喉、皮肤和软组织的感染。

氧氟沙星 Ofloxacin

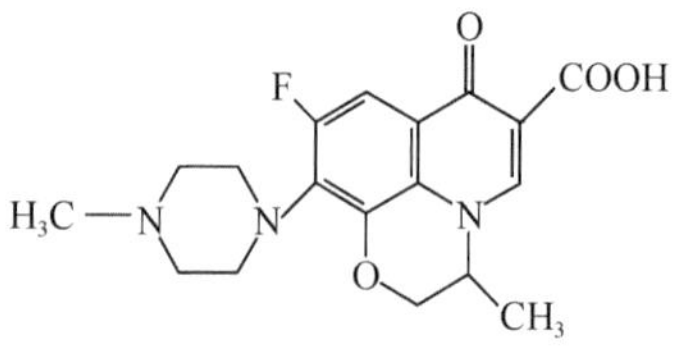

$C_{18}H_{20}FN_3O_4$　361.38

本品为白色至微黄色结晶性粉末;无臭,味苦。难溶于水,易溶于冰醋酸,微溶于甲醇中,略溶于氯仿、稀酸或氢氧化钠溶液。

本品稳定性与诺氟沙星相似,遇光渐变色。

本品的抗菌谱与抗菌活性和环丙沙星基本相同,口服效果较好。

左氧氟沙星

左氧氟沙星,又名左旋氟嗪酸,是氧氟沙星的左旋光学异构体,最早是由日本第一制药株式会社开发上市,其抗菌活性是氧氟沙星的2倍,毒副作用小,水溶性是其8倍,更适合制成注射剂,是第三代喹诺酮类抗菌药中的优秀品种之一。

盐酸环丙沙星 Ciprofloxacin Hydrochloride

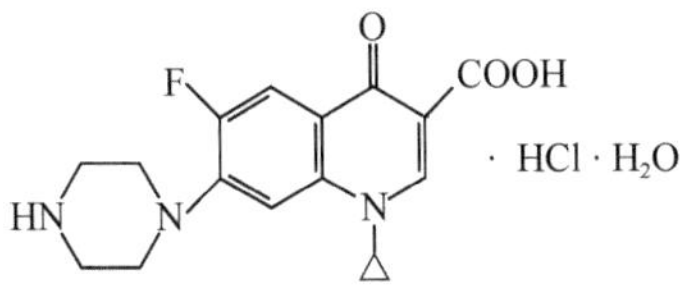

$C_{17}H_{18}FN_3O_3 \cdot HCl \cdot H_2O$ 385.82

本品为白色或微黄色结晶性粉末;无臭,味微苦。能溶于水,易溶于盐酸或氢氧化钠,微溶于甲醇,极微溶解于乙醇。熔点308~310℃。

本品稳定性较好,在室温保存5年未发现异常。但其水溶液受热或长时间光照后,可检测出哌嗪开环产物和脱羧产物。

本品溶液与丙二酸和醋酐反应,显红棕色。

本品主要用于泌尿生殖系统、胃肠道、骨关节和皮肤软组织感染外,还可用于治疗淋病、肺炎和败血症等。

第3节 抗结核病药

结核病是由结核杆菌感染引起的一种常见的慢性传染性疾病。机体的各组织器官(如肺、脑、骨和皮肤等)都可被感染,其中以肺结核最为常见。治疗结核病的药物称为抗结核病药。由于结核杆菌较一般的细菌生长周期长,所以用药周期长,因而抗结核病药易产生耐药性。

一、抗生素类抗结核病药

抗生素类抗结核病药主要有硫酸链霉素、利福霉素类等。链霉素是第一个发现的氨基糖苷类抗生素,它是由灰色链丝菌发酵产生的抗生素,为抗结核常用药物。

考点:硫酸链霉素的主要性质,异烟肼、对氨基水杨酸钠的结构、性质、用途。

硫酸链霉素 Streptomycin Sulfate

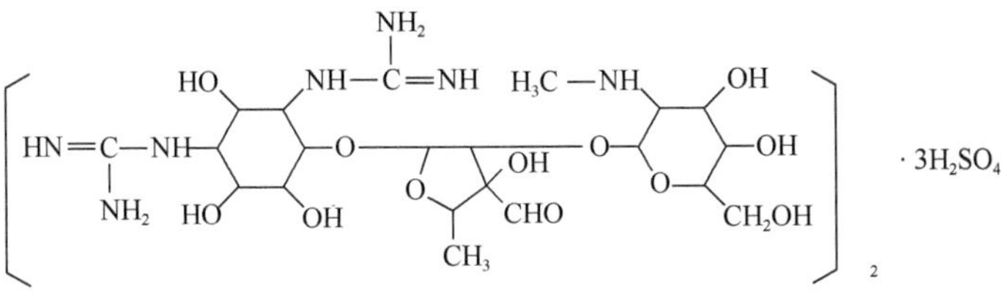

$(C_{21}H_{39}N_7O_{12})_2 \cdot 3H_2SO_4$ 1457.40

案例 9-3

某医院一名护士去上班,发现有一支已经配好的硫酸链霉素注射液,瓶口敞开放在注射室的桌子上,此时正好有一名结核患者来治疗,这名护士就将这支硫酸链霉素注射液给这位患者做了注射。

问题:

1. 硫酸链霉素注射剂应该是什么状态的物质?
2. 这名护士的行为是否正确?为什么?
3. 硫酸链霉素从结构上分析,稳定性如何?容易发生什么变化?
4. 配制硫酸链霉素是否可以用葡萄糖溶液作溶剂?

链霉素是由链霉胍、链霉糖和 N-甲基葡萄糖胺组成。其分子结构中有 3 个碱性中心,能和各种酸成盐,临床上常用其硫酸盐。

本品为白色或类白色粉末;几乎无臭,味微苦,有引湿性。易溶于水,几乎不溶于乙醚,不溶于乙醇或氯仿。

本品的干燥品在室温条件下性质较稳定,潮解后易变质。过酸或过碱均能水解失效,最稳定 pH 为 5.0~7.5。

本品在碱性下水解产生的链霉糖经脱水和分子重排生成麦芽酚,麦芽酚在酸性条件下与三价铁离子作用,生成紫红色配合物。

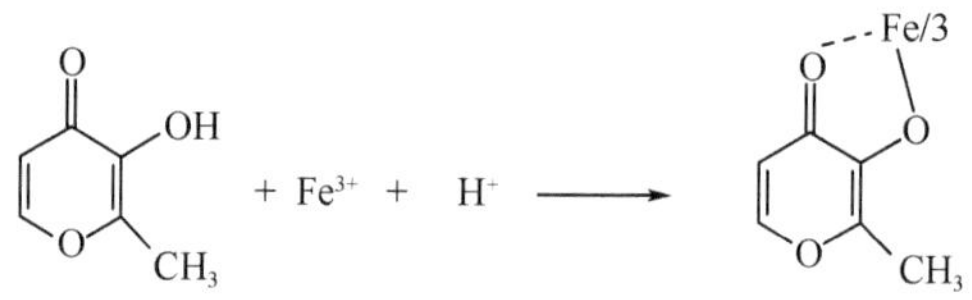

$$\text{(结构式)} + Fe^{3+} + H^+ \longrightarrow \text{(紫红色配合物)}$$

本品加氢氧化钠试液后发生水解生成链霉胍,加 8-羟基喹啉乙醇液和次溴酸钠试液,显橙红色,称为坂口反应。

链霉素分子中具有醛基,易被氧化剂氧化成链霉素酸而使链霉素失效,也可被还原剂(如葡萄糖、维生素 C 等)还原成双氢链霉素,使药物的毒性增加。

本品在酸性条件下可水解生成链霉胍和链霉双糖胺;链霉双糖胺可进一步水解生成链霉糖和 N-甲基葡萄糖胺。

$$C_{21}H_{69}N_7O_{12} \xrightarrow[\text{H}_2\text{O}]{\text{H}^+} \text{(水解产物)}$$

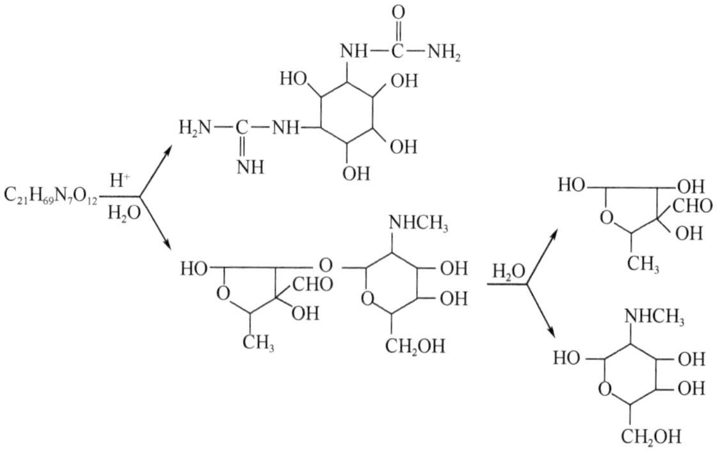

本品主要用于治疗各种结核病,对结核杆菌有很好的疗效,对肠道感染、尿道感染和败血症也有效。但易产生耐药性,对第Ⅷ对脑神经有损害,严重的可能产生眩晕、耳聋等。一般制成粉针剂,临用前溶解。

利福平 Rifampicin

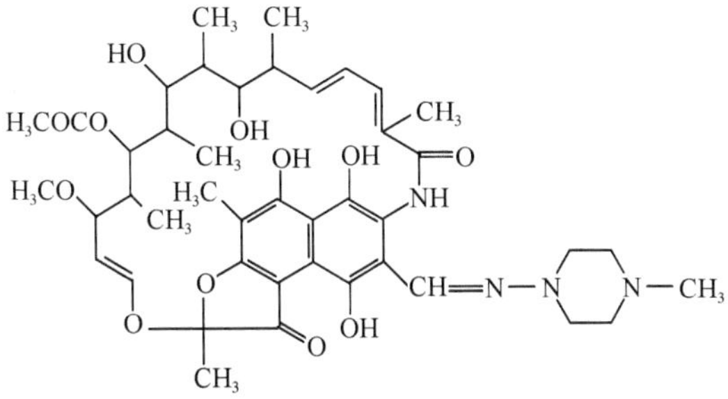

$C_{43}H_{58}N_4O_{12}$ 822.95

本品为鲜红色或暗红色的结晶性粉末;无臭,无味。几乎不溶于水,能溶于甲醇,易溶于氯仿。

本品分子具有1,4-萘二酚结构,有还原性,遇光易变质,在碱性条件下易被氧化成醌类化合物而使疗效降低。在强酸中易发生水解。因此本品的pH应控制在4.0~6.5。

本品的盐酸溶液加入亚硝酸钠,溶液由橙色变为暗红色。这是因为本品具有还原性,能被亚硝酸氧化成醌型化合物而变色。

本品主要用于各种结核病,与异烟肼、乙胺丁醇合用有协同作用,同时降低耐药性。也可用于治疗沙眼和麻风病。服药后尿、唾液、汗液等排泄物均可显橘红色。

二、 合成类抗结核病药

合成类抗结核病药主要包括对氨基水杨酸钠、异烟肼和盐酸乙胺丁醇等。

对氨基水杨酸钠 Sodium Aminosalicylate

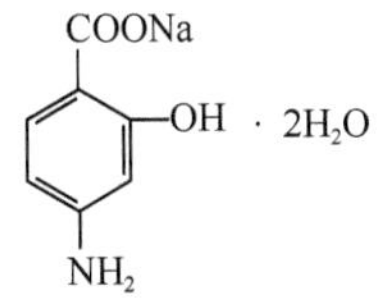

$C_7H_6NNaO_3 \cdot 2H_2O$ 211.14

本品为白色或类白色的结晶性或结晶性粉末;无臭,味甜带咸。易溶于水,不溶于乙醚和氯仿,略溶于乙醇。

本品水溶液不稳定,遇光照和受热时,颜色变为淡黄、黄或红棕色。

本品分子结构中含有酚羟基,在稀盐酸溶液中与三氯化铁反应可生成紫红色配合物。

本品分子结构中具有芳香第一胺基,可发生重氮化-偶合反应,生成橙红色偶氮化合物。

本品水溶液具有钠盐的特殊反应。

本品可治疗各种结核病,服用量大,能产生抗药性,现常与链霉素或异烟肼等药物合用,以增强疗效和降低耐药性。本品常制成粉针剂,临用前配制。

链 接

对氨基水杨酸钠水溶液的稳定性

对氨基水杨酸钠水溶液不稳定,在日光中或受热易发生脱羧反应,脱羧后生成的间氨基苯酚易被氧化成醌,从而颜色逐渐变深,可显淡黄、黄或红棕色。

异烟肼 Isoniazid

$C_6H_7N_3O$ 137.14

案例9-4

某药厂生产了一批异烟肼注射剂,在配制过程中生产人员用不锈钢设备对这批异烟肼注射剂进行了分装,之后将这批异烟肼注射剂放置在了潮湿的库房当中。

问题:

1. 药厂在生产这批异烟肼注射剂的过程中操作是否正确?

2. 异烟肼注射剂在潮湿的环境下储存可能发生什么变化?

3. 从结构上分析异烟肼的稳定性如何?容易发生什么变化?

4. 异烟肼有哪些鉴别方法?

又名雷米封。

本品为无色结晶或白色或类白色的结晶性粉末;无臭,味微甜后苦。易溶于水,微溶于乙醇,极微溶于乙醚。熔点为170~173℃。

本品酰肼结构在酸或碱性条件下能水解成异烟酸和毒性较大的游离肼。光、水分、重金属离子、温度、pH等均可加速药物的水解。因此异烟肼常制成粉针剂或片剂使用。因此变质后的异烟肼不可再供药用。

本品分子结构中的肼基可与芳醛(如对二甲氨基苯甲醛、香草醛等)缩合成腙而析出结晶。例如,异烟肼与香草醛缩合生成异烟腙(也具有抗结核作用),其熔点为228~231℃。

本品结构中的酰肼结构具有还原性,能与氨制硝酸银、溴酸钾、碘等氧化剂发生氧化还原反应,生成异烟酸并放出氮气。例如,与氨制硝酸银反应可在试管壁生成银镜。

$$+4AgNO_3+H_2O \longrightarrow +4Ag\downarrow + N_2\uparrow +4HNO_3$$

$$3 +2KBrO_3 \longrightarrow 3 +2KBr+3N_2\uparrow + 3H_2O$$

本品可与铜离子、铁离子等发生配合反应,生成有色的配合物。故配制时应避免与金属器皿接触,并避免与含此类金属离子的药物合用。

本品能与一些生物碱沉淀剂反应生成沉淀。例如,与氯化汞反应生成白色沉淀,与碘化铋钾反应生成红棕色沉淀。

本品用于治疗各种类型的活动性结核病,作用强、毒性小。通常可制成片剂和注射剂。

第4节 抗真菌药

真菌感染多见于皮肤、指甲等浅表部位,俗称癣。真菌感染可分为浅表感染和深部感染。浅表感染主要发生在皮肤、毛发、指甲等部位,发病率较高。深部感染多侵犯深部组织及内脏器官,引起炎症和坏死等,危害较大。依据抗真菌药物的来源,可分为抗生素类抗真菌药和合成类抗真菌药两大类。

一、 抗生素类抗真菌药

抗生素类抗真菌药根据结构特点分为非多烯和多烯两类。非多烯类抗真菌药主要用于浅表真菌感染,如灰黄霉素对皮肤真菌有效,毒性大。多烯类抗真菌药的结构中都由多烯大环内酯环和一个氨基糖组成,如两性霉素 B 等。此类药脂溶性大,易吸收,用于深部感染。

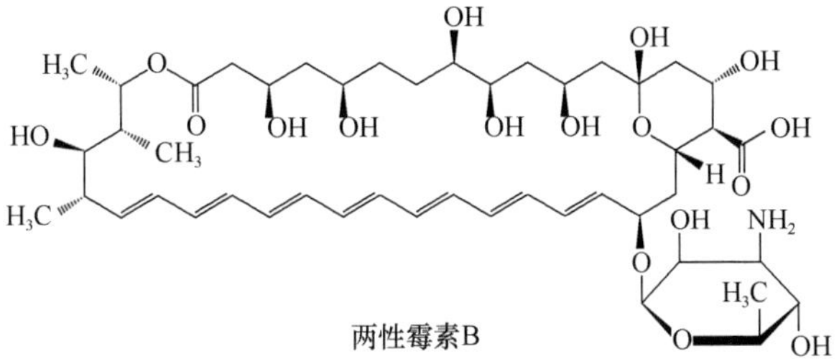

两性霉素B

二、 合成类抗真菌药

合成抗真菌药近年发展较快,应用较多。按结构可分为咪唑类和三氮唑类。其中咪唑类抗真菌药主要有克霉唑、咪康唑、益康唑、酮康唑。三氮唑类抗真菌药主要有氟康唑、伊曲康唑等抗真菌药,均可用于浅表及深部真菌感染。

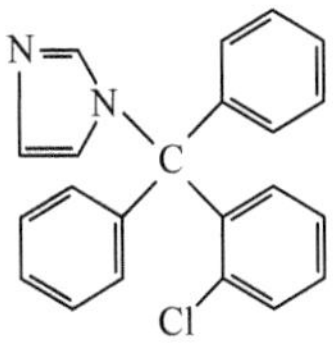

克霉唑

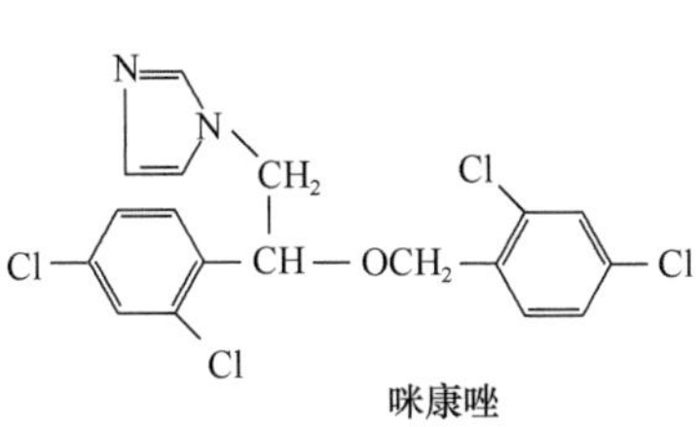

咪康唑

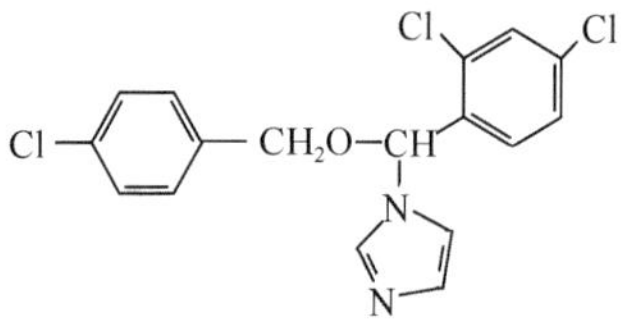

益康唑

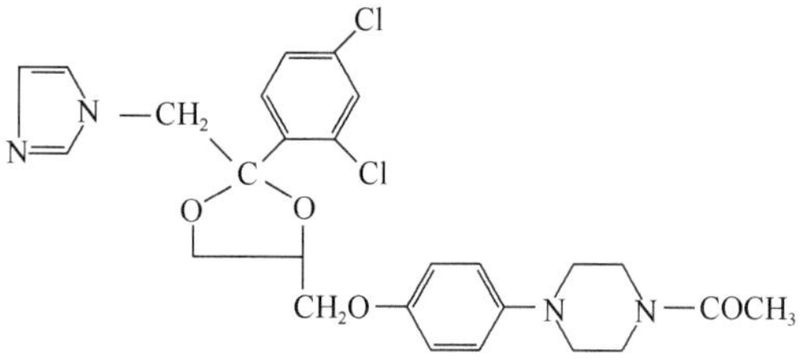

酮康唑

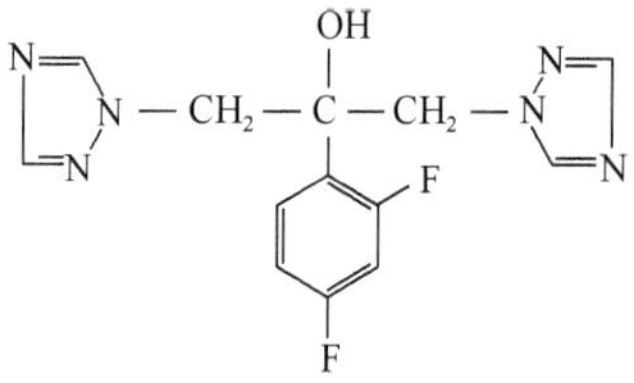

氟康唑

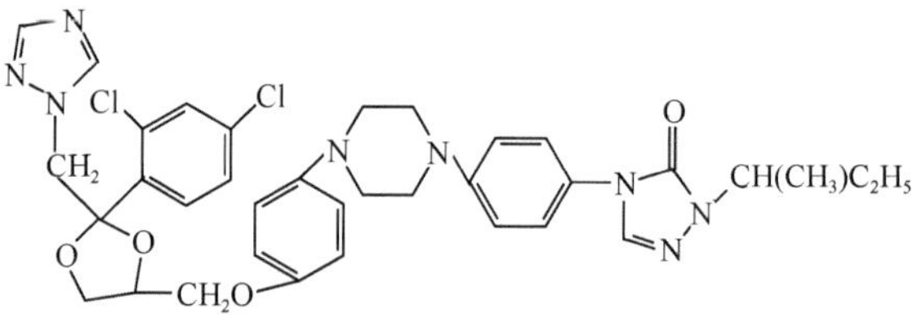

伊曲康唑

第5节 抗 病 毒 药

抗病毒药是指用于预防和治疗病毒性感染疾病的药物。按照化学结构不同,抗病毒药分为核苷类和非核苷类。前者有阿昔洛韦、利巴韦林和齐多夫定。齐多夫定为美国 FDA 批准的第一个用于艾滋病及相关症状治疗的药物,后者主要有盐酸金刚烷胺,临床用于预防和治疗各种 A 型流感病毒感染治疗。

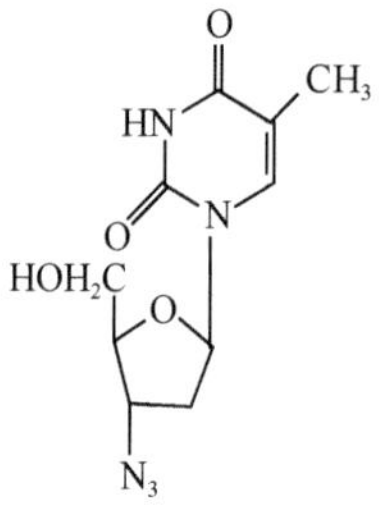

齐多夫定

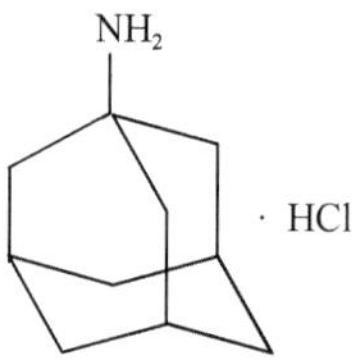

盐酸金刚烷胺

阿昔洛韦 Aciclovir

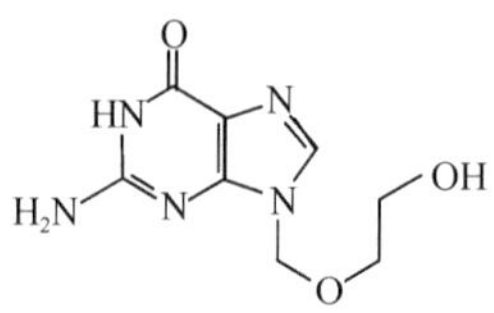

$C_8H_{11}N_5O_3$ 225.21

又称无环鸟苷。

本品为白色结晶性粉末;无臭,无味。略溶于热水或冰醋酸,极微溶于水,几乎不溶于乙醚或氯仿。溶于氢氧化钠或碳酸钠溶液,其钠盐易溶于水,可制成注射剂与滴眼剂。

本品是核苷类抗病毒药,是抗疱疹病毒的首选药物。临床主要用于带状疱疹、疱疹性脑炎、疱疹性角膜炎、生殖器疱疹的治疗,也可作病毒性乙肝的协同治疗。

利巴韦林 Ribavirin

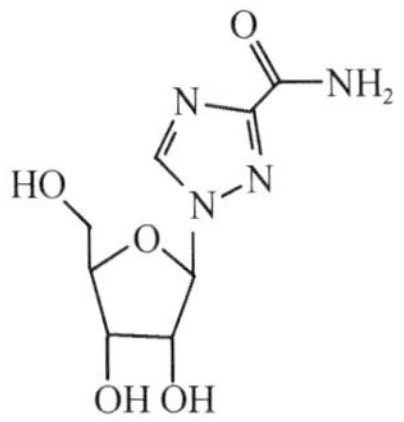

$$C_8H_{12}N_4O_5 \quad 244.21$$

本品为白色结晶性粉末;无臭,无味。易溶于水,微溶于乙醇,不溶于氯仿或乙醚。

本品的水溶液加氢氧化钠试液后,加热至沸,会发出氨臭味,同时能使湿润的红色石蕊试纸变为蓝色。

本品是核苷类抗病毒药,可用于病毒性呼吸道感染和皮肤疱疹病毒感染等。可制成片剂、注射剂、滴眼液、滴鼻液。本品可以透过胎盘,也能进入乳汁,具有致畸和胚胎毒性,故妊娠期妇女禁用。

第6节 抗寄生虫药

考点:抗寄生虫药的分类,甲硝唑的结构、性质与用途。

主要用于杀灭、驱除和预防寄生于宿主(人和动物)体内的各种寄生虫的药物称抗寄生虫药。

 链 接

寄生虫的种类

寄生虫包括:

1. 蠕虫类,如蛔虫、蛲虫、丝虫、鞭虫等。

2. 吸虫类,如血吸虫、肝吸虫、布氏姜片虫等。

3. 原虫类,如疟原虫、阿米巴原虫、滴虫等。

在新中国成立前寄生虫病是常见病,由于经济发展,人民生活水平提高,我国寄生虫病发病率已经明显下降,抗寄生虫药物的市场份额比例越来越小。抗寄生虫药种类较多,本章主要介绍驱肠虫药、抗血吸虫病药、抗疟药、抗阿米巴原虫和抗滴虫病药、抗丝虫病药。

一、驱肠虫药

驱肠虫药是指能作用于肠寄生虫(如蛔虫、钩虫、蛲虫及绦虫等),将其杀死或驱除体外的药物。理想的驱肠虫药应具备五个条件:广谱、高效、低毒;不产生耐药性;性质稳定;口服剂型;生产工艺简便、价格低廉、储运方便。

驱肠虫药按化学结构分为咪唑类、嘧啶类、哌嗪类、酚类、三萜类,本节主要介绍咪唑类的驱肠虫药。其他类型驱肠虫药见表9-2。

表 9-2 其他类型驱肠虫药

类别	代表药物	结构
嘧啶类	双羟萘酸噻嘧啶	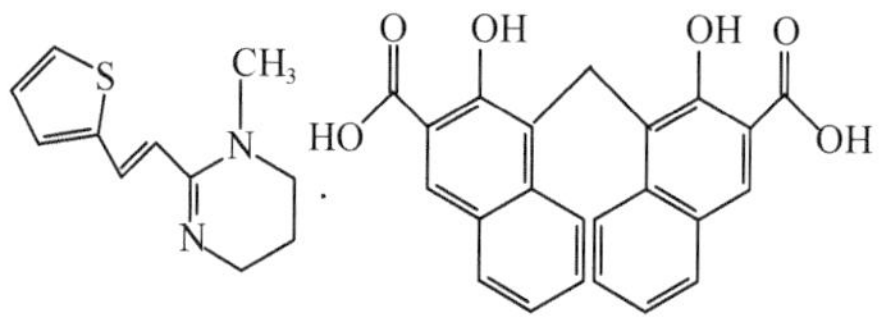
哌嗪类	枸橼酸哌嗪	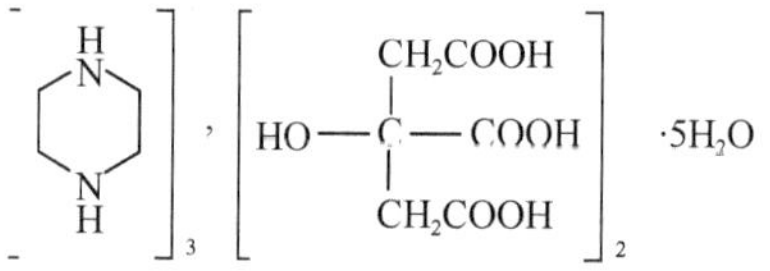
酚类	氯硝柳胺	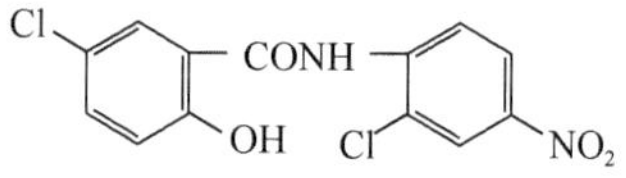
三萜类	川楝素	

盐酸左旋咪唑 Levamisole Hydrochloride

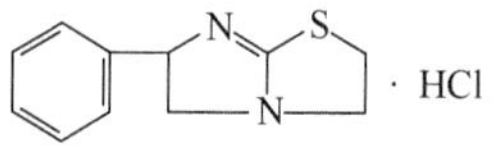

$C_{11}H_{12}N_2S \cdot HCl$ 240.76

本品为白色或类白色的针状结晶或结晶性粉末;无臭,味苦。极易溶于水中,易溶于乙醇中,微溶于氯仿中,极微溶于丙酮中。熔点 225~230℃。

本品为咪唑类药物中最早用于临床的,其结构特点为氢化咪唑环并氢化噻唑环,分子中含有手性碳原子,存在光学异构体,药用品为左旋体。

本品水溶液加氢氧化钠溶液煮沸,噻唑环开环生成巯基,与硝普钠试液反应立即显红色,放置后色变浅。

本品分子结构中含有叔胺氮原子,显弱碱性,可与生物碱沉淀试剂反应,如其水溶液与碘试液作用生成红棕色沉淀。

本品为盐酸盐,水溶液显氯化物的一般反应。

本品为广谱驱肠虫药,还具有免疫调节作用。有致畸胎作用和胚胎毒性,孕妇禁用。

阿苯达唑 Albendazole

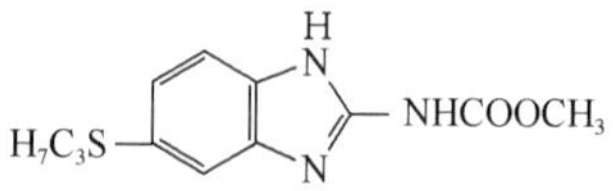

$C_{12}H_{15}N_3O_2S$ 265.35

又名肠虫清、丙硫咪唑、丙硫达唑。

本品为白色或类白色粉末;无臭,无味。不溶于水、乙醇中,微溶于氯仿、丙酮中。可溶于冰醋酸,熔点 206~212℃,熔融同时分解。

本品分子结构中含有硫元素,灼烧后产生硫化氢气体,能使湿润乙酸铅试纸显黑色。

本品分子结构中含有咪唑环,其稀硫酸溶液与碘化铋钾试液作用生成红棕色沉淀。

本品为广谱驱肠虫药,有致畸胎作用和胚胎毒性,孕妇禁用。

课堂互动

1. 驱肠虫药按化学结构分为哪几类?
2. 具有免疫调节作用的广谱驱肠虫药是哪一种?
3. 灼烧后产生硫化氢气体,能使湿润乙酸铅试纸显黑色的广谱驱肠虫药是哪一种?
4. 阿苯达唑的别名有哪些?

二、 抗血吸虫病药

血吸虫是全球流行最广、危害人类健康及生命最严重的寄生虫病。血吸虫分为曼氏血吸虫、埃及血吸虫和日本血吸虫。在我国流行的血吸虫病为日本血吸虫所感染。到目前为止,我国已基本消灭血吸虫病。抗血吸虫病药分为锑剂和非锑剂。我国曾一度广泛使用锑剂,但其毒性较大,现已少用。临床上主要使用非锑剂类,常用的药物有吡喹酮、呋喃丙胺等。

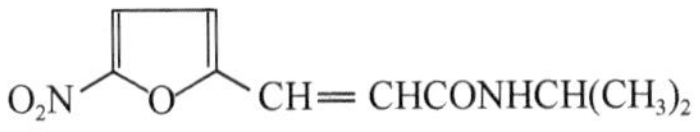

$$O_2N \quad \text{CH=CHCONHCH(CH}_3)_2$$

呋喃丙胺

吡喹酮 Praziquantel

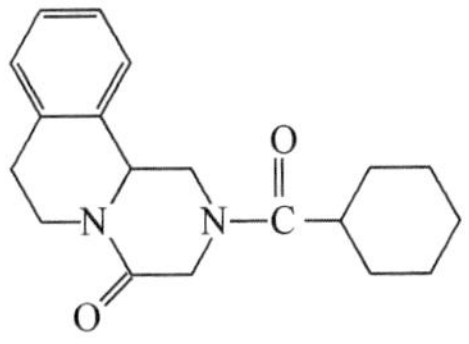

$C_{19}H_{24}N_2O_2$ 312.41

本品为白色或类白色结晶性粉末;味苦。不溶于水、乙醚中,溶解于乙醇中,易溶于氯仿中。熔点136~141℃。

本品分子结构中有手性碳原子,存在光学异构体,药用品为消旋体。

本品具有广谱、疗效高、毒性小、疗程短等优点,为广谱抗血吸虫病药,是抗日本血吸虫病的首选药。

三、 抗 疟 药

疟疾是被雌性按蚊叮咬而感染疟原虫引起的一种寄生虫病。引起疟疾的疟原虫大约有近百种,其中恶性疟原虫、间日疟原虫、三日疟原虫、卵形疟原虫四种可在人体引起疟疾。在我国最常见的是间日疟。疟疾的症状主要表现为周期性规律发作,全身发冷、发热、多汗,长期发作后,可引起贫血和脾大,于夏秋季发病较多。

金鸡纳树皮是最早用于治疗疟疾的,后来从金鸡纳树皮中提取了抗疟疾的有效成分奎宁。目前天然药物主要有奎宁和青蒿素。后来人们以喹啉环为母体进行结构改造,合成了一系列高效、低毒的抗疟药,如8-氨基喹啉类的伯氨喹、4-氨基喹啉类的氯喹和哌喹、嘧啶类的乙胺嘧啶等。

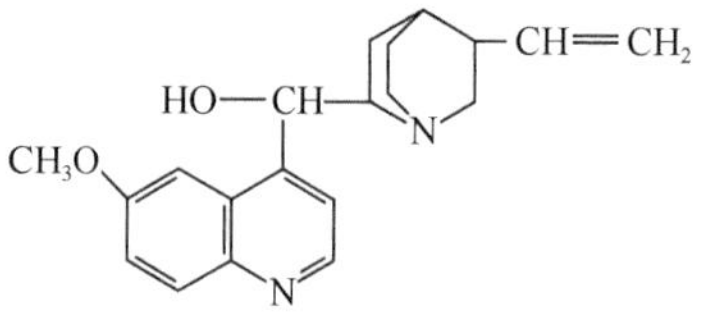

奎宁

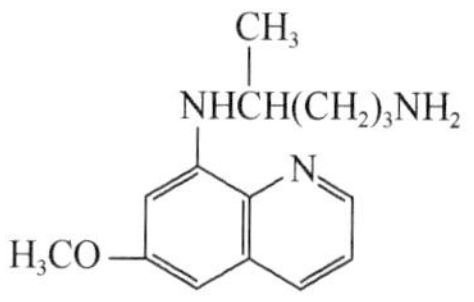

伯氨喹

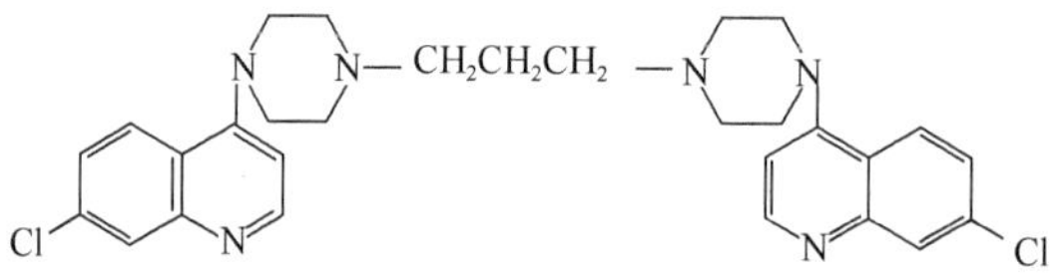

哌喹

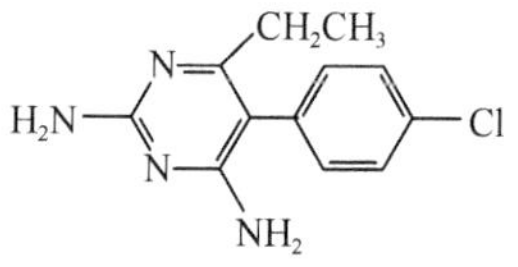

乙胺嘧啶

磷酸氯喹　Chloroquine Phosphate

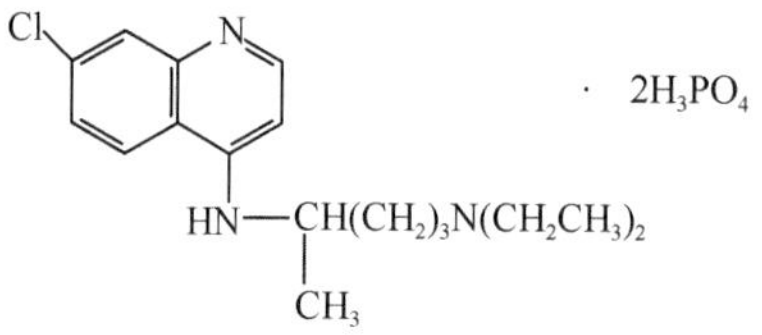

$C_{18}H_{26}ClN_3 \cdot 2H_3PO_4$　　515.87

　　本品为白色结晶性粉末;无臭,味苦。易溶于水中。熔点 193～196℃,熔融同时分解。

　　本品分子结构中含有手性碳原子,有旋光性,药用品为消旋体。

　　本品的水溶液与苦味酸试液作用,生成黄色沉淀。

　　本品为抗疟药和抗阿米巴药,是控制疟疾症状和治疗肠外阿米巴病的首选药。

青蒿素　Artemisinin

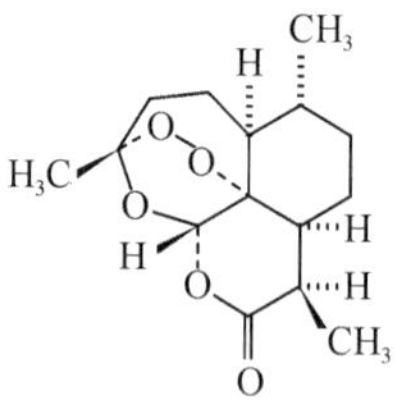

$C_{15}H_{22}O_5$　　282.34

　　本品为无色针状结晶;味苦。不溶于水中,可溶于甲醇、乙醇、乙醚、石油醚中,易溶于丙酮、乙酸乙酯、氯仿、苯、冰醋酸中。熔点 150～153℃。

　　本品是具有过氧键的倍半萜内酯,分子结构中含有手性碳原子,有旋光性,药用品为右旋体。

　　本品分子结构中含有过氧键,具有氧化性,与碘化钾试液作用生成碘,再加稀硫酸和淀粉指示剂,立即显紫色。

　　本品分子结构中含有内酯,加氢氧化钠试液加热后发生水解,再加入盐酸羟胺试液、三氯化铁试液,生成深紫红色的异羟肟酸铁,此反应称为异羟肟酸铁反应。

本品分子结构中的过氧键是抗疟的必需基团,遇碳酸钠等强碱或硫酸等强酸可被破坏,在提取过程中应避免与强碱、强酸接触。本品是目前治疗恶性疟的首选药,是我国传统医药对世界健康事业的又一巨大贡献。2015 年 10 月,我国老一辈科学家屠呦呦因在抗疟新药研发中创新性引入并发现青蒿素而获得诺贝尔生理学或医学奖,她成为首位获得诺贝尔科学奖项的中国本土科学家、第一位获得诺贝尔生理医学奖的华人科学家。是中国医学界迄今为止获得的最高奖项,也是中医药成果获得的最高奖项。

课堂互动

青蒿素抗疟的必需基团是哪一个？有哪些化学方法鉴别青蒿素？

四、 抗阿米巴原虫和抗滴虫病药

阿米巴为一种单细胞原虫,其发育分为包囊和滋养体两个阶段完成。阿米巴病是因阿米巴原虫感染引起的寄生虫病。抗阿米巴原虫药主要作用于滋养体,对包囊无效。按临床用途可分成肠内抗阿米巴原虫药、肠外抗阿米巴原虫药、兼抗肠内外阿米巴原虫药。肠内抗阿米巴原虫药主要有 8-羟基喹啉类如氯碘喹啉、双碘喹啉,氨基糖苷类抗生素等。肠外抗阿米巴原虫药主要以氯喹为首选药。抗肠内外阿米巴原虫药主要有甲硝唑、替硝唑等,具有高效、低毒的特点,是临床上最常使用的抗阿米巴原虫药。

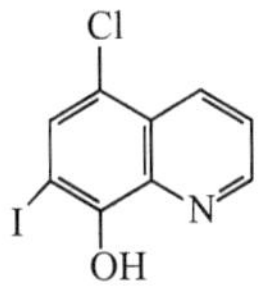

氯碘喹啉 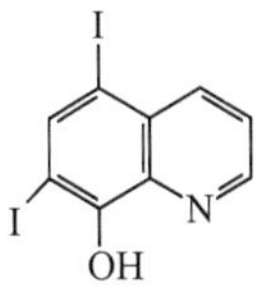　双碘喹啉 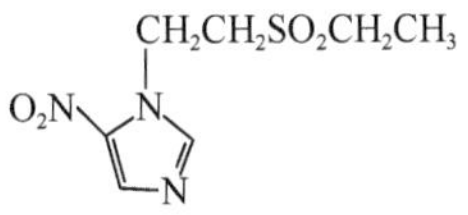　替硝唑

滴虫病由阴道毛滴虫感染所致的一种常见的性传播疾病,仅累及泌尿生殖系统,主要是阴道、尿道及前列腺,男性感染毛滴虫后大多无症状,但女性大多有症状,表现为阴道有恶臭的黄绿色分泌物,并有外阴刺激症状。甲硝唑对阴道滴虫病有特效。

甲硝唑　Metronidazole

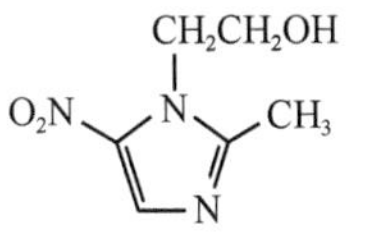

$C_6H_9N_3O_3$　171.16

又名灭滴灵。

案例 9-5

取甲硝唑约 50mg 于试管中,加稀盐酸 2ml,振摇使甲硝唑溶解,加入少量的锌粉,振摇,再加稀盐酸 1ml,振摇,滴加 0.1mol/L 亚硝酸钠试液 4～5 滴,充分振摇后,滴加碱性 β-萘酚数滴,产生猩红色沉淀。

问题：

1. 上述产生猩红色沉淀的反应称为什么反应？

2. 为什么甲硝唑的硝基会发生此反应？

3. 甲硝唑还有哪些化学鉴别方法？

本品为白色或微黄色结晶或结晶性粉末；有微臭，味苦、略咸。略溶于乙醇中，微溶于水、氯仿中，极微溶于乙醚中，熔点 159~163℃。

本品分子结构中具有硝基，在锌粉和盐酸作用下，可还原成氨基，继而与盐酸、亚硝酸钠和碱性 β-萘酚发生重氮化-偶合反应。

本品加氢氧化钠试液温热，即得紫红色溶液，滴加稀盐酸使成酸性后即变成黄色，再滴加过量氢氧化钠试液则变成橙红色。此反应为芳香性硝基化合物的一般反应。

本品分子结构中具有咪唑环，呈弱碱性，加稀硫酸液使甲硝唑溶解，加三硝基苯酚试液，放置后即产生黄色沉淀。

本品为抗阿米巴药、抗滴虫药、抗厌氧菌药，具有口服容易吸收、适用范围广、作用强、毒性小等优点，是治疗阴道滴虫病的特效药。

课堂互动

1. 写出甲硝唑的结构式。

2. 根据甲硝唑的结构式，推断其有哪些化学性质？

3. 说出你知道的甲硝唑在临床上使用的制剂有哪些？

五、 抗丝虫病药

丝虫病是由丝虫侵入人体淋巴系统或结缔组织内所致的流行性寄生虫病，蚊子是主要的传播媒介。急性期的临床表现为淋巴管炎、淋巴结炎及丹毒样皮炎等，慢性期的阻塞性病变表现为象皮肿、睾丸鞘膜积液、乳糜尿等。枸橼酸乙胺嗪是抗丝虫病的首选药。

枸橼酸乙胺嗪 Diethylcarbamazine Citrate

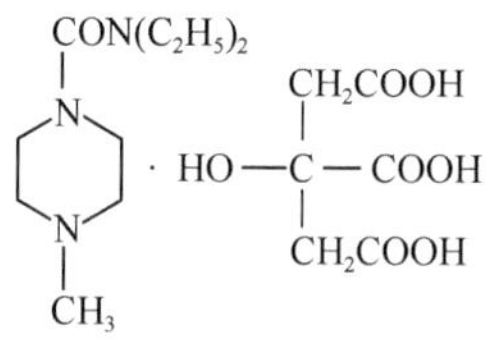

$C_{10}H_{21}N_3O \cdot C_6H_8O_7$ 391.42

又名海群生、益群生。

本品为白色结晶性粉末；无臭，味微苦，微有引湿性。易溶于水中，略溶于乙醇中，不溶于丙酮、氯仿、乙醚中，熔点 135~139℃。

本品水溶液加氢氧化钠试液，使成碱性，可析出乙胺嗪，用氯仿振摇提取，蒸干氯仿，残渣加入钼酸铵硫酸试液，水浴加热，产生蓝色沉淀。上述氯仿抽提后的水溶液显枸橼酸盐的性质反应，即水溶液中加入吡啶-醋酐（3∶1）试液，振摇，生成黄色到红色或紫红色溶液。

本品主要用于预防和治疗丝虫病。

小结

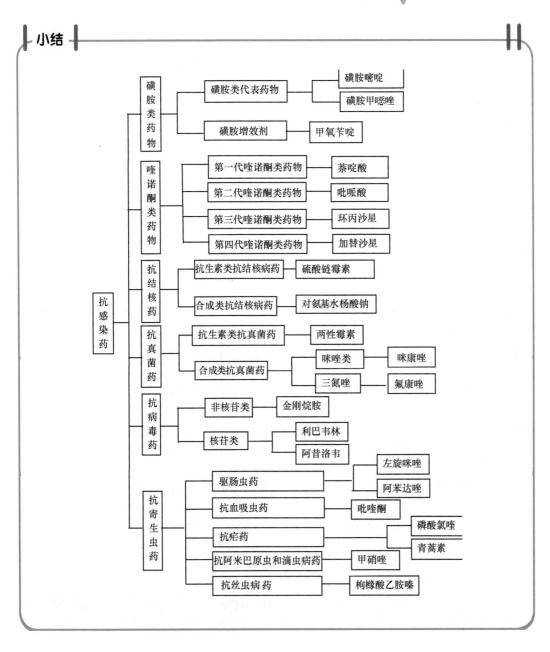

 目标检测

一、选择题

（一）A型题（单项选择题）

1. 碱性条件下能与8-羟基喹啉和次溴酸钠发生坂口反应的药物是

A. 利福平　　　　B. 异烟肼

C. 硫酸链霉素　　D. 阿昔洛韦

E. 磺胺甲噁唑

2. 下列药物中能发生重氮化-偶合反应的药物是

A. 诺氟沙星　　　B. 异烟肼

C. 硫酸链霉素　　D. 磺胺嘧啶

E. 硝酸益康唑

3. 下列哪个药物的钠盐水溶液与硫酸铜试液作用,产生蓝绿色铜盐沉淀的药物是

A. 磺胺醋酰钠　　B. 磺胺

C. 甲氧苄啶　　　D. 磺胺嘧啶

E. 磺胺甲噁唑

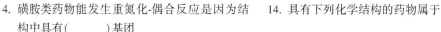

4. 磺胺类药物能发生重氮化-偶合反应是因为结构中具有(　　)基团
   A. 磺酰胺基　　　　B. 苯环
   C. 芳香第一胺基　　D. 磺酰基
   E. 芳仲胺基

5. 下列哪个药物不属于抗病毒药
   A. 阿昔洛韦　　　　B. 盐酸金刚烷胺
   C. 齐多夫定　　　　D. 诺氟沙星
   E. 利巴韦林

6. 磺胺类药物一般具有
   A. 酸性　　　　　　B. 碱性
   C. 中性　　　　　　D. 酸碱两性
   E. 强酸性

7. 下列哪个药物是抗菌增效剂
   A. 磺胺嘧啶　　　　B. 甲氧苄啶
   C. 磺胺　　　　　　D. 异烟肼
   E. 磺胺甲噁唑

8. 下列哪个药物不属于喹诺酮类药物
   A. 诺氟沙星　　　　B. 环丙沙星
   C. 氧氟沙星　　　　D. 吡哌酸
   E. 利巴韦林

9. 硫酸链霉素水解后生成的(　　)，可发生脱水及分子重排生成麦芽酚。
   A. 链霉胍　　　　　B. 链霉糖
   C. N-甲基葡萄糖胺　D. 链霉双糖胺
   E. 胍基

10. 异烟肼能与(　　)试剂反应在试管壁生成银镜。
    A. 溴酸钾　　　　　B. 氨制硝酸银
    C. 碘试液　　　　　D. 溴试液
    E. 氯化银

11. 酮康唑的用途是
    A. 抗真菌药　　　　B. 抗结核药
    C. 抗病毒药　　　　D. 抗生素
    E. 抗肿瘤药

12. 驱肠虫药盐酸左旋咪唑与阿苯达唑的化学结构中共同具有的杂环是
    A. 噻唑环　　　　　B. 噻嗪环
    C. 咪唑环　　　　　D. 吡唑环
    E. 嘧啶环

13. 吡喹酮属于
    A. 抗病毒药　　　　B. 抗疟药
    C. 抗血吸虫药　　　D. 抗真菌药
    E. 抗阿米巴原虫和抗滴虫病药

14. 具有下列化学结构的药物属于

    A. 驱肠虫药
    B. 抗血吸虫病药
    C. 抗疟药
    D. 抗阿米巴原虫和抗滴虫病药
    E. 抗丝虫病药

15. 青蒿素加氢氧化钠试液加热后，遇盐酸羟胺试液及三氯化铁试液生成深紫红色的异羟肟酸铁，这是因化学结构中含有
    A. 内酯结构　　　　B. 羟基
    C. 醚键　　　　　　D. 羧基
    E. 羰基

（二）B 型题（配伍选择题）

（16～20 题共用备选答案）
    A. 磺胺嘧啶钠　　B. 诺氟沙星
    C. 硫酸链霉素　　D. 异烟肼
    E. 阿昔洛韦

16. 能发生重氮化-偶合反应的药物是

17. 能与氨制硝酸银反应生成银镜的药物是

18. 水解产物能发生坂口反应的药物是

19. 具有酸碱两性的药物是

20. 能产生抗病毒作用的药物是

（21～25 题共用备选答案）
    A. 盐酸左旋咪唑　　B. 甲硝唑
    C. 阿苯达唑　　　　D. 青蒿素
    E. 吡喹酮

21. 加碘化钾试液被氧化析出碘，再加稀硫酸、淀粉指示剂，即显紫色的是

22. 抗日本血吸虫病首选药

23. 加氢氧化钠试液温热后即显紫红色，滴加稀盐酸成酸性后即变成黄色，再滴加氢氧化钠试液则变成橙红色

24. 水溶液加氢氧化钠试液并煮沸，放冷，加硝普钠试液，即显红色，放置后色渐变浅的是

25. 灼烧时分解产生的硫化氢气体，能使湿润乙酸铅试纸显黑色的是

（三）C 型题（比较选择题）

（26～30 题共用备选答案）
    A. 诺氟沙星　　　　B. 异烟肼
    C. 两者均是　　　　D. 两者均不是

26. 抗感染药
27. 能发生银镜反应
28. 喹诺酮类药物
29. 抗生素类药物
30. 分子结构中含有肼基

(31~35 题共用备选答案)

    A. 青蒿素   B. 甲硝唑

    C. 两者均是   D. 两者均不是

31. 属于抗疟药的是
32. 属于抗阿米巴原虫和抗滴虫病药的是
33. 分子中含有过氧键的倍半萜内酯结构的是
34. 分子中含有咪唑母核的是
35. 分子中含有嘧啶母核的是

(四) X 型题(多项选择题)

36. 关于磺胺嘧啶的性质描述正确的是

    A. 能发生重氮化-偶合反应

    B. 可与芳醛发生缩合反应

    C. 易挥发

    D. 易被氧化

    E. 只显酸性

37. 硫酸链霉素水解后生成的产物有

    A. 链霉糖   B. 链霉胍

    C. 葡萄糖   D. 链霉胺

    E. N-甲基葡萄糖胺

38. 关于异烟肼描述正确的是

    A. 易挥发

    B. 易水解

    C. 具有还原性

    D. 能与金属离子生成有色的配合物

    E. 易溶于水

39. 下列哪些是抗结核药

    A. 利福平   B. 异烟肼

    C. 硫酸链霉素   D. 对氨基水杨酸钠

    E. 硝酸益康唑

40. 下列药物属于抗疟药的是

    A. 吡喹酮   B. 乙胺嘧啶

    C. 磷酸氯喹   D. 甲硝唑

    E. 青蒿素

二、填空题

1. _____是磺胺类药物的基本结构。_____是常用的抗菌增效剂。

2. 抗结核药根据药物的来源可分为_____和_____两类。

3. 链霉素的结构由_____、_____和_____组成。

4. 异烟肼发生水解后可生成_____和_____,其中_____的毒性较大。

5. 甲硝唑加与氢氧化钠试液温热后即显_____色,滴加稀盐酸成酸性后即变成_____色,再滴加氢氧化钠试液则变成_____色,此反应为芳香性硝基化合物的一般反应。

三、简答题

1. 写出磺胺类药物的基本结构,并简述其构效关系。

2. 喹诺酮类抗菌药可分为几代,各自的代表性药物是什么?

3. 写出异烟肼的化学结构式,并分析其化学性质。

四、分析题

1. 从结构上分析磺胺类药物的稳定性。

2. 分析异烟肼的不稳定性和配制注射液时的注意事项。

(万 杰)

第 10 章 抗 生 素

抗生素是指某些微生物的次级代谢产物或用化学方法合成的药物,能选择性地抑制或杀灭病原微生物,而对宿主不会产生严重的毒性。早期,抗生素主要用于治疗细菌或真菌感染性疾病,因而曾将它称为"抗菌素"。现已扩大到抗肿瘤细胞、抗病毒及抗寄生虫等,有些还具有免疫抑制和刺激植物生长等作用。所以抗生素不仅用于医疗卫生,而且还广泛用于农业、畜牧和食品工业等方面。

随着生物化学和有机化学的发展,抗生素不仅来自微生物,现已扩大到由动、植物和利用化学合成或半合成的方法来制得。目前抗生素的主要来源为生物合成、人工半合成或全合成。按化学结构抗生素可分为:β-内酰胺类、氨基糖苷类、大环内酯类、四环素类、氯霉素类和其他类。

第 1 节　β-内酰胺类抗生素

考点:β-内酰胺类分类,青霉素类、头孢菌素类的基本结构,半合成青霉素类型、结构特点,青霉素钠的结构、稳定性和用途,阿莫西林的性质和用途。

β-内酰胺类抗生素是指分子结构中含有 β-内酰胺环的抗生素。主要包括青霉素类、头孢菌素类、单环 β-内酰胺类、碳青霉烯类、头霉素类(甲氧头孢霉素类),见表 10-1。本节主要介绍前两类。

从以上结构分析,β-内酰胺类抗生素结构中有 1 个四元的 β-内酰胺环。除单环 β-内酰胺环外,β-内酰胺环通过 N_1 和邻近的第三碳原子与另一五元或六元杂环相稠合。β-内酰胺环是平面结构,与稠合的五元或六元杂环不共平面。与 N_1 相邻的碳原子上(2位)连有 1 个羧基。除了碳青霉烯类外,β-内酰胺环的 α 位上都有 1 个酰胺基侧链。

表 10-1　常见 β-内酰胺抗生素的分类

类型	基本结构	代表药物
青霉素类		青霉素钠
头孢菌素类		头孢氨苄
单环 β-内酰胺类		氨曲南

续表

类型	基本结构	代表药物
碳青霉烯类	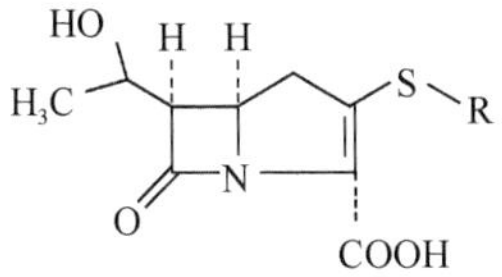	亚胺培南
头霉素类(甲氧头孢霉素类)	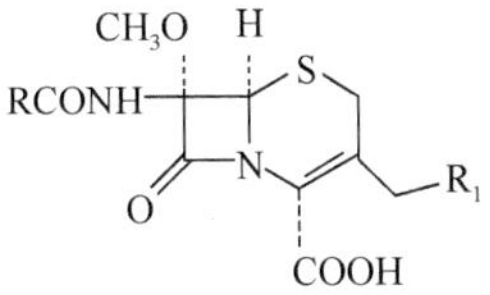	头孢拉宗

一、青霉素及半合成青霉素类

(一) 青霉素

青霉素是真菌属的青霉菌所产生的一类结构相似的抗生素。其中以青霉素 G 和青霉素 V 最常见。临床上常用其钠盐或钾盐。

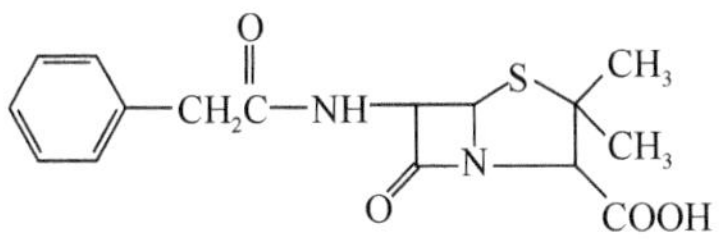

青霉素 G 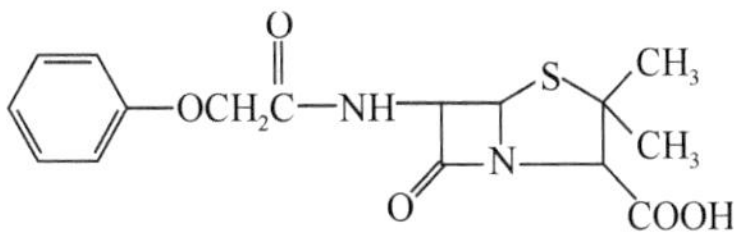   青霉素 V

青霉素 V 是在产生青霉素 G 的同一种菌种中,加入 N-(2-羟乙基苯氧基)乙酰胺作前体而生物合成的。其抗菌活性较低,但比青霉素更稳定,不易被胃酸破坏,可以口服。

链 接

青霉素的发现

1928 年,英国细菌学家弗莱明发现一只贴有葡萄状球菌的标签的培养器里,培养基发了霉,长出一团青色的霉花。在青色霉菌的周围,有一小圈空白的区域,原来生长的葡萄状球菌消失了。弗莱明把它放到了显微镜下进行观察。结果发现,青霉菌附近的葡萄状球菌已经全部死去,只留下一点枯影。他立即决定,把青霉菌放进培养基中培养。实验证明,青霉菌对葡萄状球菌、白喉菌、肺炎菌、链状球菌、炭疽菌都有杀灭作用。1929 年 6 月,弗莱明把他的发现写成论文发表,把这种青霉菌分泌的杀菌物质称为青霉素。1945 年弗莱明因此贡献获得诺贝尔奖。

(二) 半合成青霉素

青霉素对各种球菌和革兰阳性菌疗效好,毒性低,但抗菌谱窄,易产生耐药性,对酸不稳定,少数人严重过敏。为了克服这些缺点,利用从青霉素发酵液中得到的 6-氨基青霉烷酸(6-APA)为原料,将各种类型的侧链与 6-氨基青霉烷酸缩合,制得了一些耐酸、耐酶或广谱抗菌作用的半合成青霉素,见表 10-2。

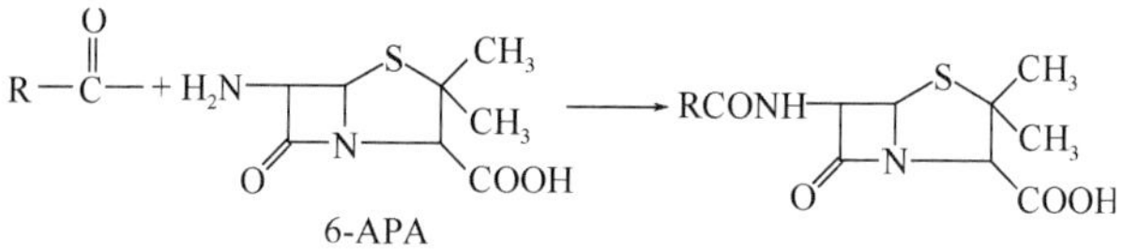

6-APA

1. 耐酸青霉素 在青霉素侧链酰胺 α-碳原子上引入吸电子基。由于吸电子诱导效应,阻碍了青霉素在酸性条件下电子转移而产生的酸性分解反应,因此对酸稳定。

2. 耐酶青霉素 在改造青霉素的过程中,在侧链酰胺羰基上引入一些体积较大的基团,有较大的空间位阻,阻止药物与酶作用,从而保护了分子中的 β-内酰胺环。于是合成了一些侧链为大体积基团的半合成青霉素。

3. 广谱青霉素 在青霉素酰胺侧链 α-碳原子上引入氨基,对革兰阴性菌有较强的抑制作用,于是合成了一系列具有氨基侧链的半合成青霉素。例如,对革兰阴性菌和革兰阳性菌都有较强抑制作用的氨苄西林,因口服效果差,在其苯环对位上引入羟基,得到口服吸收较好的阿莫西林。后来又将羧基或磺酸基替代氨基,得到羧苄西林和磺苄西林。

表 10-2 半合成青霉素类抗生素

结构通式	半合成类型	药物名称	R	作用特点
	耐酸青霉素	非奈西林	C_6H_5OCH- CH_3	对酸较稳定,可以口服,且口服吸收比青霉素 V 好
		丙匹西林	C_6H_5OCH- C_2H_5	
	耐酶青霉素	三苯甲青霉素	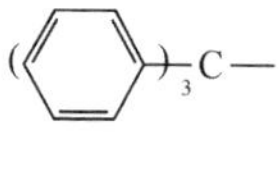	既耐酶又耐酸
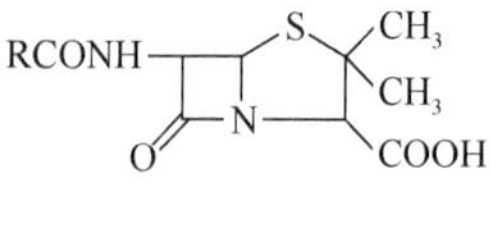		苯唑西林	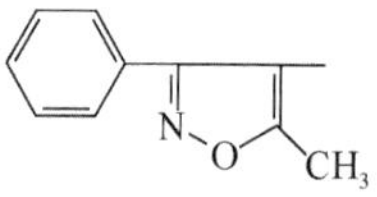	
		双氯西林	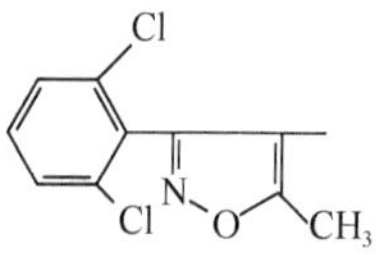	
	广谱青霉素	氨苄西林	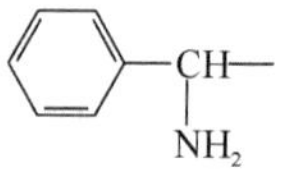	口服效果差

续表

结构通式	半合成类型	药物名称	R	作用特点
		阿莫西林	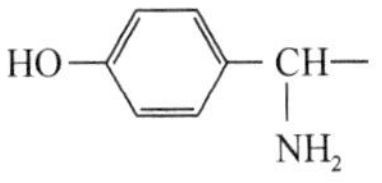	口服吸收较好
	广谱青霉素	羧苄西林	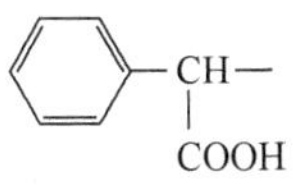	除了对革兰阳性菌和革兰阴性菌有效外,对铜绿假单胞菌和变形杆菌也有较强的抑制作用
		磺苄西林	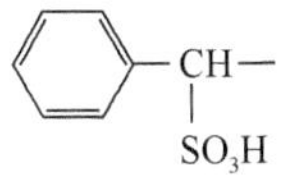	

相继以噻吩代替羧苄基中的苯环及在 C_6-α 位上引入甲氧基,得到替莫西林,具有广谱耐酶双重作用(对革兰阳性菌无效),且抗菌效果更佳。

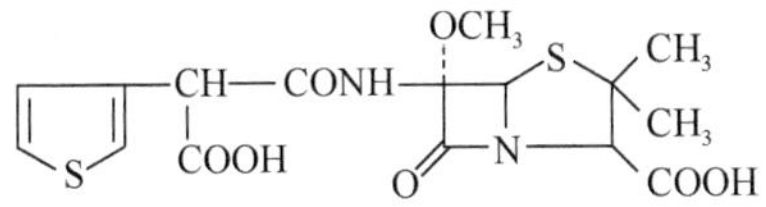

替莫西林

课堂互动

耐酸、耐酶及广谱青霉素类药物各具有什么结构特征? 抗菌作用有何特点?

二、 头孢菌素及半合成头孢菌素类

头孢菌素又称先锋霉素。天然的头孢菌素 C 是由头孢菌属的真菌所产生的抗生素,其结构由 D-α-氨基己二酸和7-氨基头孢烷酸(7-ACA)缩合而成。

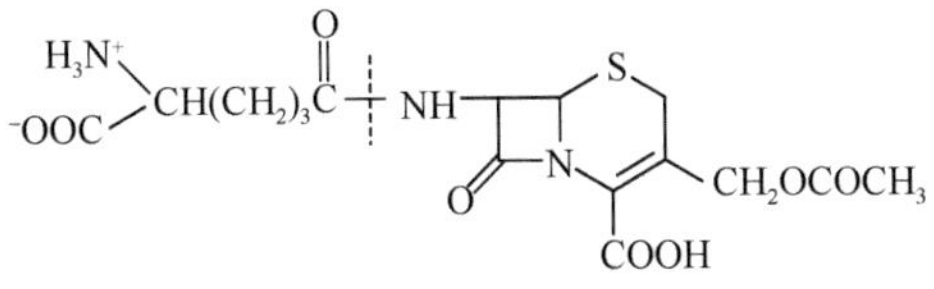

D-α-氨基己二酸   7-ACA
头孢菌素C

7-氨基头孢烷酸(7-ACA)是抗菌活性的基本母核,主要由 β-内酰胺环与氢化噻嗪环并合而成。与青霉素相比,头孢菌素 C 更稳定,具有耐酸、耐酶、毒性小等优点,但抗菌活性低,是因为 7 位侧链上 D-α-氨基己二酸亲水性过强。以 7-ACA 为中间体,在 7 位或 3 位用不同基团取代得到一系列半合成的头孢菌素类抗生素,见表 10-3。

表 10-3　半合成头孢菌素类抗生素

药物名称	结构通式	R_1	R_2	作用特点
头孢噻吩	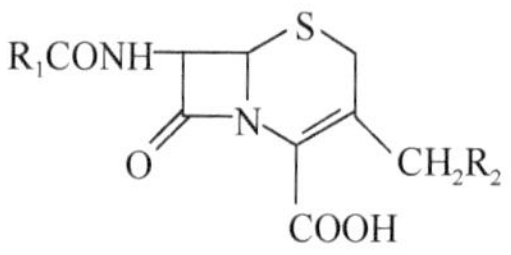	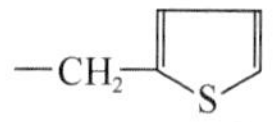 —CH₂—(噻吩基)	—OCOCH₃	抗菌活性较头孢菌素 C 增强
头孢唑啉		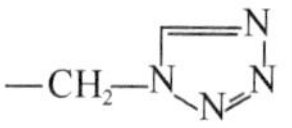 —CH₂—(四氮唑基)	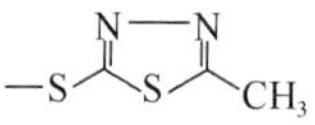 —S—(噻二唑基)—CH₃	
头孢氨苄	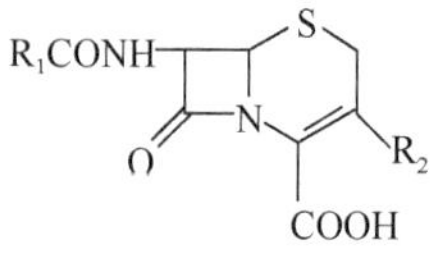	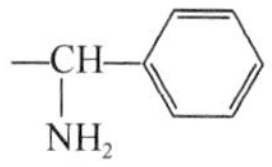 (苯基)CH(NH₂)—	—CH₃	
头孢羟氨苄		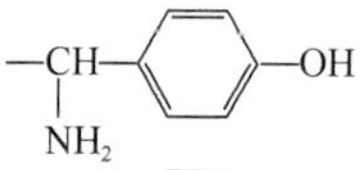 (对羟基苯基)CH(NH₂)—	—CH₃	对革兰阴性菌的作用突出 广谱,可口服
头孢拉定		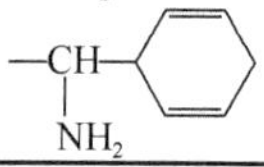 (环己烯基)CH(NH₂)—	—CH₃	

进一步研究发现,7 位侧链引入顺式的甲氧肟基,得到头孢呋辛,对 β-内酰胺酶有较高的稳定性;引入 2-氨基噻唑基团,具有耐酶和广谱的优点,如头孢噻肟等。

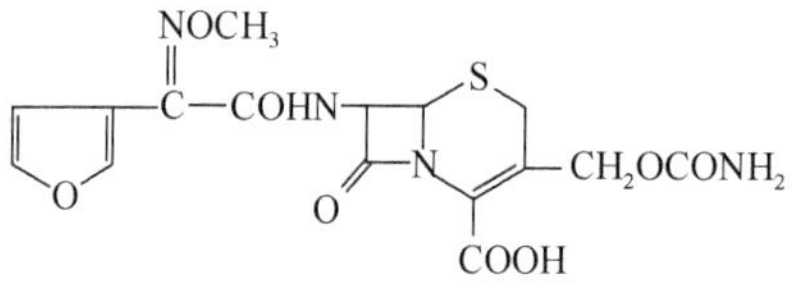

头孢呋辛 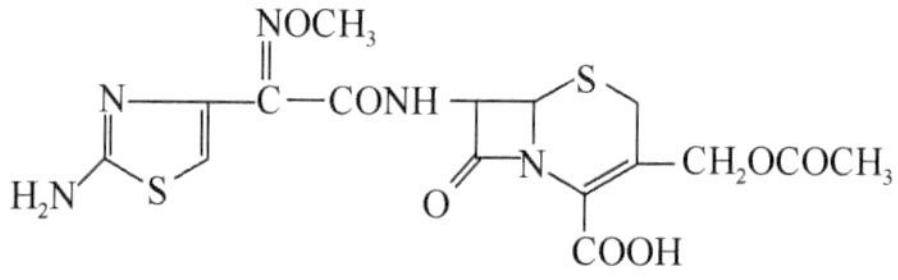　　　　　　　　　　　　头孢噻肟

三、β-内酰胺类抗生素的稳定性

β-内酰胺环是该类抗生素化学结构中不稳定的部分。由于 β-内酰胺环的羰基与 N_1 上的未用电子对不能共轭,所以易受到亲电性或亲核性试剂的进攻,使 β-内酰胺环破坏而失去活性。

（一）分解反应

β-内酰胺类抗生素在酸、碱条件下或 β-内酰胺酶存在下,均易发生水解和分子重排,使 β-内酰胺环破裂。

如青霉素遇酸发生水解的同时,进行分子重排。pH＝4,生成青霉烯酸;pH＝2 生成青霉二酸;加热进一步分解生成青霉醛和 D-青霉胺。

青霉素如遇碱或特异性酶（青霉素酶）,β-内酰胺环首先破裂,分解为青霉酸;如加氯化汞溶液或加热,也可进一步分解生成青霉醛和 D-青霉胺。

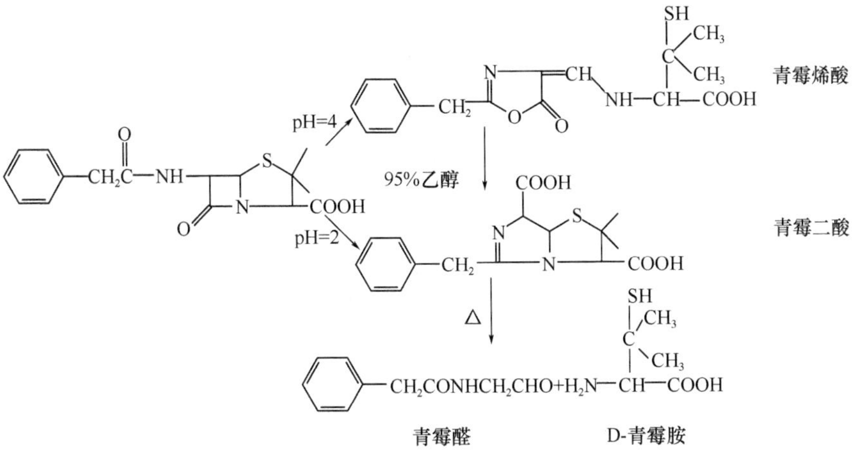

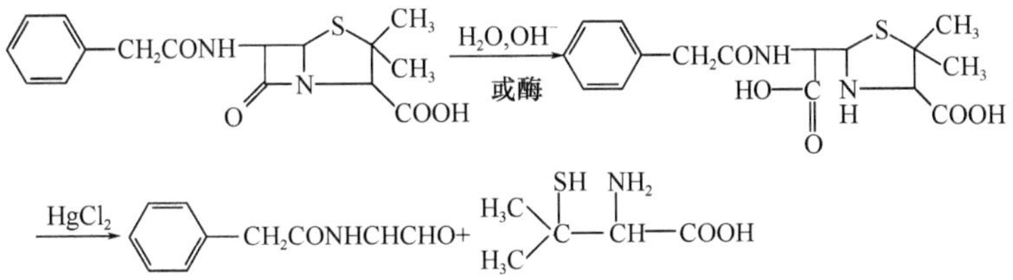

青霉素如遇胺和醇时,胺和醇也会进攻 β-内酰胺环,发生类似碱水解的 β-内酰胺环的开裂,生成相应的酯或酰胺。金属离子、温度和氧化剂均可催化上述反应。

头孢菌素类抗生素是由 β-内酰胺环和氢化噻嗪六元环骈合的,由于六元环的张力比五元环小,且 C_2 与 C_3 位双键可与 β-内酰胺环上氮原子未共用的电子对共轭,因此头孢菌素类比青霉素类稳定。

(二) 聚合反应

β-内酰胺类抗生素在生产过程中,如青霉素钠盐,冷冻或喷雾干燥时,易引起 β-内酰胺环开裂,发生分子间聚合反应,形成高分子聚合物。β-内酰胺类抗生素的侧链若含有 1 个游离氨基,可直接进攻 β-内酰胺环的羰基,发生分子间聚合,聚合反应较青霉素更为容易发生,如氨苄西林。

聚合的速度除与结构有关外,还受到 β-内酰胺环稳定性,游离氨基的碱性及空间位阻的影响。pH、温度及药物浓度等均能影响聚合反应。

四、 β-内酰胺类抗生素的过敏反应

案例 10-1

一对夫妇,妻子为护士。丈夫近期患感冒加重,妻子决定将青霉素粉针剂注射来“消炎”。经皮试为阴性后,自行在家肌内注射80万单位。注射几分钟后,妻子因故外出,1小时后回家发现丈夫死亡。经法医检查无外伤、中毒等其他致死原因,认定为青霉素过敏性休克导致死亡。

问题:

1. 妻子的做法合适吗?

2. 青霉素的适应证是什么?妻子用青霉素给患感冒的丈夫消炎合理吗?

3. 青霉素用前为什么必须做皮试？青霉素过敏的原因有哪些？

少数人在使用 β-内酰胺类抗生素时，易引起过敏反应，严重时会导致死亡。经研究发现，引起过敏反应的基本物质有外源性和内源性两种，外源性过敏原主要来自 β-内酰胺类抗生素在生物合成中引入的蛋白多肽类和青霉噻唑蛋白。

内源性过敏原来自 β-内酰胺类抗生素在生产、储存及使用过程中 β-内酰胺环开环自身聚合，生成具有致敏性的高分子聚合物如青霉素生成的高聚物。聚合程度越高，过敏反应越强。因此只有提高药品质量，降低多聚物，才能减少过敏反应。

头孢菌素中过敏原的主要抗原决定簇是 7 位侧链为主的衍生物，因此头孢菌素类之间、头孢菌素类和青霉素类之间的交叉过敏反应取决于侧链相同和相似。

单环 β-内酰胺类抗生素的过敏反应性较青霉素低。

五、β-内酰胺酶抑制剂

β-内酰胺抗生素主要是抑制黏肽转肽酶的活性，阻止细胞壁的合成。某些细菌能产生一种 β-内酰胺酶。这种酶能使 β-内酰胺类抗生素在未达到菌体作用部位前，将其分解失活，从而产生耐药性。在研究 β-内酰胺酶抑制剂时首先发现了克拉维酸，又称棒酸，与 β-内酰胺类抗生素联合使用，可起协同作用，如克拉维酸-阿莫西林组成复合制剂，称为奥格门汀，用于治疗耐羟氨苄西林细菌所引起的感染。

另一类具有青霉烷酸基本结构的 β-内酰胺酶抑制剂，如舒巴坦，临床上常将氨苄西林和舒巴坦以次甲基相连形成双酯结构的前体药物，称为舒他西林，具有抗菌和抑制 β-内酰胺酶双重作用，口服后可迅速吸收，在体内非特定酯酶的作用下使其水解，生成氨苄西林和舒巴坦。

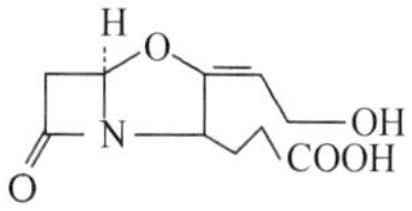

克拉维酸 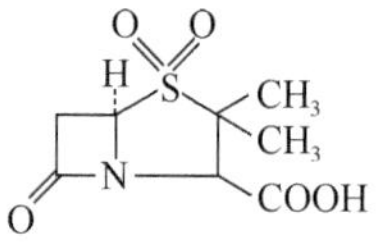　　　　　舒巴坦

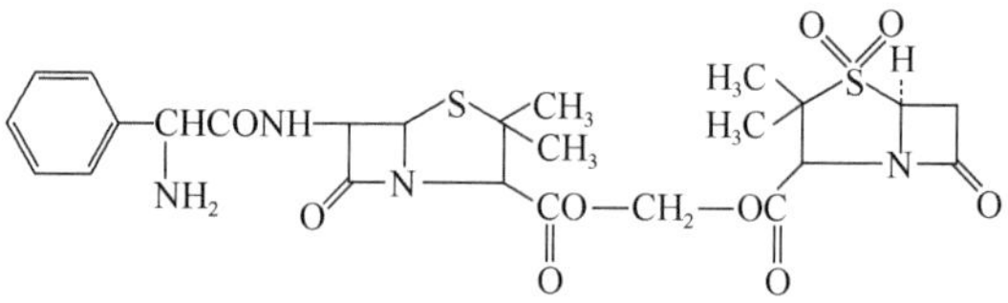

舒他西林

六、代表药物

青霉素　Benzylpenicillin

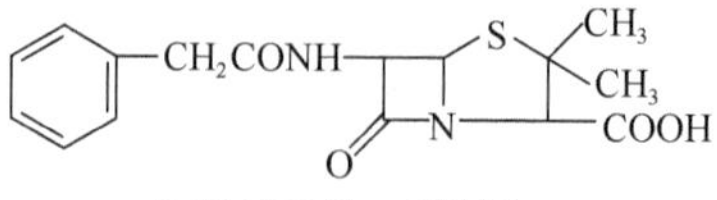

$C_{16}H_{18}N_2O_4S$　334.39

又称苄青霉素、青霉素 G。

结构中有游离羧基,具有酸性(pK_a 2.65~2.70),不溶于水,可溶于有机溶剂(乙酸丁酯)。为增强其水溶性临床上常用其钠盐或钾盐作注射剂使用。

本品的钠盐或钾盐为白色结晶性粉末;无臭或微有特异性臭;有引湿性,易吸潮;极易溶解于水中,溶解于乙醇,不溶于脂肪油或液状石蜡。

本品干燥时较稳定,可在室温保存。遇酸、碱、醇、青霉素酶及氧化剂等迅速失效,水溶液在室温下放置也易失效,故常制成粉针剂,临用前灭菌注射用水溶解后供药用。忌与碱性药物如氨茶碱、碳酸氢钠等注射液合用,也不能与盐酸氯丙嗪、硫酸阿托品等酸性注射液合用。

青霉素在碱性条件下与羟胺反应,β-内酰胺环破裂生成羟肟酸,后者在酸性溶液中与三价铁离子生成酒红色配合物。

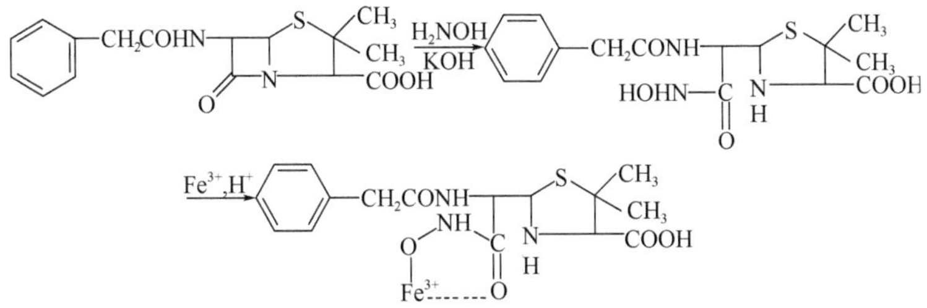

本品主要用于革兰阳性菌,如链球菌、淋球菌及肺炎球菌和阴性球菌所引起的全身或严重的局部感染。用药前要做过敏试验。

案例 10-2

某患者肺部感染,发热数日,出现了代谢性酸中毒症状。医生拟用青霉素 G 钠粉针剂与 5% 碳酸氢钠合用静脉滴注。

问题:

1. 该用药是否合理?
2. 青霉素 G 不溶于水,如何制成其注射用粉针剂?
3. 青霉素 G 与碱性药物或酸性药物的注射液能混合用吗?
4. 如何鉴别青霉素?
5. 青霉素的固体粉针剂有必要放在阴凉处保存吗?
6. 青霉素可用于哪些细菌感染的治疗?

氨苄西林　Ampicillin

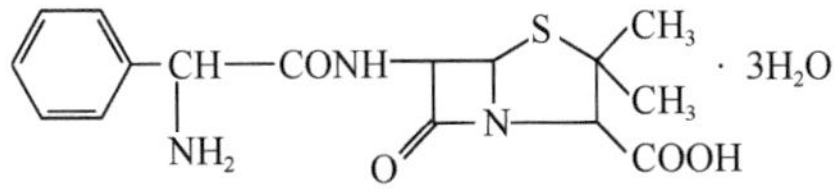

$C_{16}H_{19}N_3O_4S \cdot 3H_2O$　　403.45

本品为白色结晶性粉末;味微苦。微溶于水,不溶于氯仿、乙醚或不挥发油,在稀酸或稀碱液中溶解。

本品具有 α-氨基酸的性质,遇茚三酮即显蓝色,加热后显红色;遇碱性酒石酸铜试液显紫色。分子中还有类似肽键(—CONH—)结构,可产生双缩脲反应。

本品口服、注射均可,但口服吸收不完全,注射一般制成粉针剂。主要用于对青霉素敏感的革兰阳性球菌、痢疾杆菌、伤寒杆菌、大肠埃希菌、变形杆菌和流感菌等引起的感染。

阿莫西林　Amoxicillin

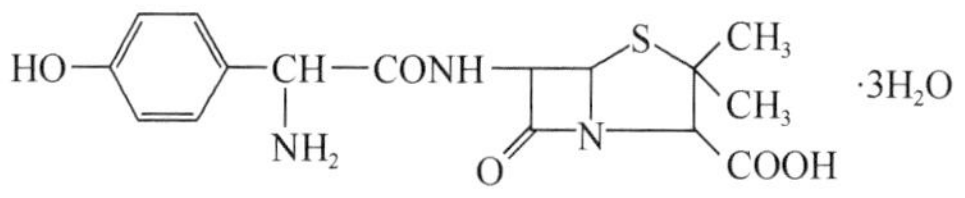

$C_{16}H_{19}N_3O_5S \cdot 3H_2O$　419.16

本品为白色或类白色结晶性粉末;味微苦。微溶于水,几乎不溶于乙醇。

本品分子中含有酸性的羧基、弱酸性的酚羟基、碱性的氨基,呈酸碱两性。

本品的水溶液在 pH=6 时比较稳定,但在一定条件下,也会发生降解反应和聚合反应。若有磷酸盐、二乙醇胺及糖类等存在时,也能发生分子内成环反应,生成 2,5-吡嗪二酮衍生物。

本品对革兰阴性菌作用强,易产生耐药性,主要用于泌尿系统、呼吸系统、胆道等感染,口服吸收较好。

头孢噻吩钠　Cefalotin Sodium

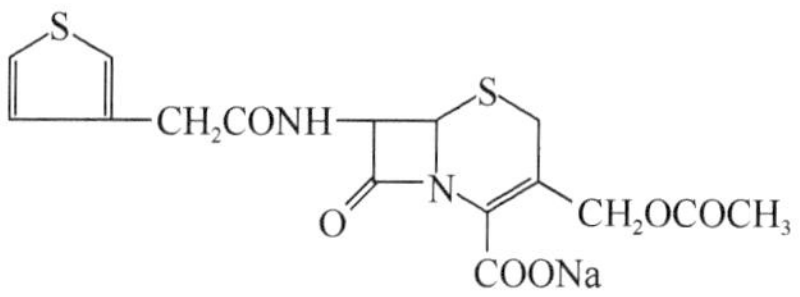

$C_{16}H_{15}N_2NaO_6S_2$　418.43

头孢噻吩钠又称先锋霉素 I 。

本品为类白色结晶性粉末;几乎无臭。易溶于水,微溶于乙醇,不溶于氯仿。

本品显钠盐的火焰反应。

主要用于治疗耐金黄色葡萄球菌和一些革兰阴性杆菌所引起的败血症,呼吸道、泌尿道感染。

头孢氨苄　Cefalexin

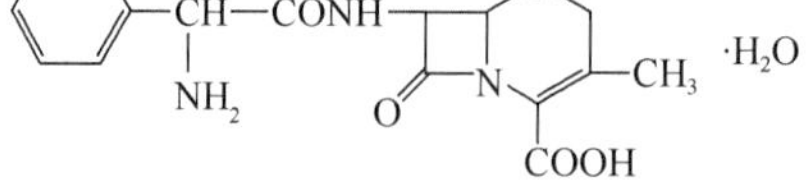

$C_{16}H_{17}N_3O_4S \cdot H_2O$　365.41

又称先锋霉素Ⅳ、头孢力新。

本品为白色或微黄色结晶性粉末;微臭。微溶于水,不溶于乙醇、氯仿或乙醚。

本品与含硝酸的硫酸溶液混合,可被氧化而显黄色。

本品口服吸收好,主要用于大肠埃希菌、链球菌等敏感菌所致的呼吸道、泌尿道、皮肤和软组织等部位的感染治疗。

本品易氧化,贮藏应遮光、密封,在不超过 30℃ 的阴暗处保存。

头孢噻肟钠　Cefotaxime Sodium

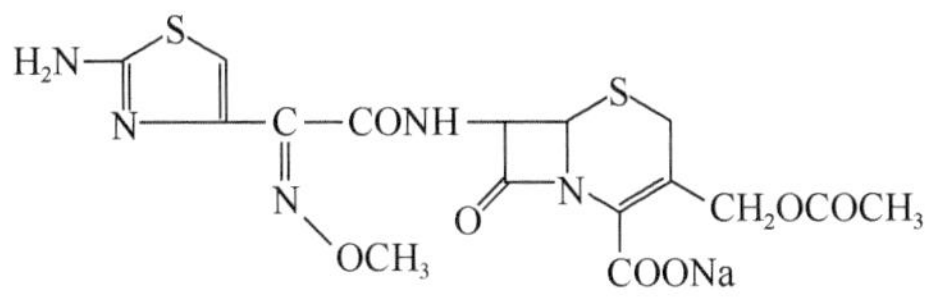

$C_{16}H_{16}N_5NaO_7S_2$　477.45

本品为白色、类白色、或微黄白色结晶;无臭或微有特殊臭。易溶于水,微溶于乙醇,不溶于氯仿。

头孢噻肟结构中的甲氧肟基为顺式结构,抗菌活性较反式结构强 40 ~ 100 倍。在光照下,会向反式异构体转化。因此,本品通常在临用前用注射水溶解后立即使用,且需避光保存。

本品对革兰阴性菌的抗菌活性比较高,尤其对大肠埃希菌及大多数厌氧菌有强的抑制作用,主要用于治疗敏感细菌引起的败血症,脑膜炎,呼吸道、胆道、消化道、皮肤和软组织等部位的感染。

其他常用 β-内酰胺类抗生素见表 10-4。

表 10-4　其他常用 β-内酰胺类抗生素

药物名称	结构	用途
哌拉西林	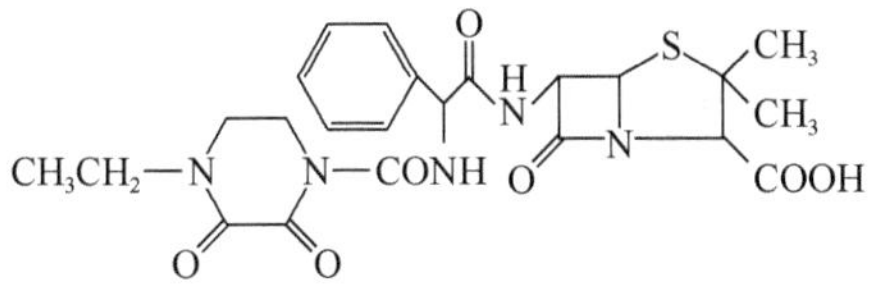	对铜绿假单胞菌、变形杆菌、肺炎杆菌作用强
头孢唑林	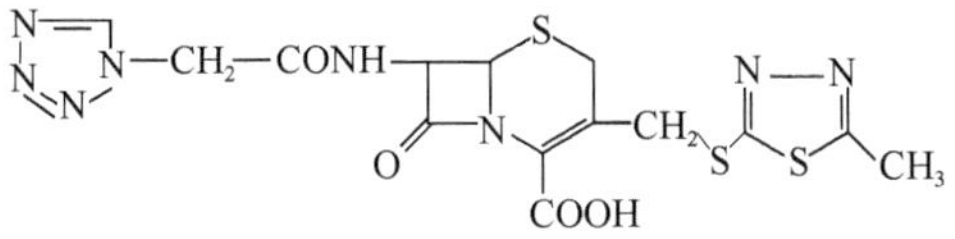	耐酸、耐酶、对革兰阴性菌作用强。注射给药
头孢哌酮	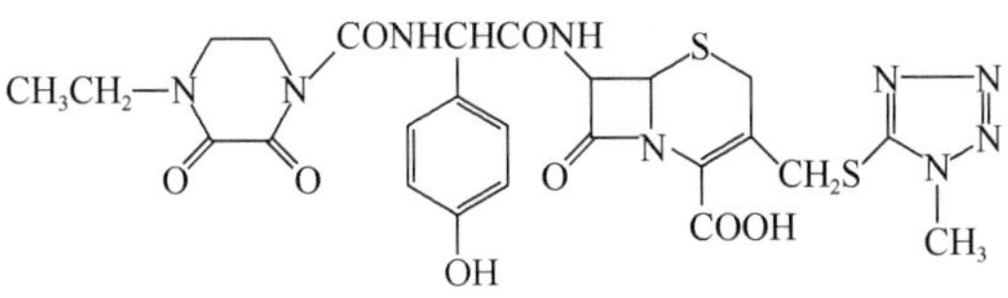	抗菌谱广,耐酶。对铜绿假单胞菌均活性优于其他头孢菌素
头孢克洛	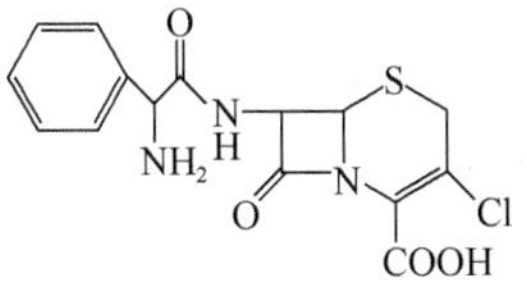	可口服,抗菌谱广。对革兰阴性菌和铜绿假单胞菌均有效

第 2 节　氨基糖苷类抗生素

氨基糖苷类抗生素是由链霉菌、小单孢菌及放线菌产生的抗生素,其结构均由氨基环醇与氨基糖(单糖或双糖)形成的碱性苷。

该类药物不仅对各种革兰阳性菌有效,而且对多种革兰阴性菌也有良好的效果,特别是对结核杆菌的抗菌作用很强。此类药物大多数在体内不经代谢以原药形式经肾排出,产生肾毒性。另一个突出的特点是对第Ⅷ对脑神经的损害作用,可引起眩晕、不可逆耳聋等,尤其对儿童毒性更大。

现应用于临床的有链霉素、庆大霉素、阿米卡星等。链霉素在第 9 章第 3 节已作介绍。

庆大霉素 Gentamycin

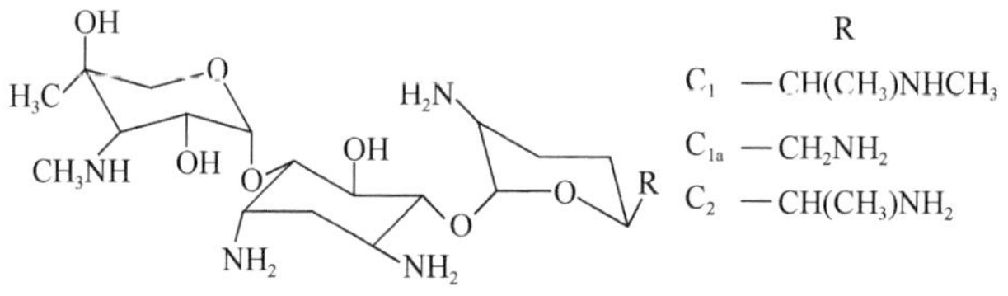

庆大霉素是小单孢菌产生的抗生素,包括庆大霉素 C_1、C_{1a}、C_2。三者均是由脱氧链霉胺、紫素胺和 N-甲基-3-去氧-4-甲基戊糖胺缩合而成的苷。药用其混合物的硫酸盐。

本品为白色或类白色粉末;无臭,有引湿性。易溶于水,不溶于乙醇、丙酮、氯仿或乙醚。

本品水解后生成 N-甲基戊糖胺,在碱性溶液中与乙酰丙酮作用生成吡咯衍生物,再加入对二甲氨基苯甲醛试液,即显粉红色。

本品水解后可与茚三酮反应,生成紫蓝色的络合物。

本品对革兰阴性菌、铜绿假单胞菌、大肠埃希菌、痢疾杆菌、肺炎杆菌等引起的尿路感染,以及脑膜炎、烧伤感染等均有较好的疗效。与磺胺增效剂合用,能增强疗效。

硫酸阿米卡星 Amikacin Sulfate

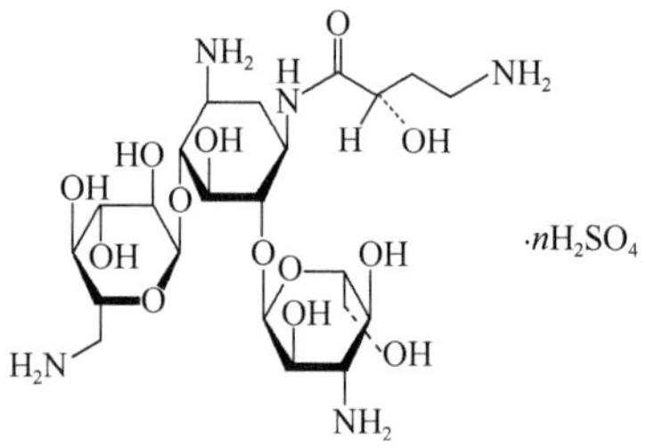

本品为白色或类白色结晶性粉末;几乎无臭,无味。极易溶于水,几乎不溶于甲醇、丙酮、乙醚或氯仿。

本品与蒽酮的硫酸溶液反应显蓝紫色。

考点:硫酸阿米卡星的用途。

本品在碱性条件下与硝酸钴试液作用,即产生紫色絮状沉淀;与茚三酮显颜色反应。

本品主要用于对卡那霉素或庆大霉素耐药的革兰阴性菌所致尿道、呼吸道及生殖系统等部位感染,对败血症也有疗效。

第 3 节 大环内酯类抗生素

大环内酯类抗生素是由链丝菌产生的一类弱碱性抗生素,其结构特征是都以 1 个大环内酯为母体,通过内酯环上的羟基和去氧氨基糖或 6-去氧糖缩合成碱性苷。按内酯环大小,一般分为十四元环和十六元环两个系列。十四元环的抗生素有红霉素及其衍生物;十六元环的抗生素有麦迪霉素、乙酰螺旋霉素及交沙霉素等。将红霉素的十四元环重排可得到十五元环类似物阿奇霉素。

红霉素　Erythromycin

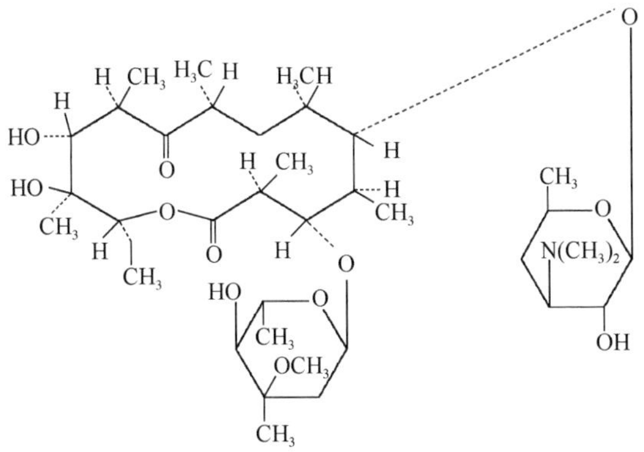

$$C_{37}H_{67}NO_{13} \quad 733.94$$

本品为白色或类白色结晶或粉末;无臭,味苦;微有引湿性。易溶于甲醇、乙醇或丙酮,微溶于水。

本品饱和水溶液对石蕊试纸呈中性或弱碱性反应,能与酸成盐。

本品在干燥状态时稳定,水溶液则在中性(pH＝7.0 左右)时稳定,过酸、过碱或遇热,分子中内酯环、苷键均可水解。

本品丙酮溶液加入盐酸,即显橙黄色,渐渐变为紫红色,再加氯仿振摇,氯仿层显蓝色。本品加硫酸呈红棕色。

本品主要用于对青霉素耐药的葡萄球菌感染。也可用于链球菌、部分阴性菌、支原体、衣原体等病原菌感染。

由于红霉素存在抗菌谱窄、口服吸收差、胃肠道反应大、对酸极不稳定等缺点,因此将其结构进行了修饰。将红霉素的 6 位羟基经甲基化制得克拉霉素,抗菌活性比红霉素强,耐酸,血药浓度高,对需氧菌、厌氧菌、支原体、衣原体均有效。将红霉素的 9 位上羰基转化成肟,再对其进行醚化,引入氮、氧的基团可制得罗红霉素,具有对酸稳定、口服吸收快、毒副作用小等优点。利用电子等排原理,在红霉素的 8 位上以氟原子代替氢,可得氟红霉素,其对酸稳定,半衰期长,对肝无损害。

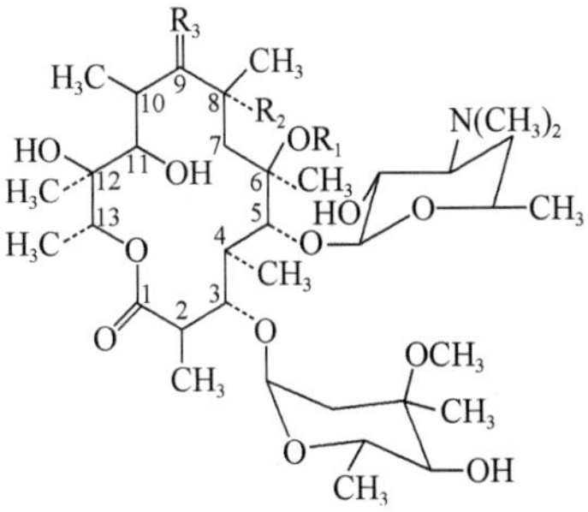

考点:红霉素的性质和用途。

	R_1	R_2	R_3	
	—CH_3	—H	＝O	克拉霉素
	—H	—H	＝$NOCH_2O(CH_2)_2OCH_3$	罗红霉素
	—H	—F	＝O	氟红霉素

课堂互动

在临床应用中,红霉素为什么要包衣,为什么输液不能用生理盐水稀释红霉素?

麦迪霉素 Mydecamycin

	R	R₁
A_1	—OH	—COC$_2$H$_5$
A_2	—OH	—COC$_3$H$_7$
A_3	=O	—COC$_2$H$_5$
A_4	=O	—COC$_3$H$_7$

麦迪霉素是米加链霉菌产生的,包括麦迪霉素 A_1、A_2、A_3、A_4,其中 A_1 为主要抗菌成分。它们都是由十六元环内酯与碳霉胺糖和碳霉糖缩合成的碱性苷。

本品为白色结晶性粉末。无臭,味苦。微溶于水,溶于乙醇、甲醇、氯仿和丙酮。本品性质稳定,其酒石酸盐可配制成静脉滴注注射剂。

本品对革兰阳性菌、奈瑟菌和支原体有较好的抗菌作用,主要用于治疗敏感菌所致的呼吸道感染和皮肤、软组织感染。毒副作用较小,可制成片剂及静脉注射液。

第 4 节　四环素类抗生素

考点:四环素类的性质和用途。

四环素类抗生素是由放线菌产生的一类可以口服的广谱抗生素,包括金霉素、土霉素、四环素,它们均为天然四环素类,主要用于革兰阳性和阴性菌的感染,对立克次体、支原体等也有效。长期用药发现天然四环素类药物易产生耐药性,不稳定,在体内维持时间短及影响牙、骨骼的生长等不利因素,故现已少用,临床上多为半合成四环素类抗生素。

四环素类具有氢化并四苯的基本结构。对四环素结构进行改造,得到半合成四环素类。将四环素分子中 6 位的羟基除去,不仅不影响抗菌活性,而且提高了脂溶性,改善了吸收,增加了稳定性,如多西环素(强力霉素)、美他环素(甲烯霉素)。且 6 位甲基的存在对抗菌活性也没有影响,如去甲氧四环素。若在去甲氧四环素 7 位引入二甲氨基则得到米诺环素,抗菌活性强。

	R₁	R₂	R₃	R₄	
	—H	—OH	—CH₃	—Cl	金霉素
	—OH	—OH	—CH₃	—H	土霉素
	—H	—OH	—CH₃	—H	四环素
	—OH	—H	—CH₃	—H	多西环素
	—H		=CH₂	—H	美他环素
	—H	—H	—H	—H	去甲氧四环素
	—H	—H	—H	—N(CH₃)₂	米诺环氧

这类抗生素不仅有相似的抗菌谱,理化性质也很相近。均为黄色结晶性粉末,味苦,在水中溶解度很小。分子中含有酚羟基和烯醇基,显弱酸性,同时含有二甲氨基,显弱碱性,故为两性化合物,能溶于碱性或酸性溶液中。

四环素类抗生素在干燥状态下较稳定,能耐热,可在室温下保存。遇光变色,应避光密闭保存。

多西环素和米诺环素 C_6 位上不存在—OH,所以不发生脱水和开环反应,抗菌作用强,应用广。

四环素类分子中含有酚羟基和烯醇基,能与金属离子形成不溶性的黄色钙盐或镁盐,与铁离子形成红色螯合物。

课堂互动

如何解释母亲妊娠末期或5岁以内的小儿,服用较多的四环素、土霉素类抗生素后,会使萌出的牙变黄、暗灰或黑褐色?

第 5 节　其他抗生素

目前临床应用的其他抗生素主要有氯霉素、磷霉素钠、林可霉素和克林霉素等。

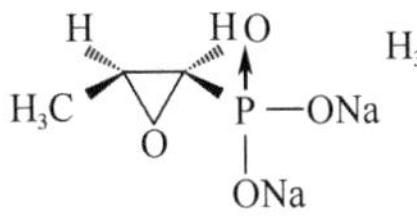

磷霉素钠 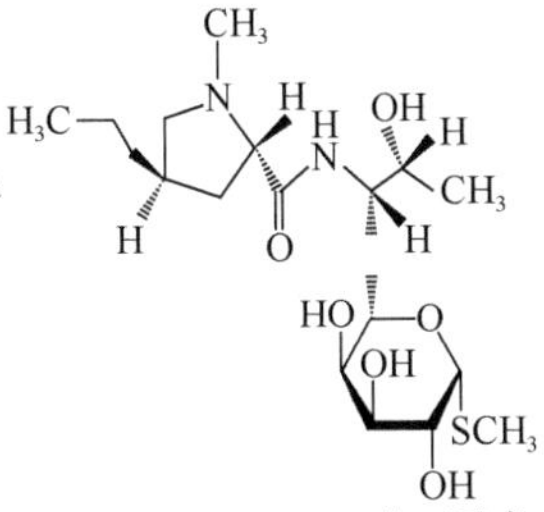　　　　　林可霉素 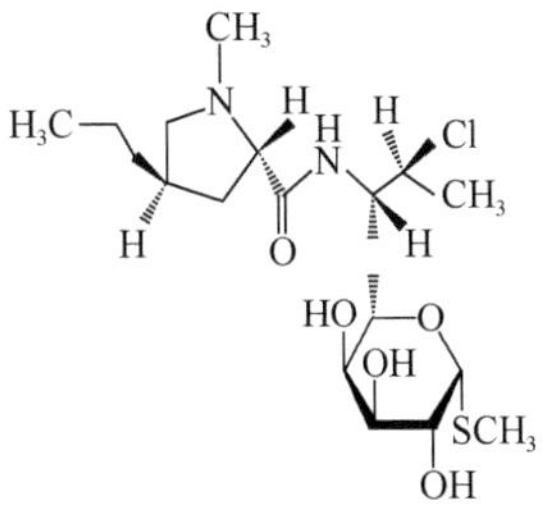　　　　　克林霉素

氯霉素　Chloramphenicol

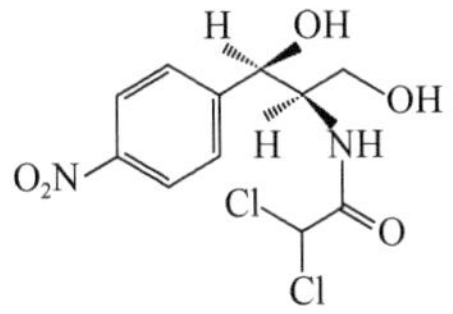

$C_{11}H_{12}Cl_2N_2O_5$　323.13

考点:氯霉素的结构特点、理化性质和用途。

氯霉素是由委内瑞拉链霉菌培养液中所产生的一种广谱抗生素,现已用化学方法全合成。

本品结构中含有2个手性碳原子,有4个旋光异构体,其中仅 D-(-)-苏阿糖型有抗菌活性,为临床上使用的氯霉素。

本品为白色或微带黄色的针状、长片状结晶性粉末;味苦。易溶于甲醇、乙醇、丙酮或丙二醇,微溶于水。熔点为149～153℃。

本品性质稳定,能耐热,水溶液煮沸5小时不失效。在中性或弱酸性(pH4.5～7.5)的水溶液中较稳定,但在强酸(pH2.0以下)、强碱(pH9.0以上)溶液中均可水解失效。

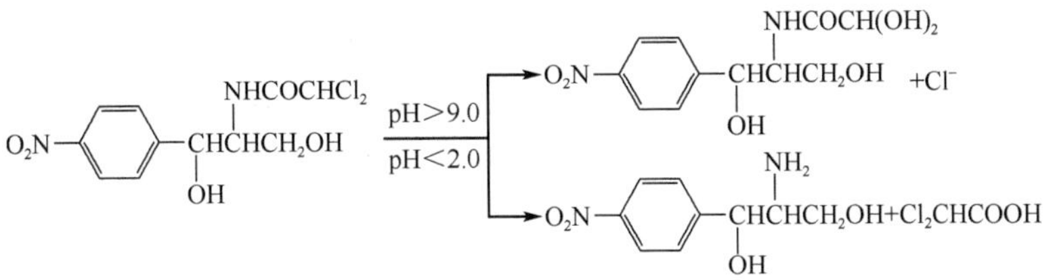

本品在醇制氢氧化钾试液中加热,使氯霉素中含有的不解离性氯转变为无机氯化物,呈氯离子的反应。

本品结构中的硝基经锌粉和氯化钙还原为羟胺化合物,在乙酸钠存在下与苯甲酰氯反应,生成的酰化物在弱酸性溶液中与三价铁离子作用,生成紫红色的配合物。

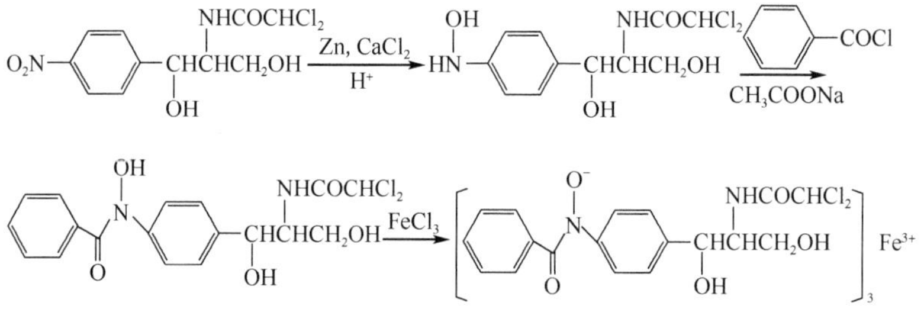

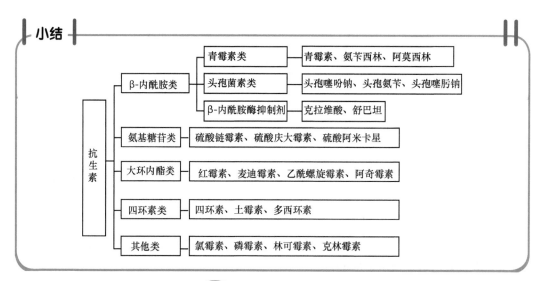

本品主要用于伤寒、副伤寒、斑疹伤寒治疗,对百日咳、沙眼、细菌性痢疾及尿道感染等也有疗效。其主要缺点是抑制骨髓造血功能,引起再生障碍性贫血,故临床使用受到限制。

本品配制注射液时可用丙二醇或二甲基乙酰胺做助溶剂。应在干燥凉暗处密闭保存。

为避免氯霉素的苦味,增强抗菌活性,延长作用时间,减少毒性,合成了它的衍生物如棕榈氯霉素(无味氯霉素)、琥珀氯霉素等。这两个为前药,在体内经酶水解,产生有抗菌活性的氯霉素。

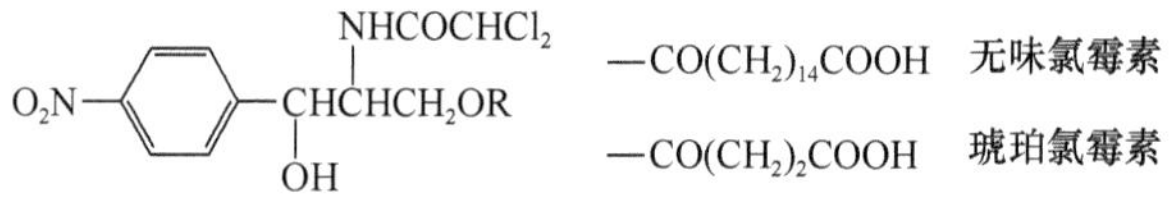

小结

抗生素
- β-内酰胺类
  - 青霉素类 —— 青霉素、氨苄西林、阿莫西林
  - 头孢菌素类 —— 头孢噻吩钠、头孢氨苄、头孢噻肟钠
  - β-内酰胺酶抑制剂 —— 克拉维酸、舒巴坦
- 氨基糖苷类 —— 硫酸链霉素、硫酸庆大霉素、硫酸阿米卡星
- 大环内酯类 —— 红霉素、麦迪霉素、乙酰螺旋霉素、阿奇霉素
- 四环素类 —— 四环素、土霉素、多西环素
- 其他类 —— 氯霉素、磷霉素、林可霉素、克林霉素

目标检测

一、名词解释

1. 抗生素
2. 半合成抗生素
3. β-内酰胺类抗生素
4. β-内酰胺酶抑制剂

二、选择题

（一）A 型题（单项选择题）

1. 属于 β-内酰胺酶抑制剂的药物是
   A. 氨曲南　　　B. 阿米卡星
   C. 阿莫西林　　D. 舒巴坦

E. 林可霉素

2. 青霉素钠在室温和稀酸溶液中会发生下面哪
   种变化
   A. 分解为青霉醛和青霉胺
   B. 6-氨基上的酰基侧链发生水解
   C. 发生裂解生成青霉酸、青霉醛酸
   D. 生成青霉烯酸,再经分子内重排生成青霉
      二酸
   E. 水解生成青霉醛和青霉胺

3. 半合成青霉素在化学结构上的主要区别在于
   A. 不同的酰基侧链
   B. 形成不同的盐
   C. 分子的光学活性不一样
   D. 分子内环的大小不同
   E. 羧基的数目不同

4. 半合成青霉素的原料是
   A. 7-ACA   B. 6-APA
   C. 6-ASA   D. 氯化亚砜
   E. TMP

5. 青霉素结构中易被破坏的部位是
   A. 侧链酰胺基   B. 噻唑环
   C. 羧基   D. β-内酰胺环
   E. 噻嗪环

6. β-内酰胺类抗生素的作用机制是
   A. 干扰核酸的复制和转录
   B. 抑制黏肽转肽酶的活性,阻止细胞壁的合成
   C. 干扰细菌蛋白质的合成
   D. 影响细胞膜的渗透性
   E. 影响氨基酸的代谢

7. 对第Ⅷ对颅脑神经有损害作用,可引起不可逆
   耳聋的抗生素是
   A. 大环内酯类抗生素   B. 四环素类抗生素
   C. 氯霉素类抗生素   D. 氨基糖苷类抗生素
   E. β-内酰胺类抗生素

8. 下列药物中不属于黏肽转肽酶抑制剂的是
   A. 头孢噻肟钠   B. 阿莫西林
   C. 克拉维酸钾   D. 氨苄西林
   E. 罗红霉素

9. 能引起骨髓造血系统的损伤,产生再生障碍性
   贫血的药物是
   A. 阿莫西林   B. 阿奇霉素
   C. 庆大霉素   D. 氯霉素
   E. 氨苄西林

10. 盐酸四环素最易溶于下列哪种试剂

A. 水   B. 酒精
C. 氯仿   D. 丙酮
E. 乙醇

（二）B 型题（配伍选择题）
（11～13 题共用备选答案）
    A. 舒巴坦   B. 氯霉素
    C. 多西环素   D. 克林霉素
    E. 阿齐霉素

11. β-内酰胺类抗生素

12. 大环内酯类抗生素

13. 四环素类抗生素

（14～15 题共用备选答案）
    A. 氯霉素   B. 阿米卡星
    C. 美他环素   D. 红霉素
    E. 阿莫西林

14. 对听觉神经及肾有毒性

15. 可引起再生障碍性贫血

（三）C 型题（比较选择题）
（16～20 题共用备选答案）
    A. 青霉素 G   B. 硫酸链霉素
    C. 两者均是   D. 两者均不是

16. 属于 β-内酰胺类抗生素

17. 属于氨基糖苷类抗生素

18. 属于大环内酯类抗生素

19. 为白色或类白色粉末

20. 水解容易失效

（四）X 型题（多项选择题）

21. 下列哪些性质与青霉素钠有关
    A. 与含硝酸的硫酸溶液混合,可被氧化而显
       红色
    B. 遇酸可引起分子重排,遇碱可水解
    C. 在碱性条件下与羟胺反应,生成羟肟酸,酸
       化后与 $FeCl_3$ 生成酒红色配合物
    D. 遇茚三酮即显蓝紫色
    E. 常制成粉针剂

22. 红霉素的衍生物有
    A. 琥乙红霉素   B. 罗红霉素
    C. 克拉霉素   D. 阿奇霉素
    E. 氟红霉素

23. 含有氢化噻唑环的药物有
    A. 氨苄西林   B. 阿莫西林
    C. 头孢哌酮   D. 头孢克洛
    E. 哌拉西林

24. 下列哪些属于氨基糖苷类抗生素

A. 阿米卡星　　B. 林可霉素

C. 庆大霉素　　D. 链霉素

E. 氨苄西林

25. β-内酰胺酶抑制剂有

A. 氨苄青霉素　B. 克拉维酸

C. 头孢氨苄　　D. 舒巴坦

E. 阿莫西林

三、填空题

1. 抗生素按化学结构可分为六大类,它们分别为_____、_____、_____、_____、_____、_____类抗生素。

2. 青霉素类抗生素的化学结构可看成由_____和_____组成。

3. 7-氨基头孢烷酸是抗菌活性的_____,主要由_____和_____并合而成。

4. 链霉素在酸性条件下水解,生成_____和链霉双糖胺;后者进一步水解生成_____和_____。

5. 红霉素化学性质不稳定,在酸性条件下,易发生_____;在碱性条件下,发生_____。这些降解反应均使红霉素失去抗菌活性。

6. 四环素类抗生素分子中含_____和_____显弱酸性,同时4位_____显弱碱性,故为_____化合物,能溶于碱性或酸性溶液中。

四、简答题

1. 天然青霉素G有哪些缺点?试说明耐酸、耐酶、广谱青霉素的结构特点,并举例。

2. 为什么青霉素G不能口服?其钠盐或钾盐为什么必须做成粉针剂型?

3. 头孢菌素类药物为什么比天然青霉素类药物稳定?

4. 为什么四环素类抗生素不能和牛奶等富含金属离子的食物一起使用?

五、分析题

1. 从结构上分析大环内酯类抗生素在低温和pH=7时最稳定,在酸或碱中易失效的原因。

2. 一位哺乳期妇女患肺炎,来门诊输液,因有对青霉素过敏史。医生建议使用氯霉素,请分析该用药是否合理。

（黄初冬）

第11章 抗肿瘤药

抗肿瘤药是指用于治疗恶性肿瘤的药物。恶性肿瘤是一种严重威胁人类健康的常见病和多发病。人类因恶性肿瘤而引起的死亡率居所有疾病死亡率的第二位,仅次于心脑血管疾病。现在肿瘤的治疗方法有手术治疗、放射治疗和药物治疗(化疗)等,但是在很大程度上仍以药物治疗为主。自1943年氮芥被用于治疗恶性淋巴瘤以来,恶性肿瘤的化学治疗已有很大进展,并日益受到重视。现用于临床的抗肿瘤药物,根据作用机制和化学结构可分为烷化剂、抗代谢药、抗肿瘤天然药物和其他类的抗肿瘤药。

第1节 烷 化 剂

烷化剂在体内能与生物大分子起烷化反应,又称为生物烷化剂。烷化剂类在抗肿瘤药中占有重要地位。这类药物具有高度的化学活性,能以共价键与 DNA、RNA 和某些酶分子的关键部位相结合,使细胞的结构和生理功能发生变异,致细胞分裂受抑制而死亡。烷化剂属于周期非特异性药物,对各期肿瘤细胞均有抑制、杀灭作用,但其作用的选择性不高,对增殖较快的正常细胞,如骨髓细胞、上皮细胞和生殖细胞等,也会抑制和损害,因而毒性较大,会产生很多严重的不良反应,如恶心、呕吐、骨髓抑制、脱发等。

烷化剂类抗肿瘤药按其化学结构可分为:氮芥类、乙撑亚胺类、甲磺酸酯类及多元醇类、亚硝基脲类等。

一、氮 芥 类

氮芥类是一类含有双-(β-氯乙基)氨基即氮芥基的化合物。其通式可分为载体部分(R)和烷化基团(氮芥基)两部分。

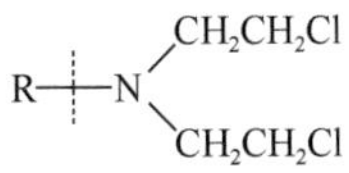

$$R \!-\! N \overset{\displaystyle CH_2CH_2Cl}{\underset{\displaystyle CH_2CH_2Cl}{\big\langle}}$$

载体部分　烷化基团(氮芥基)

烷化基团是抗肿瘤活性的功能基,载体部分旨在改善该类药物在体内的吸收、分布、溶解度和稳定性,以提高选择性和抗肿瘤活性,并降低毒性。

根据载体部分(R)的不同,氮芥类又可分为:脂肪氮芥、芳香氮芥、氨基酸氮芥、杂环氮芥、甾体氮芥等。本书主要介绍脂肪氮芥类的盐酸氮芥和杂环氮芥类的环磷酰胺。其他氮芥类抗肿瘤药见表11-1。

表 11-1 其他氮芥类药物的分类与结构

分类	药物名称	化学结构
脂肪氮芥	氧氮芥	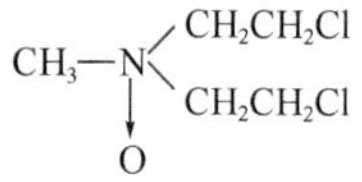 $CH_3-N(CH_2CH_2Cl)_2$ 的N-氧化物
芳香氮芥	苯丁酸氮芥	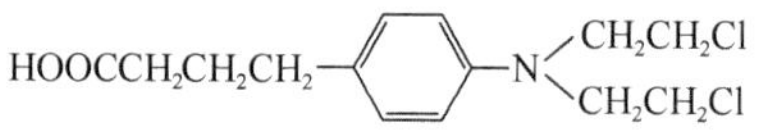 $HOOCCH_2CH_2CH_2-$苯环$-N(CH_2CH_2Cl)_2$
氨基酸氮芥	氮甲	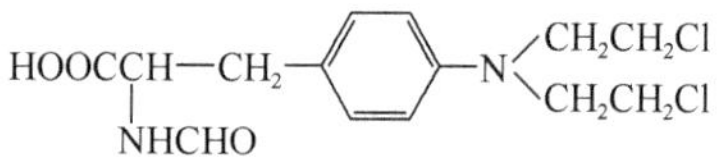 $HOOCCH(NHCHO)-CH_2-$苯环$-N(CH_2CH_2Cl)_2$
	美法仑	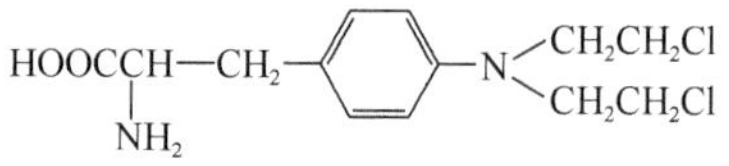 $HOOCCH(NH_2)-CH_2-$苯环$-N(CH_2CH_2Cl)_2$
甾体氮芥	泼尼莫司汀	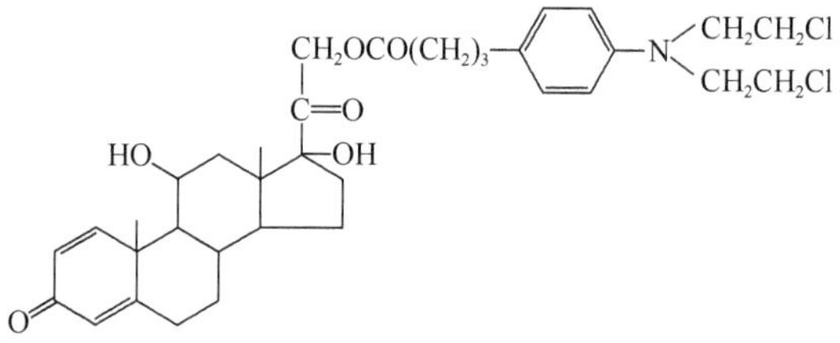 甾体结构

链 接

氮芥类抗肿瘤药物的发现

氮芥类药物的发现源于芥子气,第一次世界大战期间芥子气作为毒气使用,实际上该物质就是一种烷化剂型毒剂,后来发现芥子气对淋巴癌有治疗作用,但由于对人的毒性太大,不可能作为药物使用,但是这个发现促使人们在此基础上开发出氮芥类抗肿瘤药物。

盐酸氮芥 Chlormethine Hydrochloride

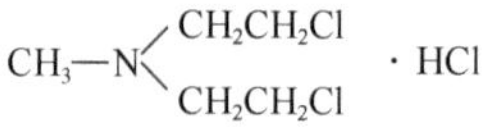

$$CH_3-N(CH_2CH_2Cl)_2 \cdot HCl$$

$C_5H_{11}Cl_2N$ 192.52

本品为白色结晶粉末;极易溶于水,易溶于乙醇。有引湿性和腐蚀性。因此作为注射剂时只能静脉注射,并防止其漏至静脉外。

本品在碱液中不稳定,易水解生成醇和氯化物而失效。故配制其注射剂时应调pH3.0~5.0,且忌与碱性药物配伍。

本品水溶液显氯化物的鉴别反应。

本品是最早用于临床的抗癌药,主要对淋巴瘤有效,对其他肿瘤无效,选择性差,毒性大,且不能口服。

环磷酰胺　Cyclophosphamide

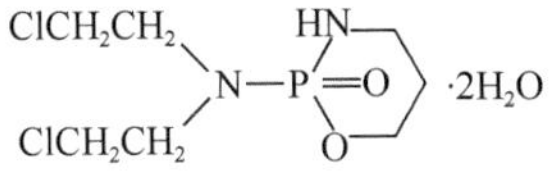

$C_7H_{15}Cl_2N_2O_2P$　279.10

又名癌得星。

本品为白色结晶或结晶性粉末;失去结晶水即液化。可溶于水或丙酮,但溶解度不大。熔点 48.5~52℃。

本品分子结构中具有磷酰胺基,其水溶液不稳定,受热更易水解失效,故常制成片剂或粉针剂供临床使用。其注射液在配成溶液后应于 2~3 小时内注入体内。

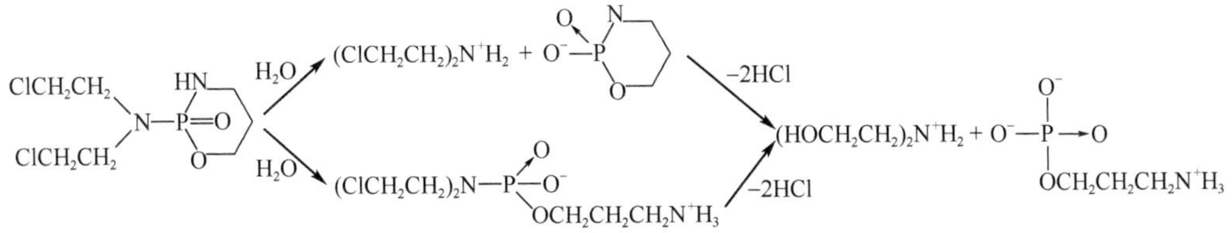

本品分子中氮芥基连在吸电子的磷酰基上,降低了氯原子的活性,在体外几乎无抗肿瘤活性。环磷酰胺在体内正常组织中可经酶促反应转化为无毒的代谢物,故对正常组织一般无影响,而在肿瘤细胞中因缺乏正常组织所具有的酶,故不能进行相应的代谢,而分解成有细胞毒烷化作用的磷酰氮芥,发挥抗肿瘤作用。所以环磷酰胺属于前药,在体外无抗肿瘤作用,在体内需转化成磷酰氮芥才能发挥抗肿瘤作用。对肿瘤细胞具有高度的选择性。

本品与无水碳酸钠加热熔融后,冷却,加水溶解,过滤,滤液用硝酸酸化后,显氯化物与磷酸盐的鉴别反应。

本品属于前药,抗癌谱广,主要用于恶性淋巴瘤、急性淋巴细胞白血病、多发性骨髓瘤、肺癌和神经细胞瘤等治疗,毒性比其他氮芥小。

本品应遮光、密封(供口服用)或严封(供注射用),在 30℃ 以下保存。

课堂互动

1. 环磷酰胺的注射剂需要配制成粉针剂且溶解后需立即使用吗?
2. 环磷酰胺对肿瘤细胞具有高度选择性吗?

二、乙撑亚胺类

氮芥药物是通过转变为乙撑亚胺活性中间体而发挥作用的,因此合成了一系列乙撑亚胺的衍生物,在氮原子上引入吸电子基,以降低其毒性。

塞替派　Thiotepa

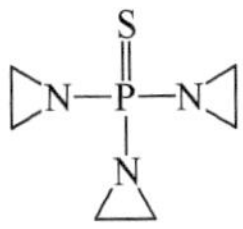

$C_6H_{12}N_3PS$　189.22

又名三胺硫酸。

本品为白色鳞片状结晶或结晶性粉末;无臭。易溶于水、乙醇或氯仿中。熔点为 52~57℃。

本品不稳定,遇酸后,乙烯亚胺环易破裂生成聚合物而失效。

本品水溶液加稀硝酸及高锰酸钾试液,分子中的硫氧化为硫酸盐,加氯化钡试液产生白色硫酸钡沉淀。

本品由于含有体积较大的硫代磷酰基,脂溶性大,对酸不稳定,不能口服,在胃肠道吸收较差,只能通过静脉注射。

临床上主要用于治疗卵巢癌、乳腺癌、膀胱癌和消化道癌。由于可以直接注射入膀胱,因此是治疗膀胱癌的首选药。

三、 甲磺酸酯类及多元醇类

甲磺酸酯及多元醇类是非氮芥类烷化剂。甲磺酸酯类的代表药是白消安,为一双功能基烷化剂。临床主要用于治疗慢性粒细胞白血病。

临床还常用卤代多元醇类如二溴甘露醇和二溴卫矛醇等抗肿瘤药。

$$CH_2CH_2-OSO_2CH_3$$
$$CH_2CH_2-OSO_2CH_3$$

白消安

$$BrCH_2-\overset{OH}{\underset{H}{C}}-\overset{OH}{\underset{H}{C}}-\overset{H}{\underset{OH}{C}}-\overset{H}{\underset{OH}{C}}-CH_2Br$$

二溴甘露醇

$$BrCH_2-\overset{OH}{\underset{H}{C}}-\overset{H}{\underset{OH}{C}}-\overset{H}{\underset{OH}{C}}-\overset{OH}{\underset{H}{C}}-CH_2Br$$

二溴卫矛醇

四、 亚硝基脲类

本类药物具有 β-氯乙基亚硝基脲($ClCH_2CH_2\overset{|}{\underset{NO}{N}}-CONHCH_2CH_2Cl$)结构,在生理 pH 下,可分解成活性中间体,而产生抗肿瘤作用。常用的药物有卡莫司汀。

卡莫司汀　Carmustine

$$ClCH_2CH_2\overset{|}{\underset{NO}{N}}-CONHCH_2CH_2Cl$$

$C_5H_9Cl_2N_3O_2$　214.05

又名卡氮芥,简称 BCNU。

本品为无色或微黄色结晶或结晶性粉末;无臭。不溶于水,能溶于乙醇或丙二醇。

本品具有亚硝基脲结构,在酸性或碱性溶液中均不稳定,分解时可放出氮气和二氧化碳。

本品加氢氧化钠水解,用稀硝酸酸化后,加硝酸银试液生成白色的氯化银沉淀。

本品属亚硝基脲类烷化剂。由于结构中的 β-氯乙基具有较强的亲脂性,易通过血-脑屏障进入脑脊液,主要用于治疗脑瘤、转移性脑瘤、中枢神经系统肿瘤及恶性淋巴瘤等。

第2节 抗代谢抗肿瘤药

抗代谢抗肿瘤药是利用代谢拮抗原理设计的,其化学结构与正常代谢物相似,可与代谢必需的酶竞争性地结合,抑制酶的功能,或作为伪代谢物掺入 DNA 或 RNA 中,干扰 DNA 或 RNA 的生物合成,形成假的无功能的生物大分子,即导致肿瘤细胞的致死性合成,从而导致肿瘤细胞的死亡。由于肿瘤组织与正常组织之间,核酸合成代谢的拮抗作用并无明显的差异,故该类药物的选择性差,对人体增殖较快的正常组织如骨髓、消化道黏膜等带来明显的毒性。

常用抗代谢抗肿瘤药可分为三类:①嘧啶拮抗物类,如氟尿嘧啶、盐酸阿糖胞苷;②嘌呤拮抗物类,如巯嘌呤、磺巯嘌呤钠;③叶酸拮抗物类,如甲氨蝶呤。

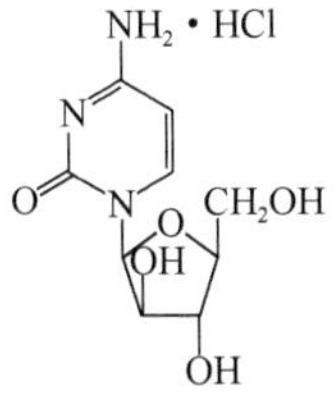

盐酸阿糖胞苷 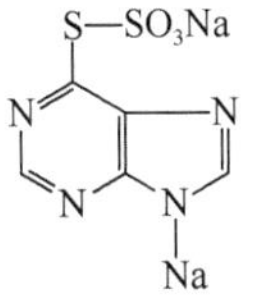　　　　　磺巯嘌呤钠

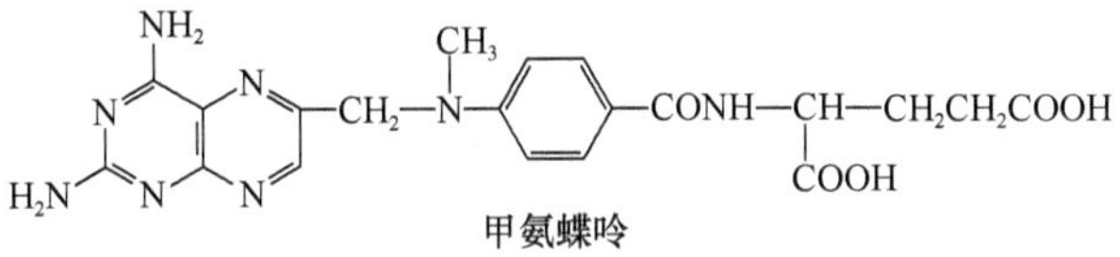

甲氨蝶呤

本类药物是根据生物电子等排原理,在嘧啶、嘌呤基础上改造得到的,如氟尿嘧啶、巯嘌呤。

氟尿嘧啶　Fluorouracil

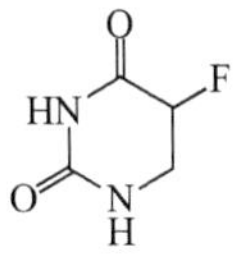

$C_4H_3FN_2O_2$　130.08

简称 5-FU。

本品为白色或类白色结晶或结晶性粉末;略溶于水,在稀盐酸或氢氧化钠溶液中溶解。

本品在酸性溶液中稳定,在碱性溶液中易水解。本品水溶液遇亲核试剂如亚硫酸氢钠会降解。

本品具有双键,可与溴试液作用,使溴水褪色,可用于鉴别。

本品有酮式和烯醇式两种互变异构体。

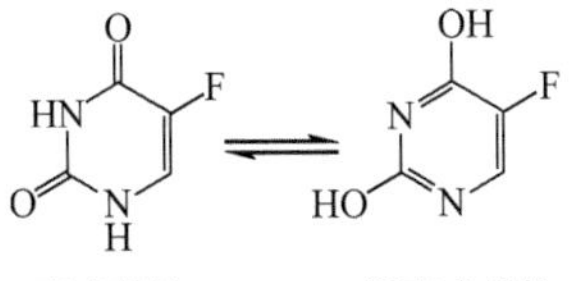

酮式结构　　　　烯醇式结构

本品是治疗实体肿瘤的首选药。主要用于绒毛膜上皮癌、恶性葡萄胎、消化道癌和

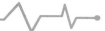

乳腺癌等的治疗。

课堂互动

比较氟尿嘧啶(　　)与尿嘧啶(　　)的结构,分析氟尿嘧啶为什么具有抗肿瘤活性。

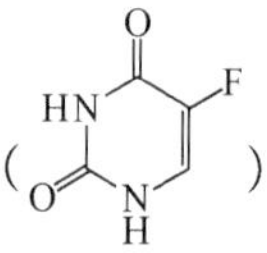

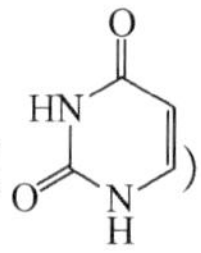

巯嘌呤　Mercaptopurine

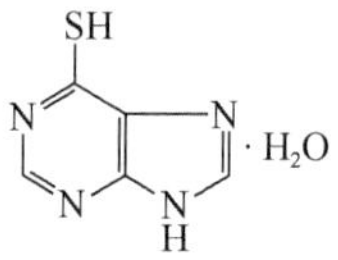

$C_5H_4N_4S \cdot H_2O$　170.19

简称6-MP。

本品为黄色结晶性粉末;无臭,味微甜。极微溶于水。

本品含巯基,遇光易变色。在氨试液中与硝酸银作用,可生成白色的巯嘌呤银沉淀。

本品的乙醇溶液遇乙酸铅作用,可生成黄色的巯嘌呤铅沉淀。

本品临床用于治疗急性淋巴细胞性白血病、绒毛膜上皮癌、恶性葡萄胎等。

第3节　其他抗肿瘤药物

随着药物开发速度不断加快,近年来发现多种类型的抗肿瘤药。目前应用的其他抗肿瘤药主要是生物碱类、抗生素类和金属配合物类等。

一、生物碱类抗肿瘤药

从植物中寻找抗肿瘤药物,已成为国内外研究抗癌药物的重要组成部分。这类药物主要类型见表11-2。

表11-2　生物碱类抗肿瘤药

生物碱类型	药物名称	主要用途
长春碱类	硫酸长春新碱	主要用于治疗急性淋巴性白血病
喜树碱类	伊立替康	主要用于治疗结肠癌、胸癌和白血病
紫杉烷类	紫杉醇	主要用于治疗卵巢癌、乳腺癌
三尖杉酯碱类	三尖杉酯碱	主要用于治疗各型白血病、恶性淋巴瘤
鬼臼脂素类	替尼泊苷	主要用于恶性脑瘤、恶性淋巴瘤
有机胺类	秋水仙酰胺	可用于治疗乳腺癌、宫颈癌、皮肤癌等,现主要用于痛风急性发作

二、抗生素类抗肿瘤药

抗生素类抗肿瘤药是由微生物产生的具有抗肿瘤活性的化学物质。现已发现的抗生素类抗肿瘤药有许多种,这些抗生素大多直接作用于DNA或嵌入DNA,干扰核酸合成,为细胞周期非特异性药物,见表11-3。

表 11-3　抗生素类抗肿瘤药

类型	药物名称	主要用途
多肽类	放线菌素 D	主要用于治疗肾母细胞瘤、恶性淋巴瘤
	平阳霉素	主要用于治疗鳞状上皮细胞癌、宫颈癌和脑癌
	博来霉素	主要用于治疗鳞状上皮细胞癌、宫颈癌和脑癌
蒽醌类	柔红霉素	主要用于治疗急性粒细胞白血病
	阿霉素	主要用于治疗急、慢性白血病
	阿柔比星	主要用于治疗急性白血病、子宫体癌、肝癌

三、金属配合物类抗肿瘤药

自 1969 年首次报道,顺铂对动物肿瘤有强烈的抑制作用后,引起人们对金属配合物类抗肿瘤药物研究的重视,合成了大量的金属配合物。近年来已证实铂、锡、锗、钌等元素的化合物具有抗肿瘤活性,其中尤以铂的配合物引起人们的极大重视。顺铂已被公认为治疗睾丸癌和卵巢癌的一线药物。卡铂是 20 世纪 80 年代设计开发的第二代铂配合物,治疗小细胞肺癌、卵巢癌的效果比顺铂好,毒性较低。奥沙利铂是 1996 年上市的新型铂类抗肿瘤药物,对大肠癌、非小细胞肺癌、卵巢癌及乳腺癌等有显著的抑制作用。

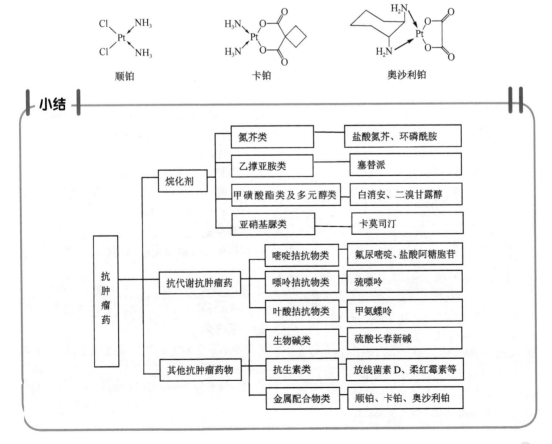

顺铂　　　　　　　　　卡铂　　　　　　　　奥沙利铂

小结

抗肿瘤药
- 烷化剂
  - 氮芥类 —— 盐酸氮芥、环磷酰胺
  - 乙撑亚胺类 —— 塞替派
  - 甲磺酸酯类及多元醇类 —— 白消安、二溴甘露醇
  - 亚硝基脲类 —— 卡莫司汀
- 抗代谢抗肿瘤药
  - 嘧啶拮抗物类 —— 氟尿嘧啶、盐酸阿糖胞苷
  - 嘌呤拮抗物类 —— 巯嘌呤
  - 叶酸拮抗物类 —— 甲氨蝶呤
- 其他抗肿瘤药物
  - 生物碱类 —— 硫酸长春新碱
  - 抗生素类 —— 放线菌素 D、柔红霉素等
  - 金属配合物类 —— 顺铂、卡铂、奥沙利铂

目标检测

一、选择题

（一）A 型题（单项选择题）

1. 下列属于前体药物的是
   A. 塞替派　　B. 卡莫司汀　　C. 氟尿嘧啶
   D. 环磷酰胺　E. 氮甲

2. 下列在氨试液中与硝酸银作用可生成白色沉淀的药物是
   A. 顺铂　　B. 巯嘌呤　　C. 卡莫司汀
   D. 氟尿嘧啶　E. 环磷酰胺

3. 环磷酰胺属于烷化剂中的
   A. 氮芥类　　　　　B. 卤代多元醇类
   C. 亚硝基脲类　　　D. 乙撑亚胺类
   E. 磺酸酯类

4. 抗恶性肿瘤药阿霉素属于
   A. 烷化剂　　　　　B. 抗代谢药
   C. 生物反应调节剂　D. 金属抗肿瘤药
   E. 抗生素类抗肿瘤药

5. 环磷酰胺的化学结构是

   A.
   B.
   C.
   D.
   E.

6. 氟尿嘧啶能使溴水褪色,可用于鉴别的结构基础是
   A. 结构中有嘧啶　B. 结构中有尿嘧啶
   C. 结构中有羰基　D. 结构中有氟
   E. 结构中有双键

7. 磺巯嘌呤钠与巯嘌呤在理化性质上的重要区别是
   A. 磺巯嘌呤钠水溶性小于巯嘌呤
   B. 磺巯嘌呤钠水溶性大于巯嘌呤
   C. 磺巯嘌呤钠水溶性等于巯嘌呤

   D. 巯嘌呤比磺巯嘌呤钠稳定
   E. 难以比较

8. 巯嘌呤是属于
   A. 抗代谢抗肿瘤药　B. 生物碱类抗肿瘤药
   C. 金属抗肿瘤药　　D. 抗生素类抗肿瘤药
   E. 生物反应调节剂

9. 下列白色结晶药物失去结晶水后会发生液化的是
   A. 环磷酰胺　　B. 塞替派　　C. 卡莫司汀
   D. 氟尿嘧啶　　E. 氮甲

10. 烷化剂氮甲属于氮芥类中的
    A. 脂肪氮芥类　　　B. 芳香氮芥类
    C. 氨基酸氮芥类　　D. 杂环氮芥类
    E. 甾体氮芥类

（二）B 型题（配伍选择题）

（11~15 题共用备选答案）
   A. 抗代谢抗肿瘤药　B. 生物碱类抗肿瘤药
   C. 金属抗肿瘤药　　D. 抗生素类抗肿瘤药
   E. 烷化剂类抗肿瘤药

11. 卡莫司汀
12. 长春新碱
13. 柔红霉素
14. 顺铂
15. 氟尿嘧啶

（三）X 型题（多项选择题）

16. 下列哪些抗肿瘤药物是烷化剂
    A. 顺铂　　B. 氟尿嘧啶　　C. 氮甲
    D. 环磷酰胺　E. 巯嘌呤

17. 下列药物中无茚三酮显色反应的是
    A. 巯嘌呤　B. 氯胺酮　　C. 氨苄西林钠
    D. 氮甲　　E. 甲基多巴

二、填空题

1. 根据作用机制和化学结构抗肿瘤药可分为：_____、_____、_____和_____。
2. 氮芥类是一类含有_____即氮芥基的化合物。其通式可分为_____和_____两部分。

四、简答题

1. 如何区别下列各组药物:①盐酸氮芥与环磷酰胺;②氟尿嘧啶与巯嘌呤。
2. 环磷酰胺的稳定性如何？如何配制其注射剂？

（黄初冬）

第 12 章　甾体激素药

激素是由内分泌腺和散在内分泌细胞所分泌的高效能生物活性物质,是细胞与细胞之间信息传递的化学媒介,在保持机体体内平衡和正常的生理活动、促进性器官的发育、维持生殖系统功能、皮肤疾病治疗及生育控制等方面有着广泛的作用。

第 1 节　概　　述

甾体激素是一类四环脂烃化合物,具有环戊烷并多氢菲母核,有 A、B、C、D 4 个环稠合而成,其中 A、B、C 3 个环为六元环,D 环为五元环。

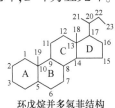

环戊烷并多氢菲结构

课堂互动

甾字的构成和甾体激素的基本结构有什么联系?

一、甾体激素药物结构、分类

甾体激素有两种分类方法:一是按其药理作用不同,分为性激素和肾上腺皮质激素,前者包括雄性激素、雌性激素、孕激素和甾体避孕药,具体见表 12-1;二是按化学结构差异分为雌甾烷类、雄甾烷类、孕甾烷类化合物,具体见表 12-2。

各种甾体激素药物结构上的差异主要在于甾核上取代基的种类、数目和位置,双键的数目和位置,以及 C_{10} 上有无角甲基,C_{17} 上有无侧链基等。

表 12-1　甾体激素药物的分类

	按药理作用	按化学结构	代表药物
性激素	雌性激素	雌甾烷	雌二醇
	雄性激素	雄甾烷	甲睾酮
	孕激素	孕甾烷	黄体酮
肾上腺皮质激素	皮质激素	孕甾烷	地塞米松

表 12-2　三种甾烷结构特征的比较

母核名	雌甾烷	雄甾烷	孕甾烷
化学结构			
C_{13}角甲基	有	有	有
C_{10}角甲基	无	有	有
C_{17}乙基	无	无	有

二、　甾体激素类药物的一般性质

甾体激素药物因具有共同的母核而具有共同的性质,又因含有各种官能团而呈现不同的性质反应。

(一) 显色反应

1. 与浓硫酸等强酸的显色反应　甾体药物溶于乙醇后,可与浓硫酸显色,大多数药物在显色的同时可产生荧光,加水稀释后,颜色和荧光可发生变化,这是共同的性质,所显颜色见表 12-3。

表 12-3　甾体激素药物与浓硫酸的显色反应

药物	呈现颜色	荧光	加水稀释后的现象
炔雌醇	红色	黄绿色	玫瑰红絮状沉淀
炔诺酮	红褐色	黄绿色	黄褐色沉淀
甲睾酮	淡黄色	绿色	暗黄,淡绿色荧光
地塞米松	淡橙色至橙色	无色	黄色絮状沉淀
氢化可的松	橙黄至红色	绿色	黄色至橙红色,微带绿色荧光
醋酸氢化可的松	黄至棕黄色	绿色	不变

甾体激素与浓硫酸的显色反应操作简便,并因药物结构上的差异,呈现不同的颜色和荧光,可供药物的鉴别。但操作条件不易掌握,不是一个理想的鉴别方法。

2. 各种官能团的显色反应　甾类药物的化学性质与其官能团的性质及所处位置密切相关。这些性质可用作药物的鉴别或含量测定。

(1) 羰基的显色反应:C_3 或 C_{20} 酮羰基能与羰基试剂如硫酸苯肼或异烟肼等发生反应而生成有色的腙类衍生物。

(2) 17α-醇酮基的显色反应:皮质激素的 17α-醇酮基具有还原性,能氧化四氮唑盐显色,如醋酸地塞米松能与碱性氯化三苯四氮唑反应显深红色。

（3）甲基酮的显色反应：孕激素类药物具有甲基酮结构,在弱碱性条件下与硝普钠反应,可生成蓝紫色阴离子复合物。

（4）酚羟基的显色反应：雌激素分子结构中含有 3-酚羟基,可与三氯化铁发生显色反应。

此外有酯基的药物可发生异羟肟酸铁的显色反应,有些含氟的药物有氟化物的显色反应。

（二）沉淀反应

1. 17α-醇酮基的氧化-还原反应　皮质激素的 17α-醇酮基具有还原性,与碱性酒石酸铜在一定条件下发生氧化-还原反应,生成砖红色的氧化亚铜沉淀。

2. 末端炔基的沉淀反应　含有末端炔基的甾体药物如炔诺酮等,能与硝酸银试液反应,生成白色的炔化银沉淀。

第2节　雌甾类药物

雌激素是最早发现的甾体激素,雌甾类药物主要包括雌二醇、炔雌醇等雌性激素类药物。雌激素由卵巢分泌,具有促进女性性器官的发育成熟和维持第二性征的作用,在临床上主要用于雌激素缺乏症和性周期障碍,也可用于治疗绝经的症状、骨质疏松、乳腺癌等,而且常常与孕激素组成避孕药。

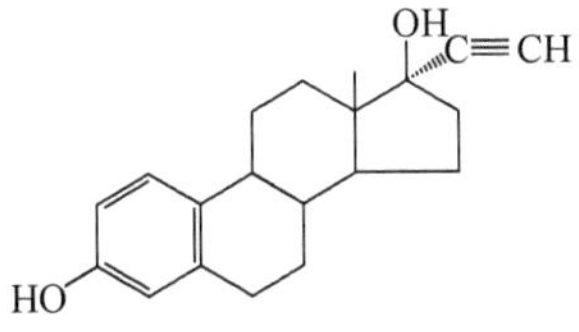

炔雌醇

一、雌甾类药物结构特征

20 世纪 30 年代首先从孕妇尿中分离出雌酮,随后分离出雌三醇和雌二醇,并且发现它们在体内可相互转化,其中雌二醇的生物活性最强。它们口服几乎无效,维持时间短,为了克服这些缺点,经结构改造合成了一系列衍生物,如炔雌醇等。后来人工合成了非甾类雌激素药物——反式己烯雌酚。

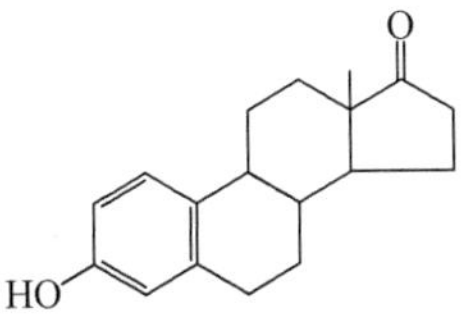

> 考点:雌甾类药物的结构特点,雌激素的代表药及主要性质、作用特点。

雌酮 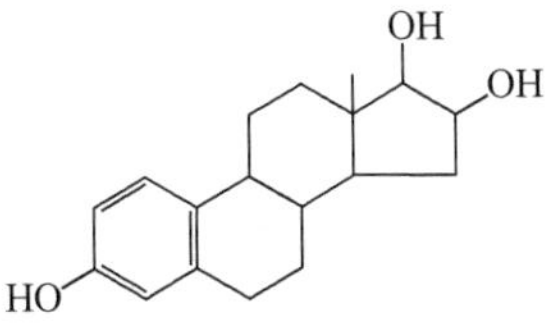　　　雌三醇

概括以上雌激素的结构,得出雌甾类药物的结构特征为:具有雌甾烷的基本母核,18 个碳原子;A 环为苯环;C_3 位上有酚羟基,C_{17} 位上有羟基或酮基,有些羟基与酸形成酯,还有些在 C_{17} 位上有甲基或乙炔基。

二、雌甾类代表药物

雌二醇　Estradiol

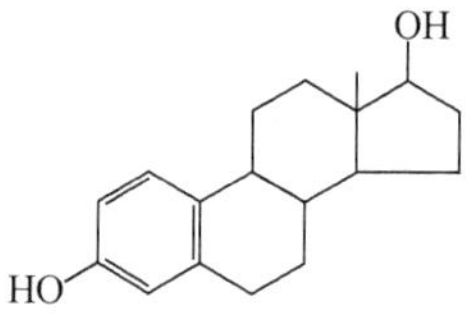

$C_{18}H_{24}O_2$　272.39

本品为白色或乳白色结晶性粉末,有吸湿性,在水中不溶,在碱性水溶液中可溶解,在乙醇、氯仿及二氧六环中溶解,在植物油中亦可部分溶解。

本品加硫酸溶解后显绿色,并有黄绿色荧光,加三氯化铁试液呈草绿色,再加水稀释,则变为红色。

本品具酚羟基,见光易氧化变色,应避光保存。

本品为雌激素,临床主要用于卵巢功能不全所引起的各种疾病。本品口服无效,一般制成霜剂或栓剂使用。

课堂活动

从结构上分析,雌二醇为什么口服无效?

己烯雌酚　Diethylstilbestrol

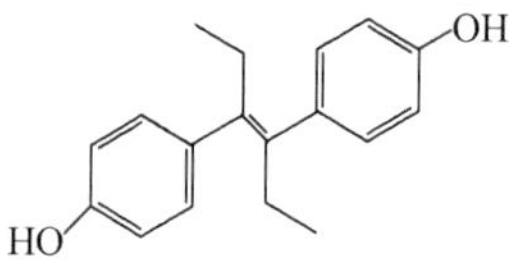

$C_{18}H_{20}O_2$　268.36

本品为白色结晶性粉末;在乙醇、氯仿、乙醚及脂肪油中溶解,在水中几乎不溶;溶于氢氧化钠溶液。熔点 169~172℃(顺式为 79℃)。反式己烯雌酚有效,顺式无效。

本品与硫酸作用显橙黄色,加水稀释颜色消失。

本品用稀乙醇溶解后,加入 1% 三氯化铁试液 1 滴,生成绿色配合物,缓缓变成黄色。

本品是天然雌激素的合成代用品,临床主要用于治疗闭经、更年期综合征、阴道炎及退乳。

课堂互动

根据己烯雌酚的结构特点,分析该药物为什么在水中几乎不溶,而在稀氢氧化钠溶液中能溶解?

三、雌甾类药物构效关系

(1)天然雌激素具有的共同结构是 A 环为苯环,C_3 位有酚羟基,C_{17} 位上有羟基或酮基,C_{10} 无角甲基。

(2)C_{17} 位上羟基 β-构型的活性强于 α-构型。

(3)C_{17} α 位引入甲基或乙炔基,效力增强,并可以口服。

(4)C_3 位或者 C_{17} 位引入酯键,作用时间延长。

第3节 雄甾类药物

考点：雄激素药物的结构特点、代表药及其主要性质。

雄甾类药物主要包括雄性激素和蛋白同化激素。雄性激素具有促进男性性器官发育成熟和维持第二性征的作用,在临床上主要用于内源性雄激素不足患者的替补治疗,还可用于老年人的骨质疏松。蛋白同化激素可以促进蛋白质的合成、抑制蛋白质的分解,在临床上主要用于治疗慢性消耗性疾病、严重灼伤、骨质疏松、骨折后不愈合、发育不良等。

一、雄甾类药物结构特征

天然雄性激素有雄酮和睾酮,但是口服几乎无效,维持时间短,为了克服这些缺点,经结构改造合成了一系列衍生物,如甲睾酮、丙酸睾酮等。

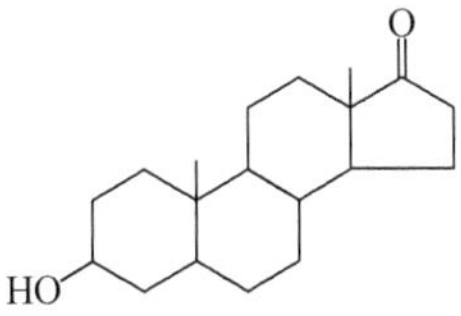

雄酮 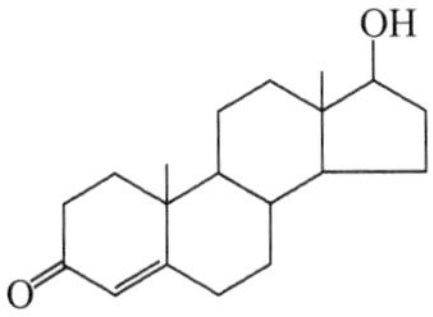　　　　　　　　睾酮 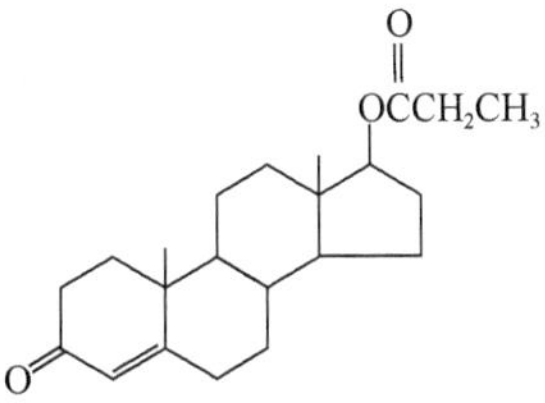　　　　　　　　丙酸睾酮

归纳雄酮、睾酮、甲睾酮、丙酸睾酮的结构式,得出雄甾类药物的结构特征为:具有雄甾烷的基本母核;A 环上有 4-烯-3-酮结构;C_{17} 位上有羟基或酮基。有些羟基与酸形成酯,还有些在 C_{17} 位上有甲基或乙炔基如达那唑,雄性激素母核具有 19 个碳原子,蛋白同化激素母核具有 18 个碳原子(C_{10} 上无角甲基)。

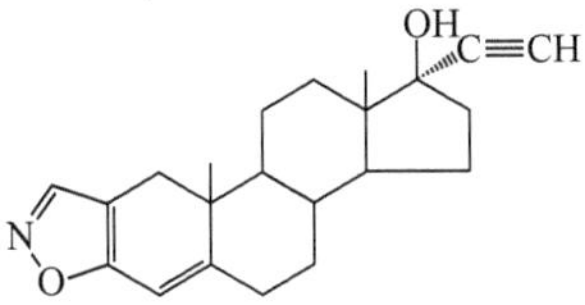

达那唑

二、雄甾类代表药物

甲睾酮　Methyltestosterone

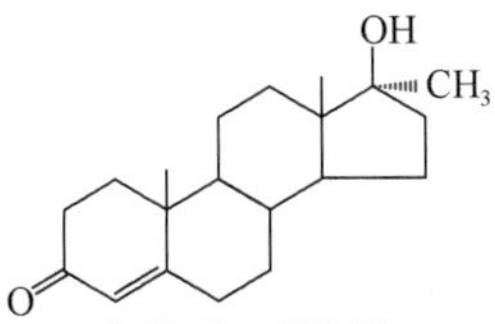

$C_{20}H_{30}O_2$　302.46

又名甲基睾丸素。

本品为白色或类白色结晶性粉末;无臭,无味,微有引湿性。不溶于水,略溶于乙醚,溶解于乙醇、丙酮、氯仿。熔点 163～167℃。

本品遇硫酸铁铵溶液显橙红色,继而转变为樱红色。

本品为雄性激素类药物,主要用于男性缺乏睾丸素所致的各种疾病,亦可用于女性功能性出血和迁移性乳腺癌的治疗。

三、 蛋白同化激素

对雄性激素的化学结构改造的主要目的是为了获得蛋白同化激素。雄性激素活性的结构特异性很强,对睾酮的结构稍加变动,如 19 位去甲基、A 环取代、A 环骈环等均可使雄性活性降低及蛋白同化活性增加,从而得到一类较好的蛋白同化激素,如苯丙酸诺龙等。

苯丙酸诺龙　**Nandrolone Phenylpropionate**

$C_{27}H_{34}O_3$　406.57

又名苯丙酸去甲睾酮。

本品为白色或类白色结晶性粉末;有特殊臭。几乎不溶于水,略溶于植物油,溶解于乙醇。熔点 93～99℃。

本品是最早使用的蛋白同化激素,主要的副作用是男性化及对肝的毒性。

 链　接

甾体兴奋剂

在一些重大体育赛事上,运动员为提高成绩而服用兴奋剂药物,其中甾体蛋白同化激素是使用频率最高、范围最广的一类。最常见的有达那唑、司坦唑醇、苯丙酸诺龙等。这类药物服用后可增强肌肉的力量,提高比赛成绩。但本类药物不良反应较多,如出现男性女性化、女性男性化。为了避免对运动员心身健康伤害,保证比赛公平、公正,各国制定了在体育运动中禁止使用兴奋剂的规定。

考点:孕甾类药物的分类,孕激素和肾上腺皮质激素的结构特征,黄体酮、炔诺酮、醋酸氢化可的松、醋酸地塞米松的主要性质和用途。

第4节　孕甾类药物

孕甾类药物主要包括孕激素类药物和肾上腺皮质激素类药物。

一、孕　激　素

天然的孕激素黄体酮具有维持妊娠和正常月经的功能,同时在妊娠期间有抑制排卵的作用。临床用于预防先兆流产、治疗子宫内膜异位症等妇科疾病。孕激素常常与雌激素组成避孕药。

(一) 结构特征

1934 年首次从孕妇尿中分离出黄体酮,后来确定其化学结构是具有 4-烯-3-酮的 C-21 甾体,口服几乎无效,只能肌内注射给药,维持时间短。为了克服这些缺点,经结构改造合成了一系列衍生物,如醋酸甲地孕酮、醋酸氯地孕酮等,对睾酮的结构进行改造得到睾酮类孕激素,如炔诺酮。

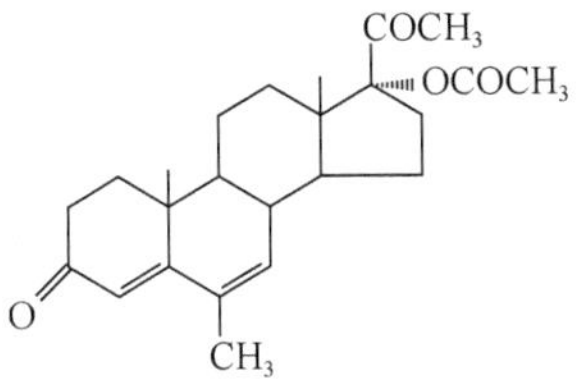

醋酸甲地孕酮 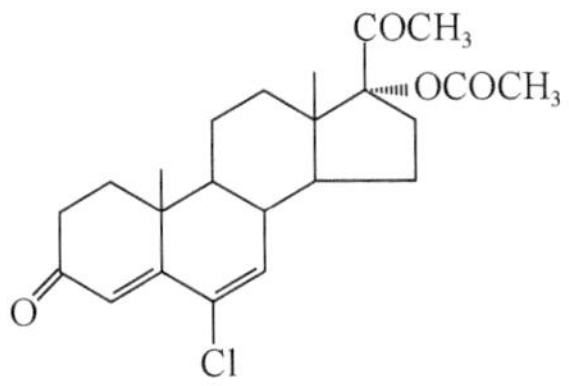　　　　　　　　　醋酸氯地孕酮

　　归纳黄体酮、醋酸甲地孕酮、醋酸氯地孕酮的结构式,得出孕激素类药物的结构特征为:具有孕甾烷的基本母核,21 个碳原子;A 环上有 4-烯-3-酮结构;C_{17} 位上有甲基酮结构。有些在 C_{17} 位上还有乙炔基、羟基或羟基与酸形成酯,还有些在 C_6 位上有双键、甲基、卤素原子等。

(二) 典型药物

典型药物主要介绍黄体酮、炔诺酮。

黄体酮　Progesterone

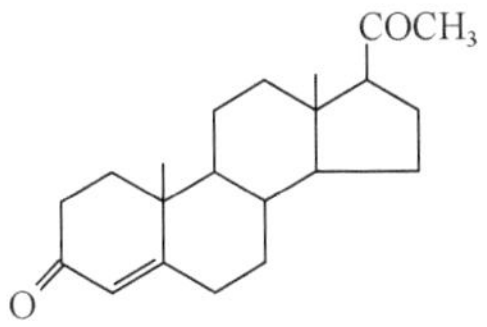

$C_{21}H_{30}O_2$　314.47

又名孕酮。

　　本品为白色或类白色结晶性粉末;无臭,无味。不溶于水,溶于乙醚、乙醇、植物油中,极易溶于氯仿中。熔点 128~131℃。

　　本品 C_3 位羰基与异烟肼可发生缩合反应生成浅黄色的化合物。

　　本品 C_{17} 位上的甲基酮具硝普钠反应,在碳酸钠和乙酸铵存在下,与硝普钠反应,生成蓝紫色的阴离子复合物,其他常用甾类药物仅显浅橙色或无色。

　　本品为孕酮类激素,临床用于黄体功能不全引起的先兆性流产和习惯性流产、月经不调等症的治疗。本品口服无效。

　　课堂互动

　　1. 黄体酮特有的鉴别反应是什么?

　　2. 根据黄体酮的溶解性分析,临床上使用的黄体酮注射液应该是油溶液还是水溶液?

炔诺酮　Norethisterone

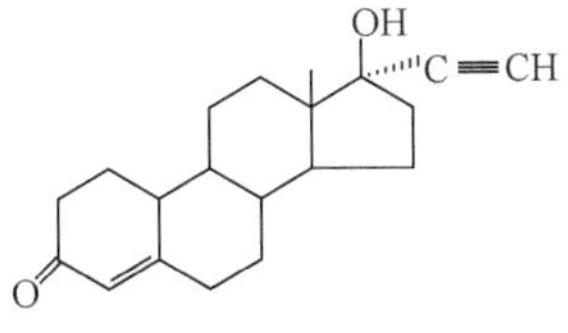

$C_{20}H_{26}O_2$　298.43

　　本品为微白色或类白色粉末;无臭,味微苦。不溶于水,微溶于乙醇,略溶于丙酮,可溶于氯仿中。熔点 202~208℃。

本品的乙醇溶液加硝酸银试液,立即生成白色的炔化银沉淀。

本品为口服药,临床用于治疗功能性子宫出血、妇女不育症、子宫内膜异位症等。

课堂互动

如何区别黄体酮和炔诺酮?

二、 肾上腺皮质激素

肾上腺皮质激素包括盐皮质激素和糖皮质激素,前者主要调节水、盐代谢和维持电解质平衡,后者主要与糖、脂肪、蛋白质代谢和生长发育有关,对水、盐代谢也有一定的影响。本书主要介绍糖皮质激素,其大剂量使用时可产生强大的抗炎、抗毒、抗休克、抗免疫等作用,故又称为抗炎激素,临床上主要用于风湿性和类风湿关节炎、系统性红斑狼疮、支气管哮喘、皮炎和某些感染性疾病的综合治疗。

(一) 结构特征

可的松和氢化可的松(皮质醇)在临床用于治疗类风湿关节炎,但副作用较大。为寻找理想的甾体抗炎药,20 世纪 60~70 年代,糖皮质激素结构修饰成为当时最热门的研究课题之一。在这段时间里合成了一系列可供临床使用的药物,如泼尼松(强的松)、氢化泼尼松(泼尼松龙,强的松龙)、地塞米松等。

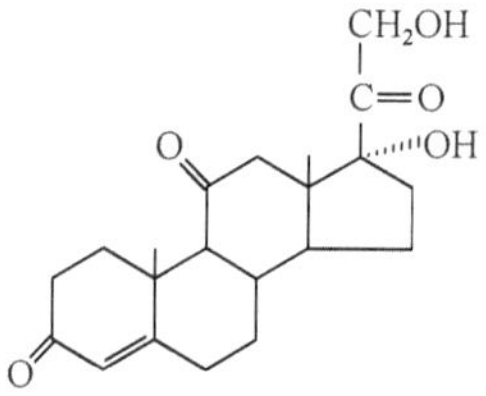

可的松 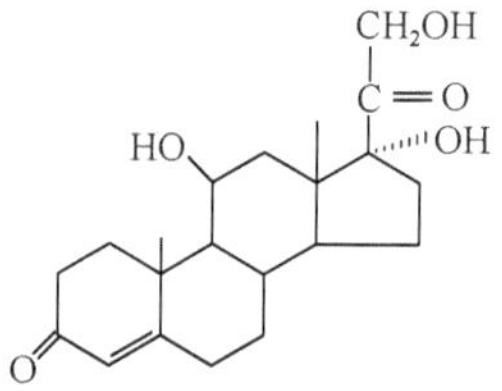　　　　氢化可的松

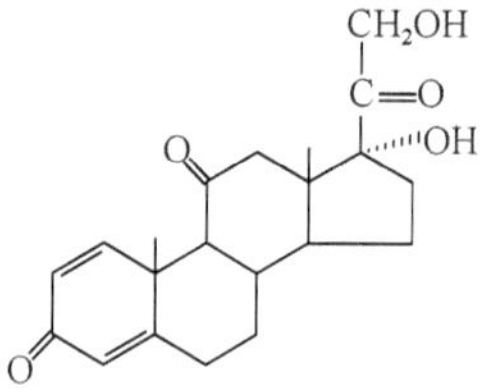

泼尼松 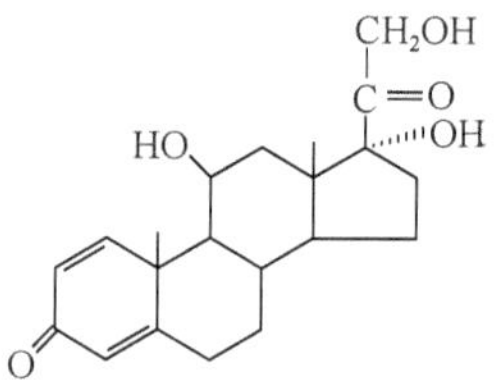　　　　氢化泼尼松

由可的松、氢化可的松、泼尼松、氢化泼尼松等的结构式归纳出糖皮质激素类药物结构特征:具有孕甾烷的基本母核,21 个碳原子;A 环上有 4-烯-3-酮结构;C_{17} 位上有 β-构型的醇酮侧链;C_{11} 位上有羟基或酮基;多数药物在 C_{17} 位上还有 α-构型的羟基,还有些在 C_1 位上有双键,在 C_6 位、C_9 位上有卤素原子,C_6 位、C_{12} 位、C_{16} 位上有甲基等。

课堂互动

糖皮质激素类药物的结构特点有哪些?

(二) 构效关系

(1) 4-烯-3-酮、C_{17} 位上 β-构型的醇酮侧链是基本结构。

（2）C$_{17}$位上 α-构型的羟基，C$_{11}$位上羟基或酮基（其中酮基在体内必须转化成羟基才能发挥作用）是特性基团。

（3）C$_1$、C$_2$位引入双键、C$_9$位引入氟原子、C$_{16}$位引入 α-构型甲基效力增强，如地塞米松，将地塞米松的 C$_{16}$位 α-构型甲基变成 β-构型甲基（倍他米松）效力更强。

（三）典型药物

典型药物主要介绍醋酸氢化可的松、醋酸地塞米松。

醋酸氢化可的松　Hydrocortisone Acetate

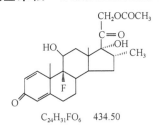

C$_{23}$H$_{32}$O$_6$　404.50

本品为白色或类白色结晶性粉末；无臭。不溶于水，微溶于乙醇、氯仿。遇光变质。熔点 216～224℃。

本品加乙醇溶解后，加新制的硫酸苯肼试液，加热即显黄色。

本品主要用于治疗风湿病、类风湿关节炎和系统性红斑狼疮等，还可用于抢救危重中毒性感染。

醋酸地塞米松　Desamethasone Acetate

C$_{24}$H$_{31}$FO$_6$　434.50

案例 15-1

取醋酸地塞米松片剂或地塞米松磷酸钠注射液（约含地塞米松 10mg），加甲醇 1ml，微温溶解后，加入预热好的碱性酒石酸铜试液 1ml，即生成砖红色沉淀。

问题：

1. 醋酸地塞米松片和地塞米松磷酸钠注射液的外观性状如何？
2. 上述砖红色沉淀为何物？为什么会产生此物质？
3. 为什么地塞米松注射液要用地塞米松磷酸钠配制？

本品为白色或类白色的结晶或结晶性粉末；无臭，味微苦。不溶于水，溶于甲醇、无水乙醇中，易溶于丙酮。

本品加甲醇微温溶解后，加热的碱性酒石酸铜试液，即生成砖红色氧化亚铜沉淀。

本品与乙醇制氢氧化钾试液共热，放冷，加硫酸溶液（1→2），缓缓煮沸，即产生乙酸乙酯的香气。

本品少量在氧瓶中燃烧后，用 0.01mol/L 氢氧化钠溶液接收，显氟化物的鉴别反应，即燃烧后的溶液加茜素氟蓝试液和 pH = 4.3 的乙酸-乙酸钠缓冲液,再加硝酸亚铈试液,即形成蓝紫色。

本品具有抗炎、抗过敏作用。临床上主要用于治疗风湿性关节炎、湿疹、神经性皮炎及各种皮肤病、急性白血病、肾上腺皮质激素功能减退症等。

第 5 节　孕激素阻滞剂

孕激素受体阻滞剂是指与孕激素竞争受体并拮抗其活性的化合物,也称抗孕激素。1982 年报道了第一个抗孕激素——米非司酮,由法国 Roussel-Uclaf 药厂首先合成,它的开发成功是以相应的激素受体系统的研究为基础的,是现代新药开发的一个范例。它能干扰早孕并终止妊娠,可作为非手术性抗早孕药,与前列腺素制剂合用,疗效更好。同类药物还有奥那司酮。

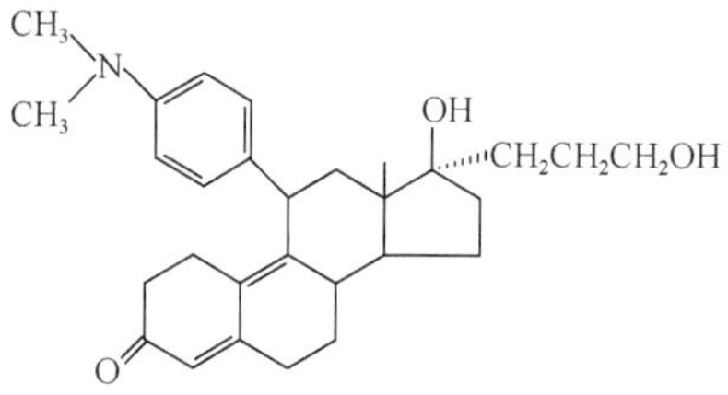

奥那司酮

链　接

甾体避孕药

1956 年 Pincus 首先利用 19-去甲雄甾烷衍生物异炔诺酮作为口服甾体避孕药,进行临床试验。有趣的是,当纯的异炔诺酮用于临床时,效果反有下降,长期服用后子宫内膜退化。将孕激素在合成过程中混有少量炔雌醇甲醚进行试验取得较好效果。后来人们就有意地在孕激素中加入少量雌激素。这一发现虽然纯属偶然,但后来的生殖生理研究证实,这种复合剂的配伍是合理的。现在,大多数甾体口服避孕药是孕激素和雌激素的复合物。

米非司酮　Mifepristone

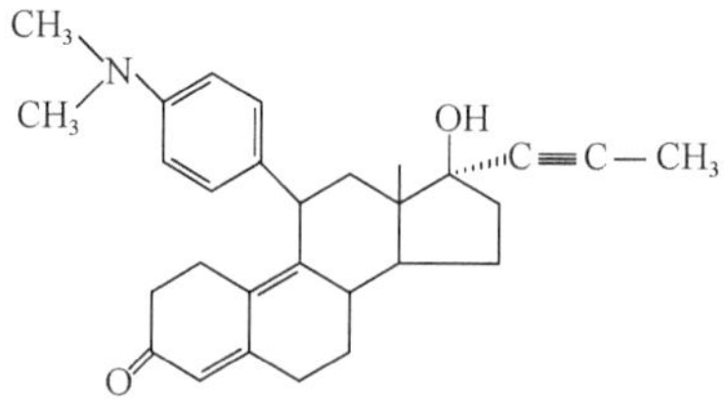

$C_{29}H_{35}NO_2$　429.61

本品为白色或类白色的结晶;几乎不溶于水,溶于乙醇、乙酸乙酯中,易溶于甲醇、二氯甲烷中。熔点为 150℃。

本品具有抗孕激素和抗皮质激素的作用,临床主要用于妊娠早期诱发流产。

小结

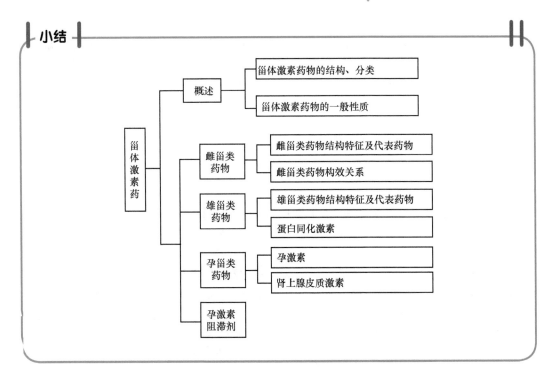

 目 标 检 测

一、名词解释

甾体激素

二、选择题

（一）A 型题（单项选择题）

1. 甾体激素药物按化学结构可分为三类,其共同特点是在环戊烷并多氢菲母核的 C_{13} 位上都有一个
   - A. 羟基
   - B. 羰基
   - C. 醇酮基
   - D. 角甲基
   - E. 甲酮基

2. 甾体激素药物能与硝普钠反应生成蓝色复合物,是因为分子中含有
   - A. 甲基酮
   - B. 羟基
   - C. α-醇酮基
   - D. 羰基
   - E. 乙炔基

3. 下列关于甲睾酮的叙述错误的是
   - A. 为雄激素类
   - B. 又名甲基睾丸素
   - C. 微吸湿性,对光稳定需密封保存
   - D. 1%乙醇液具有右旋性
   - E. 遇硫酸 - 乙醇液显黄色并带黄绿色荧光

4. 下列药物中不具有甾体母核基本结构,为合成代用品的药物是

   - A. 醋酸地塞米松
   - B. 黄体酮
   - C. 炔雌醇
   - D. 尼尔雌醇
   - E. 己烯雌酚

5. 分子中含有 F 元素的药物是
   - A. 甲睾酮
   - B. 雌二醇
   - C. 己烯雌酚
   - D. 黄体酮
   - E. 醋酸地塞米松

6. 肾上腺皮质激素类药物能与碱性酒石酸铜反应显色,是因为其分子结构中 C_{17} 位上的 α-醇酮基具有
   - A. 氧化性
   - B. 还原性
   - C. 水解性
   - D. 风化性
   - E. 潮解性

7. 具还原性,能与四氮唑盐反应的官能团是
   - A. 酮基
   - B. 酚羟基
   - C. 乙炔基
   - D. 甲基酮
   - E. 17α-醇酮基

8. 下列药物中为蛋白同化激素类药物的是
   - A. 甲睾酮
   - B. 苯丙酸诺龙
   - C. 己烯雌酚
   - D. 雌二醇
   - E. 黄体酮

9. 分子中含有甲基酮结构的药物是

A. 甲睾酮
B. 雌二醇
C. 黄体酮
D. 醋酸地塞米松
E. 炔诺酮

10. 下列关于醋酸地塞米松的叙述错误的是
    A. 又名醋酸氟美松
    B. 与碱性酒石酸铜试剂作用生成铜盐沉淀
    C. 与醇制氢氧化钾试液和硫酸共热即产生乙酸乙酯香味
    D. 用氧瓶燃烧法显氟化物的反应
    E. 应遮光、密封保存

11. 下列药物中因分子含有 α-醇酮基,可与碱性酒石酸铜试液作用生成红色沉淀的药物是
    A. 甲睾酮
    B. 己烯雌酚
    C. 尼尔雌醇
    D. 黄体酮
    E. 醋酸地塞米松

(二)B 型题(配伍选择题)

(12~16 题共用备选答案)
    A. 三氯化铁溶液
    B. 硝酸银溶液
    C. 碱性酒石酸铜试液
    D. 硝普钠
    E. 硫酸铁铵溶液

12. 与己烯雌酚反应的试剂是
13. 可与甲睾酮作用显色的试剂是
14. 可与炔诺酮作用的试剂为
15. 可与黄体酮作用的试剂为
16. 可与醋酸地塞米松作用显色的试剂为

(三)C 型题(比较选择题)

(17~21 题共用备选答案)
    A. 黄体酮
    B. 醋酸地塞米松
    C. 两者均是
    D. 两者均不是

17. 母体为孕甾烷的药物是
18. 具有甲基酮反应的药物是
19. 具有 α-醇酮基反应的药物是
20. 具有乙炔基反应的药物是
21. 属于肾上腺皮质激素类的药物是

(四)X 型题(多项选择题)

22. 甾类激素药物按化学结构可分为

A. 雌甾烷
B. 雄甾烷
C. 孕甾烷
D. 糖皮质甾烷
E. 盐皮质甾烷

23. 关于醋酸地塞米松结构的表述正确的是
    A. 9 位上有 α-氟
    B. 11 位上有羰基
    C. 16 位上有 α-甲基
    D. 17 位上有 α-羟基
    E. 17 位上有 α-醇酮基并与乙酸成酯

24. 具有 4-烯-3-酮结构的药物是
    A. 醋酸地塞米松
    B. 炔诺酮
    C. 黄体酮
    D. 己烯雌酚
    E. 甲睾酮

三、填空题

1. 雌激素类药物属雌甾类药物,在结构上,A 环为 _____ ,C_3 位上有 _____ ,C_{17} 位上有羟基或 _____ 。

2. 糖皮质激素类药物的共同结构特征为:属 _____ 类药物,含 4-烯-3-酮,C_{17} 位上具有还原性的 _____ ,C_{11} 位上具有羟基或 _____ ,多数在 C_{17} 位上还有 _____ 。

3. 雌二醇属于 _____ 类药物,甲睾酮属于 _____ 类药物,黄体酮属于 _____ 类药物,醋酸氢化可的松属于 _____ 类药物。

4. 米非司酮可称为非手术性抗早孕药,与 _____ 合用,效果更好。

四、简答题

1. 写出甾体激素药物基本母核的结构。
2. 甾体激素药物常分为哪几类?每一类的结构特点是什么?
3. 如何用化学方法区别下列这组药物?
   ①黄体酮;②己烯雌酚;③甲睾酮;④醋酸地塞米松。

五、分析题

写出醋酸地塞米松的结构式,根据其结构式,推断其有哪些化学性质?

(董立县)

第13章 维生素类药物

维生素是维持机体正常代谢所必需的一类微量有机化合物,英文名为 Vitamin,音译为维他命,是人类食物中必需的六大营养素(糖、蛋白质、脂肪、水、矿物质、维生素)之一。若来源不足,吸收减少或需要量增加时,就会产生维生素缺乏症,从而导致营养不良或产生疾病,如维生素 A 缺乏可能导致干眼症、夜盲症等,维生素 D 缺乏可能出现佝偻病等。该类药物主要用于各种维生素缺乏症的治疗或与其他药物配合使用,以增强药物疗效或降低毒副作用。如过量服用维生素,不但无益,有时还会引起中毒,应加以特别注意。

链 接

维生素的发现

维生素的发现是 19 世纪的伟大发现之一。1897 年,艾克曼(Christian Eijkman)在爪哇发现只吃精磨的白米即可患脚气病,未经碾磨的糙米能治疗这种病,并发现可治脚气病的物质能用水或乙醇提取,当时称这种物质为"水溶性 B"。1911 年卡西米尔·冯克(Kazimierz Funk)鉴定出在糙米中能对抗脚气病的物质是胺类并将其命名为 Vitamine,但后来发现有些维生素并不属于胺类,1920 年科学家 Drummond 将其改为 Vitamin。此后,随着科学技术的不断进步,先后分离和提纯出了大量的维生素。迄今为止,已发现的维生素有 60 多种,并阐明其化学结构,绝大部分维生素均可以人工合成和生产。

维生素种类繁多,生理功能各异,化学结构又缺乏类缘关系,故一般根据溶解性的不同将其分为脂溶性维生素和水溶性维生素两类。脂溶性维生素包括维生素 A、维生素 D、维生素 E、维生素 K 等,水溶性维生素包括维生素 B 类(维生素 B_1、维生素 B_2、维生素 B_6、维生素 B_{12} 等)、维生素 C、烟酸、叶酸、泛酸等。

第 1 节 脂溶性维生素

脂溶性维生素包括维生素 A、维生素 D、维生素 E、维生素 K 等。它们在食物中与脂类共存,并随脂类一同被吸收。因脂溶性维生素排泄较慢,如摄取过多,可使其蓄积过量,引起中毒。

一、维生素 A

维生素 A 存在于动物的肝、奶、肉类及蛋黄中,尤以鱼肝油中含量最丰富。植物中仅含有维生素 A 原如 β-胡萝卜素、玉米黄色素等,在体内需转化才能生成维生素 A,但转化率及吸收率均较低。

维生素 A 有维生素 A_1 和维生素 A_2 两种,前者叫视黄醇,后者叫去氢视黄醇,两者结构相似。其中维生素 A_2 的生物活性仅为维生素 A_1 的 20%~50%。药典收载的维生素 A 为维生素 A_1 的乙酸酯。

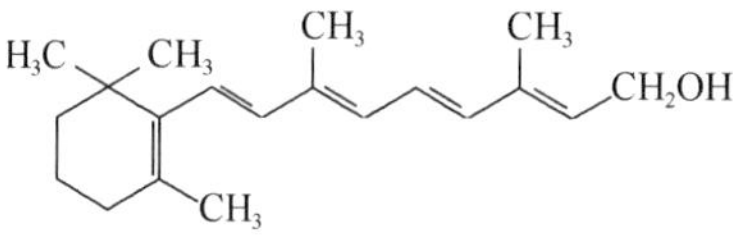

维生素A₁ 维生素A₂

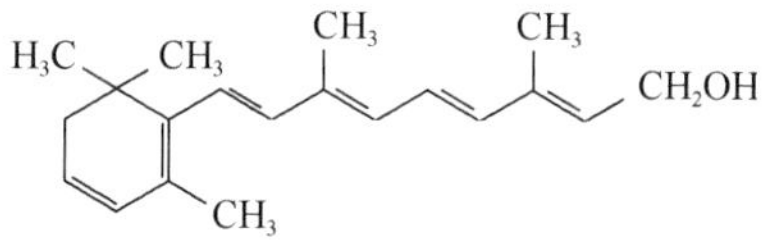

课堂互动

从维生素 A₁ 和维生素 A₂ 的别名可以看出维生素 A 的用途主要与什么有关？

维生素 A 乙酸酯　Vitamin A Acetate

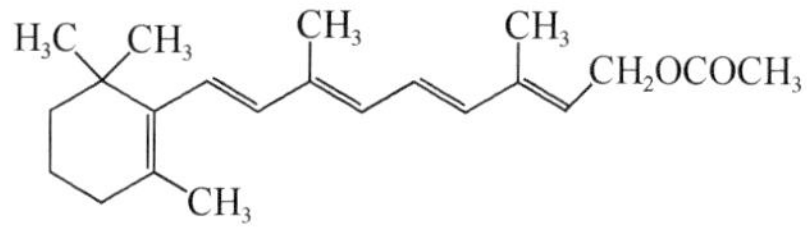

$C_{22}H_{32}O_2$　328.49

本品为淡黄色油溶液或结晶与油的混合物(加热至60℃应为澄明溶液)，无败油臭味。极易溶于氯仿、乙醚、环己烷或石油醚，微溶于乙醇，不溶于水。

本品为乙酸酯类化合物，水解后得到维生素 A。维生素 A 为淡黄色结晶，熔点 63～64℃，不溶于水，可溶于油脂、无水乙醇、丙酮、氯仿和苯等有机溶剂。

维生素 A 结构上有共轭多烯醇侧链，具有较强的还原性，故性质不稳定，易被空气中的氧氧化。氧化产物为无活性的环氧化合物，进一步生成相应的醛和酸。加热或有重金属离子(如铁离子等)存在均可促进氧化。所以储存时应装于铝制或其他适宜的容器内，充氮气、密封，在凉暗干燥处保存。

维生素 A 在油溶液中比在空气中稳定，故常将其制成油溶液制剂。

课堂互动

维生素 A 为什么常制成油溶剂？不稳定的结构因素是什么？

本品的氯仿溶液，加入三氯化锑的氯仿溶液后即显蓝色，逐渐变为紫红色。

本品为维生素类药。临床主要用于防治维生素 A 缺乏症，如角膜软化症、干眼症、夜盲症等。

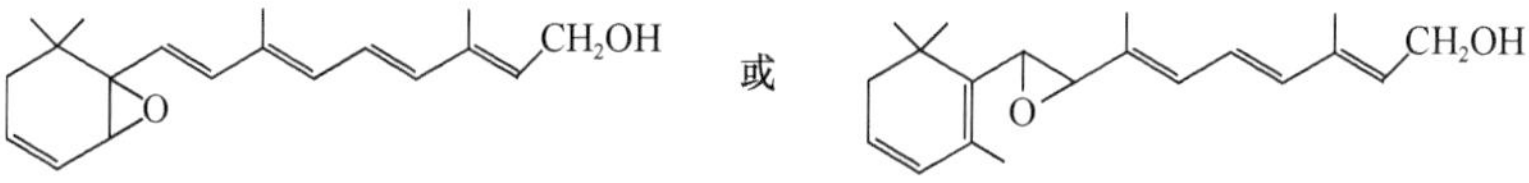

维生素A的氧化产物——环氧化合物

维 A 酸　Tretinoin

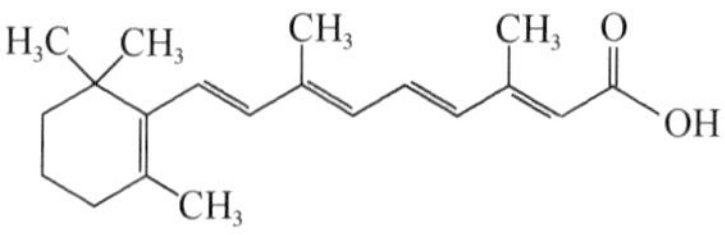

又名维生素 A 酸。

本品为黄色或淡橙色的结晶性粉末；微溶于乙醇或氯仿，在水中几乎不溶。

取本品，加入酸性异丙醇溶液，制成每 1ml 中含 4μg 的溶液，该溶液在 352nm 的波长处有最大吸收。

本品遇光、热均不稳定，在空气中易吸潮，故应密闭，避光冷藏保存。

本品临床上主要用于治疗寻常痤疮、扁平苔藓、黏膜白斑、脂溢性皮炎、鱼鳞病、毛囊角化病及其他角化异常类皮肤病,对牛皮癣、恶性上皮癌、皮肤基底细胞癌对光化性唇炎癌变等有效,是目前诱导急性早幼粒细胞白血病的首选药物。

课堂互动

维生素 A 与维 A 酸结构上有什么差异?两者用途是否一致?

二、维生素 D

维生素 D 是一类抗佝偻病维生素的总称,为甾醇衍生物,主要存在于鱼肝油、肝脏、蛋黄和乳汁中。目前已知的维生素 D 至少有十多种,其中最为重要的是维生素 D_2 和维生素 D_3。植物和酵母中含有的麦角醇,经紫外线照射后转变为维生素 D_2;人体皮肤内含有的维生素 D_3 前体(7-脱氢胆甾醇),经紫外线照射后转变为维生素 D_3。

维生素 D_2　Vitamin D_2

$C_{28}H_{44}O$　396.66

案例 13-1

某医院药剂科的实习生小李,从维生素 D_2 注射液包装盒中取出两只维生素 D_2 注射后未关闭包装盒,并将维生素 D_2 注射液安瓿直接放在日光暴晒的窗台下。2 天后这几支维生素 D_2 注射液均变了色。

问题:

1. 质量合格的维生素 D_2 是什么状态的物质?

2. 维生素 D_2 注射液光照后可能发生什么变化?为什么会发生这种变化?

3. 颜色改变后的维生素 D_2 注射液还能继续供临床使用吗?为什么?

4. 小李应该如何储存该药品?

又名骨化醇。

本品为无色针状结晶或白色结晶性粉末;无臭无味。极易溶于氯仿,易溶于乙醇、乙醚、丙酮,略溶于植物油中,不溶于水。熔点 115~118℃,熔融时分解。

本品具有共轭多烯结构,因而具有一定还原性,在空气和日光下,遇酸或氧化剂,均易被氧化变质,使效价降低,毒性增加。

本品具有甾醇结构,所以具有甾醇类化合物的共同反应,即本品的氯仿溶液加入少许醋酐与硫酸,振摇后显黄色,渐变为红色,很快呈紫色,最后变为绿色。

本品与滑石粉和磷酸氢钙混合时,可发生异构化,制剂时应注意。

本品为维生素类药,可促进人体钙和磷的吸收,促进骨骼钙化。临床主要用于治疗和预防软骨病、佝偻病等。

维生素 D_3　Vitamin D_3

$C_{27}H_{44}O$　384.65

又名胆骨化醇。

本品为无色针状结晶或白色结晶性粉末；无臭无味。极易溶于乙醇、丙酮、氯仿和乙醚，略溶于植物油中，不溶于水。熔点 84~88℃，熔融时分解。

本品侧链上虽然较维生素 D_2 少一个双键，稳定性稍高于维生素 D_2，但由于共轭多烯结构的存在，在空气中遇光仍易被氧化变质。

本品具有甾醇结构，所以同维生素 D_2 一样，具有甾醇类化合物的共同反应，即本品的氯仿溶液加入少许醋酐与硫酸，振摇后显黄色，渐变为红色，迅速变为紫色、蓝绿色，最后变为绿色。

三、维生素 E

维生素 E 是一类与生育有关的维生素的总称，同时因其结构上有酚羟基，故又将其称为生育酚。维生素 E 大多存在于植物中，尤以麦胚油、豆类及蔬菜中含量最为丰富。

维生素 E 于 1936 年被分离出来，1938 年被人工合成，其结构上均有苯并二氢吡喃基本结构。目前已知的维生素 E 类有 8 种，其中 α-生育酚活性最强。天然生育酚为右旋体，人工合成品为消旋体，后者生物活性仅为前者的 40%。

因维生素 E 易被空气氧化，故药典收载的维生素 E 为 α-生育酚乙酸酯。

维生素 E 乙酸酯　Vitamin E Acetate

案例 13-2

实验室有两瓶黄色液状药品，标签掉在了旁边。从标签得知两药是维生素 A 和维生素 E。实验员张老师根据两药理化性质，通过区别试验，轻易将两药区分出来，并将标签按区别出来的结果贴在了相应的药瓶上。

问题：

1. 如果是你，你会轻易将标签已掉的两瓶药随意扔掉吗？

2. 维生素 A 和维生素 E 分别有什么典型结构特点？分别有哪些较为专属的鉴别反应？

3. 张老师采用的是什么区别反应？根据是什么？

维生素 E 又名生育酚，其乙酸酯又名生育酚乙酸酯。

课堂互动

从维生素 E 的别名，我们可以掌握它的哪些知识要点？

本品为微黄色或黄色黏稠油状透明液体；几乎无臭。易溶于无水乙醇、丙酮等有机溶剂中，不溶于水。折光率为 1.494~1.499。

本品为生育酚的乙酸酯，较生育酚性质稳定。若本品与氢氧化钾醇溶液共热则酯键水解生成游离的 α-生育酚。

α-生育酚具有较强的还原性，对紫外光和氧化剂很敏感。若遇弱氧化剂三氯化铁或空气中的氧易被氧化生成黄色的 α-生育酚对苯醌，即反应中被还原生成的亚铁离子,若遇2,2′-联吡啶试剂则反应生成稳定的血红色络合物,以此鉴别本品。

α-生育酚加无水乙醇溶解后,加硝酸微热,即被氧化生成生育红,溶液显橙红色。

本品为维生素类药。临床常用于治疗不孕症、习惯性流产等疾病,也可用于治疗心血管疾病。因维生素 E 具有较强的还原性,药剂上常用作油溶液制剂的抗氧剂。

四、维生素 K

维生素 K 是一类具有凝血作用的维生素的总称。它广泛存在于绿色植物中,尤以菠菜、白菜、萝卜、卷心菜中含量最为丰富。此外,瘦肉、牛肝、猪肝、蛋中的维生素 K 含量也较高。

维生素 K 有七种,其中维生素 $K_1 \sim K_4$ 属于2-甲基-1,4-萘醌类衍生物,维生素 $K_5 \sim K_7$ 属于萘胺类衍生物。维生素 K_1、维生素 K_2 主要存在于绿色植物中,维生素 K_3、维生素 K_4 为化学合成品。在所有的维生素 K 类中,维生素 K_3 的生物活性最强。

维生素 K_1　$R=-CH_2CH=C(CH_2CH_2CH_2CH)_3CH_3$
　　　　　　　　　　　　　CH_3　　　　　　CH_3

维生素 K_2　$R=-CH_2(CH=CCH_2CH_2)_3CH=C-CH_3$
　　　　　　　　　　　　　CH_3　　　　　　CH_3

维生素 K_3

	R_1	R_2	R_3	R_4
维生素 K_4	$-OCOCH_3$	$-CH_3$	$-H$	$-OCOCH_3$
维生素 K_5	$-OH$	$-CH_3$	$-H$	$-NH_2$
维生素 K_6	$-NH_2$	$-CH_3$	$-H$	$-NH_2$
维生素 K_7	$-OH$	$-H$	$-CH_3$	$-NH_2$

维生素 K_3　Vitamin K_3

$C_{11}H_9O_5SNa \cdot 3H_2O$　330.3

又名亚硫酸氢钠甲萘醌。

本品为白色结晶或结晶性粉末;几乎无臭,有吸湿性。本品虽然属于脂溶性维生素,但由于结构上有亲水基团亚硫酸氢钠,故易溶于水。微溶于乙醇,不溶于乙醚和苯。

链 接

增加药物溶解度的方法

要增加难溶性药物在水中的溶解度,主要有五种方法:①制成盐,增大药物极性,如咖啡因与苯甲酸钠形成复盐苯甲酸钠咖啡因,可增大咖啡因在水中的溶解度;②引入亲水基团,如甲萘醌上引入亲水基团亚硫酸氢钠;③加入增溶剂;④加入助溶剂,如复方碘口服溶液中,碘化钾为助溶剂,与碘形成分子间配合物而助溶;⑤应用混合溶剂,改变溶剂极性。

本品水溶液遇光和热,部分可发生异构化,生成 2-甲基-1,4-萘氢醌-3-磺酸钠和 2-甲基-1,4-萘氢醌,活性降低。为防止这一反应的发生,可将溶液 pH 调至 2~5,并加入稳定剂亚硫酸氢钠。

$$\text{（结构式）} \xrightarrow{H_2O,\ \triangle} \text{（结构式）} + \text{（结构式）} + NaHSO_3$$

反应生成的 2-甲基-1,4-萘氢醌-3-磺酸钠能与邻二氮菲试液作用,产生红色沉淀,而维生素 K_3 无此反应。据此反应可检查维生素 K_3 中的杂质限量。

本品的水溶液与甲萘醌、亚硫酸氢钠间存在动态平衡。遇酸、碱或空气中氧时亚硫酸氢钠分解,平衡被破坏,产生甲萘醌沉淀。光和热可加速此变化。加入焦亚硫酸钠并通入惰性气体,可增加本品稳定性。

$$\text{（结构式）} \rightleftharpoons \text{（结构式）} \downarrow + NaHSO_3$$

本品水溶液遇氢氧化钠试液析出甲萘醌黄色沉淀,遇稀盐酸在析出甲萘醌黄色沉淀的同时还放出二氧化硫气体。

本品为维生素类药。临床主要用于治疗凝血酶原过低症、新生儿出血症等。

第2节 水溶性维生素

水溶性维生素包括维生素 B 族和维生素 C。

一、维生素 B 族

维生素 B 族的化学结构和生理作用完全不同,但由于是从同一来源如肝、酵母、米糠、麦麸等中分离得到的,所以均把它们归为维生素 B 族。B 族维生素主要包括维生素 B_1(硫胺)、维生素 B_2(核黄素)、维生素 B_6(吡多辛)、维生素 B_{12}(氰钴胺)、烟酸及烟酰胺等。

维生素 B_1　Vitamin B_1

$$\text{（结构式）} \cdot Cl^- \cdot HCl$$

$C_{12}H_{17}ClN_4OS \cdot HCl$　337.27

案例 13-3

卓医生为一患者开了张处方,其中有一组输液为维生素 B_1 注射液和碳酸氢钠注射液。该处方拿到

考点:水溶性维生素典型药物的主要化学结构特点、理化性质和用途;各维生素药物在生产、使用、鉴别分析、储存保管中应注意的问题及原因;维生素 C 的药剂学用途。

药房取药时,王药师以两药具有配伍禁忌为由拒绝调配该处方,并将该处方打回卓医生处重开。

问题:

1. 你认为王药师的做法妥当吗?
2. 碳酸氢钠注射液是酸性还是碱性药物?
3. 王药师为什么认为维生素 B_1 和碳酸氢钠注射液有配伍禁忌?

又名盐酸硫胺。

本品为白色结晶或结晶性粉末;味苦,有微弱的特臭。干燥品在空气中迅速吸收约 4% 水分。本品易溶于水,微溶于乙醇,不溶于乙醚。水溶液显酸性。

本品固体在干燥条件下性质稳定,在密闭容器中长期放置,或于 100℃ 加热 24 小时,均无明显变化。但其水溶液与空气接触,易被空气中的氧氧化成具有荧光的硫色素而失效。光,铜、铁等金属离子可加速其氧化。

本品在碱性条件下,噻唑环开环生成硫醇型化合物而失效。故本品注射液不能与碱性药物如磺胺类钠盐、氨茶碱、碳酸氢钠注射液等配伍使用。

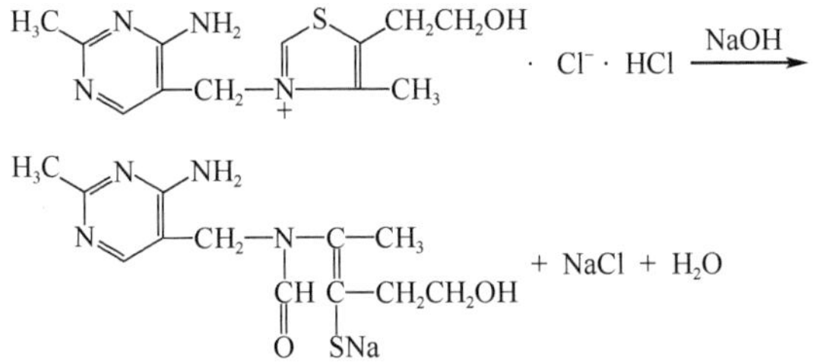

本品结构中含有机硫,能发生硫色素反应。即本品溶于氢氧化钠溶液中,生成硫醇化合物,继续被铁氰化钾氧化成硫色素,该色素溶于正丁醇中显蓝色荧光,加酸呈酸性,荧光消失,加碱荧光又复现。

本品水溶液遇碳酸氢钠、亚硫酸氢钠均能分解失效,故亚硫酸氢钠不可作为本品的抗氧剂。

课堂互动

维生素 B_1 的稳定性如何? 我们在生产和使用过程中应该注意哪些问题?

本品分子中含有嘧啶环和噻唑环,能与某些生物碱沉淀试剂作用生成沉淀。如与碘化汞钾试剂反应生成黄色的沉淀($B \cdot H_2Hg_2I_4$),与碘试剂反应生成红色沉淀($B \cdot HI \cdot I_2$)。

本品为维生素类药。主要用于防治维生素 B_1 缺乏引起的脚气病,也可用于多发性神经炎和多种疾病的辅助治疗。

维生素 B_2 Vitamin B_2

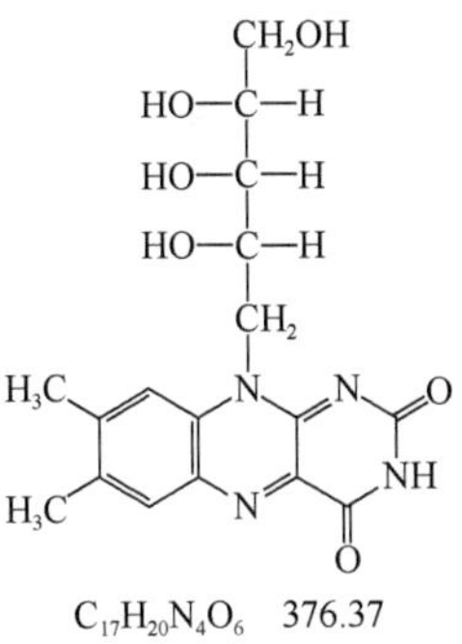

$C_{17}H_{20}N_4O_6$ 376.37

链 接

维生素 B₂的发现

1879 年,英国著名化学家布鲁斯发现牛奶的上层乳清中存在一种黄绿色的荧光色素,他们用各种方法提取,试图发现其化学本质,都没有成功。几十年中,尽管世界上许多科学家从不同来源的动植物中都发现了这种黄色物质,但却无法识别。1933 年,美国科学家哥尔倍格等从 1000 多公斤牛奶中得到 18mg 这种物质。后来人们因为这种黄色物质分子式上有一个核糖醇,遂将其命名为核黄素,即维生素 B₂。

又名核黄素。

本品为橙黄色的结晶性粉末;微臭,味微苦。在水、乙醇、氯仿或乙醚中几乎不溶。

本品具有碳二酰亚胺结构,能互变异构为烯醇,故显弱酸性。同时由于结构上具有叔氨结构,显碱性。所以本品显酸碱两性,既能溶于稀氢氧化钠溶液中,又能溶于稀酸中。

 课堂互动

维生素 B₂为什么在水中几乎不溶,却既溶于酸又溶于碱液中? 截至目前本书中我们所学的药物中哪些具有酸碱两性? 其结构因素分别是什么?

本品含有共轭杂环异咯嗪环,水溶液呈黄绿色荧光,且荧光在 pH 为 6.0~7.0 时最强。若加酸或碱偏离此 pH 范围,则本品发生解离,荧光立即消失。

本品干燥时性质稳定。其水溶液遇光极易分解,分解速度随温度和 pH 升高而加快。在碱性溶液中分解为感光黄素(光化黄),在酸性或中性溶液中则分解为光化色素(蓝色荧光素)。在避光条件下,本品的酸性水溶液较稳定,但在碱性溶液中极易分解变质,如本品在 1% 氢氧化钠溶液中 24 小时即可完全分解。

本品对过氧化氢等弱氧化剂比较稳定,但遇高锰酸钾等强氧化剂则易被氧化破坏。本品遇连二亚硫酸钠或维生素 C 等还原剂时又可被还原为无色、无荧光的二氢核黄素并从水中析出,二氢核黄素悬浊液在空气中振荡,能再被氧化成核黄素。

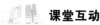 **课堂互动**

维生素 B₂的稳定性好吗? 为什么? 我们在生产、使用或储存时应注意哪些问题?

本品为维生素类药。主要用于防治唇炎、舌炎、结膜炎和脂溢性皮炎等。

维生素 B₆ Vitamin B₆

$$C_8H_{11}NO_3 \cdot HCl \quad 205.64$$

又名盐酸吡多辛、盐酸吡多醇。

在自然界中存在的维生素 B₆除吡多辛外,还有吡多醛、吡多胺,它们在体内可相互转化。由于最初分离得到的是吡多辛,故一般将其作为维生素 B_6 的代表。

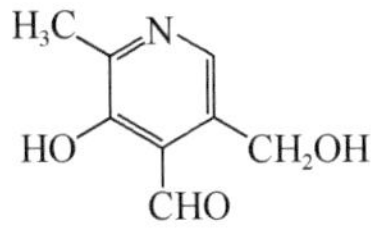

吡多醛 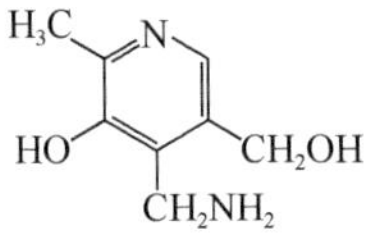　　　　　　　　吡多胺

本品为白色或类白色的结晶或结晶性粉末;无臭,味微苦。易溶于水,微溶于乙醇,不溶于氯仿和乙醚。熔点为 205～209℃,熔融时同时分解。

本品干燥品对光和空气较稳定。由于结构上有 3 个羟基,其水溶液在空气中渐被氧化变色,且 pH 升高,氧化加速。除此之外,本品在中性或碱性溶液中见光还易发生聚合等其他变质反应,如本品中性水溶液受热至 120℃ 左右,可发生两分子聚合而失去活性。

本品结构上有酚羟基,能与三氯化铁试剂反应呈红色。

本品能与氯化亚胺基-2,6-二氯醌试液反应生成蓝色化合物,继而转变为红色。

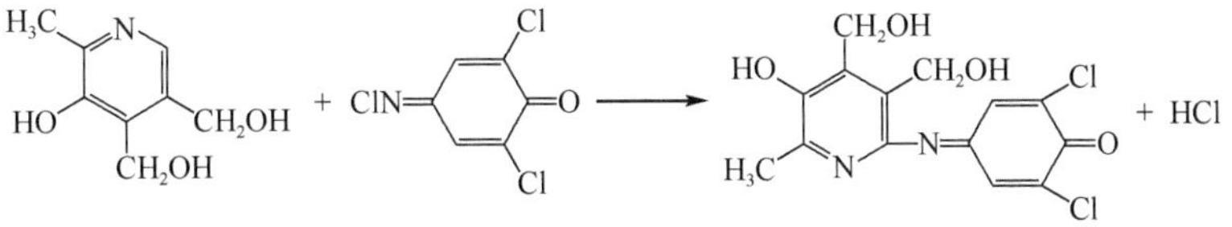

本品能与硼酸生成配合物,此配合物与氯化亚胺基-2,6-二氯醌试液不反应。而吡多醛和吡多胺不与硼酸生成配合物,所以在硼酸存在下仍能与氯化亚胺基-2,6-二氯醌试液反应呈色。据此,可区别吡多辛与吡多醛、吡多胺。

课堂互动

如何区别吡多辛与吡多醛、吡多胺? 依据是什么?

本品为维生素类药。用于防治异烟肼中毒,妊娠、放射病及抗癌药所致的呕吐、脂溢性皮炎等症。

二、维生素 C

本类维生素广泛存在于柠檬、柑橘等水果、新鲜蔬菜及其他许多植物中,见表 16-1。药用品由化学合成得到。

链 接

表 16-1　富含维生素 C 的食物排名

排名	食物	维生素 C 含量(mg/100g)	排名	食物	维生素 C 含量(mg/100g)
1	樱桃	1000	6	草莓	80
2	番石榴	270	7	柿子	75
3	辣椒	170	8	柠檬	70
4	猕猴桃	130	9	西红柿	65
5	西兰花	110	10	苦瓜	60

维生素 C Vitamin C

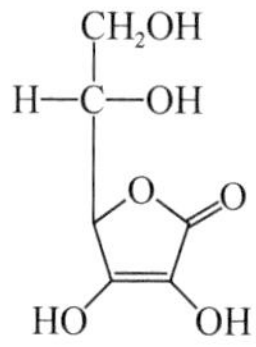

$C_6H_8O_6$ 176.13

案例 13-4

住院药房邓组长在清理药物时,发现靠窗放置的还未到有效期的维生素 C 注射液有 3 支变成了黄色。邓组长立即将已变色的 3 支维生素 C 注射液放入了报废药品箱中,并调整了其余维生素 C 注射液的搁放位置。

问题:

1. 你认为邓组长的处置方式正确吗?为什么?

2. 合格的维生素 C 注射液外观应该是什么性状?

3. 维生素 C 注射液为什么会变色?

4. 你认为邓组长应该将其余未变色的维生素 C 注射液调整到什么储存位置比较合适?除此之外还应采取什么措施来防止维生素 C 注射液变质失效?

又名 L-抗坏血酸。

本品为白色结晶或结晶性粉末;无臭,味酸,久置色渐变黄。本品易溶于水,略溶于乙醇,不溶于氯仿或乙醚。熔点为 190～192℃,熔融时同时分解。

本品中含有 2 个手性碳原子,故有 4 个光学异构体,其中 L-(＋)-抗坏血酸活性最大。

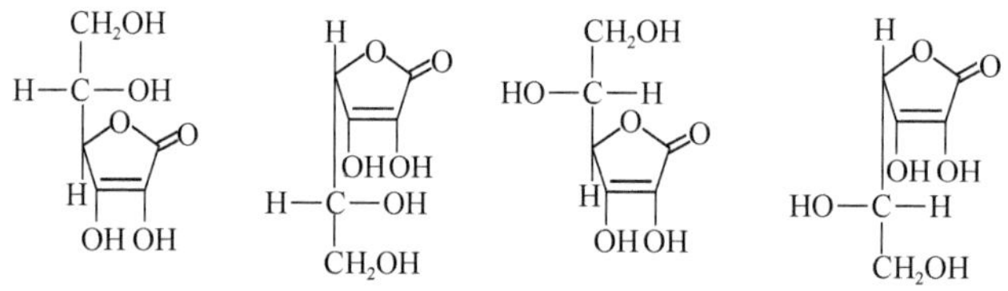

L-(-)-抗坏血酸   D-(-)-抗坏血酸   D-(-)-异抗坏血酸   L-(+)-异抗坏血酸

本品具有连二烯醇结构,所以显酸性,能与碳酸氢钠或稀氢氧化钠等碱性物质反应,生成本品的烯醇钠盐。

本品具有连二烯醇结构,具有较强的还原性,在水溶液中易被空气中氧或氧化性试剂如硝酸银、亚甲蓝、斐林试剂、三氯化铁、碘、二氯靛酚钠等氧化,且重金属离子可加速氧化反应的进行。本品被氧化成去氢维生素 C 后,可被水解生成 2,3-二酮古洛糖酸,并可被进一步氧化为苏阿糖酸和草酸。

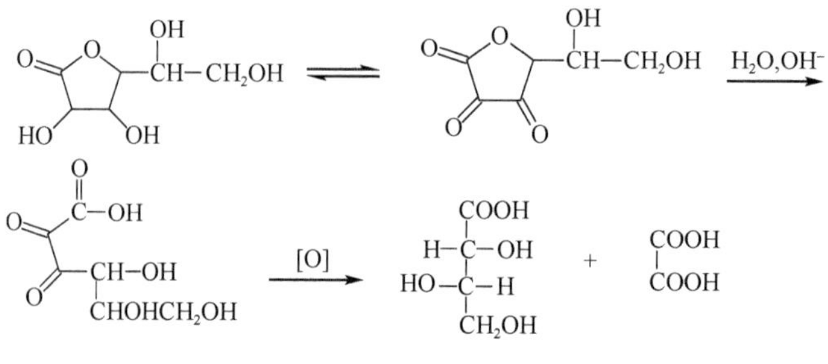

2,3-二酮古洛糖酸   苏阿糖酸   草酸

本品结构上具有内酯结构,在空气、光线、温度影响下,先氧化生成去氢维生素C,后在一定条件下发生脱水、水解和脱羧反应生成糠醛,糠醛聚合颜色加深。这便是维生素C及其制剂在储存中变色的主要原因。

为增强本品的稳定性,防止本品被氧化和水解,在制片时采用干法制粒,在配制注射液时采取下列措施:使用二氧化碳饱和的注射用水,pH控制在5.0~7.0,加入EDTA-2Na和焦亚硫酸钠等作为稳定剂,通入二氧化碳或氮气等惰性气体置换安瓿液面上的空气。

本品水溶液,加入硝酸银试剂即产生黑色的金属银沉淀,加入二氯靛酚试液(试液本身为青色,在酸性溶液中为红色)溶液即由红色变为无色。

课堂互动

1. 维生素C及其制剂变色的主要原因是什么?应采取哪些措施防止?
2. 如何用最简便的化学方法来区别维生素B_1和维生素C?依据是什么?

本品为维生素类药。主要用于防治坏血病,预防冠心病及各种急慢性传染病的辅助治疗。由于本品具有较强的还原性,药剂上常用作水溶液制剂的抗氧剂。

小结

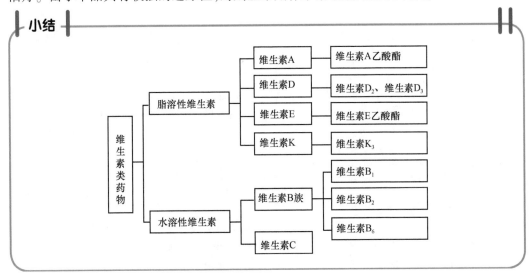

 目标检测

一、名词解释

1. 维生素
2. 硫色素反应
3. 脂溶性维生素
4. 水溶性维生素

二、选择题

(一)A型题(单项选择题)

1. 在脂溶性维生素中,由于结构上有亲水基团而易溶于水的是
   A. 维生素A B. 维生素D
   C. 维生素E D. 维生素K_1

E. 维生素K_3

2. 在以下维生素中,显酸碱两性的是
   A. 维生素A B. 维生素D
   C. 维生素B_2 D. 维生素B_1
   E. 维生素C

3. 在维生素C的4个光学异构体中,活性最大的是
   A. L(+)-抗坏血酸
   B. L(-)-抗坏血酸
   C. D(+)-抗坏血酸
   D. D(-)-抗坏血酸

E. 4个光学异构体活性一样大

4. 以下是维生素A结构式的是

A.

B.

C.

D.

E.

5. 以下能发生三氯化锑反应的是
   A. 维生素D   B. 维生素A
   C. 维生素B_2 D. 维生素K_1
   E. 维生素C

6. 虽然属于水溶性维生素,但却几乎不溶于水的是
   A. 维生素B_6 B. 维生素K_3
   C. 维生素B_2 D. 维生素K_1
   E. 维生素C

7. 由于具有较强的还原性,常用作油溶液制剂抗氧剂的是
   A. 维生素E   B. 维生素A
   C. 维生素B_2 D. 维生素K_1
   E. 维生素C

8. 维生素E之所以叫生育酚,是因为其与生育有关,且结构上具有
   A. 共轭多烯醇侧链   B. 芳伯氨基
   C. 酚羟基   D. 连二烯醇
   E. 有机硫

9. 由于具有较强的还原性,常用作水溶液制剂抗氧剂的是
   A. 维生素E   B. 维生素C

C. 维生素B_2 D. 维生素B_6
   E. 维生素B_1

10. 维生素A应
    A. 遮光,密封在冷处保存
    B. 遮光,密闭保存
    C. 遮光,冷冻保存
    D. 遮光,密封在干燥处保存
    E. 装于铝制或其他适宜的容器内,充氮气、密封,在凉暗处保存

(二)B型题(配伍选择题)

(11~15题共用备选答案)
   A. 维生素A   B. 维生素K
   C. 维生素E   D. 维生素C
   E. 维生素D

11. 可用于防治坏血病的是
12. 可用于防治夜盲症的是
13. 可用于防治佝偻病的是
14. 与生育有关,可用于防治习惯性流产、不孕症的是
15. 与人体凝血功能有关的是

(16~20题共用备选答案)
   A. 共轭多烯醇侧链   B. 酚羟基
   C. 异咯嗪环   D. 连二烯醇结构
   E. 甲萘醌结构

16. 维生素C具有
17. 维生素B_2具有
18. 维生素E具有
19. 维生素A具有
20. 维生素K_3具有

(21~25题共用备选答案)
   A. 核黄素   B. 盐酸硫胺
   C. 生育酚   D. 亚硫酸氢钠甲萘醌
   E. 抗坏血酸

21. 维生素C的别名是
22. 维生素B_2的别名是
23. 维生素B_1的别名是
24. 维生素E的别名是
25. 维生素K_3的别名是

(三)C型题(比较选择题)

(26~30题共用备选答案)
   A. 维生素A   B. 维生素C
   C. 两者均是   D. 两者均不是

26. 具有连二烯醇结构的是
27. 具有共轭多烯醇侧链的是

28. 具有还原性,易被氧化变质的是

29. 易水解变质的是

30. 可作为油溶液制剂抗氧剂的是

(31~35 题共用备选答案)

　　A. 维生素 E　　　　B. 维生素 B_1

　　C. 两者均是　　　　D. 两者均不是

31. 可作为水溶液制剂抗氧剂的是

32. 属于水溶性抗生素的是

33. 具有还原性,可被氧化变质的是

34. 可用于防治脚气病,也可用于多发性神经炎和多种疾病的辅助治疗的是

35. 可发生硫色素反应的是

(四)X 型题(多项选择题)

36. 以下属于水溶性维生素的药物有

　　A. 维生素 A　　　　B. 维生素 B_1

　　C. 维生素 K_3　　　D. 维生素 B_6

　　E. 维生素 B_2

37. 具有还原性可发生氧化变质反应的药物有

　　A. 维生素 A　　　　B. 维生素 D

　　C. 维生素 E　　　　D. 维生素 C

　　E. 维生素 B_1

38. 以下能与硝酸银发生反应的是

　　A. 维生素 C　　　　B. 维生素 B_6

　　C. 维生素 B_2　　　D. 维生素 K_1

　　E. 维生素 B_1

39. 以下显酸性的维生素有

　　A. 维生素 A　　　　B. 维生素 D

　　C. 维生素 E　　　　D. 维生素 C

　　E. 维生素 B_6

40. 以下须遮光,密封保存的药物有

　　A. 维生素 B_2　　　B. 维生素 A

　　C. 维生素 E　　　　D. 维生素 C

　　E. 维生素 B_6

三、填空题

1. 维生素按其溶解性不同可分为 _____ 和 _____ 两类。

2. 因维生素 C 结构上具有 _____ 结构,故可发生水解反应。

3. 维生素 B_6 包括 _____、吡多醛和 _____,它们在体内可相互转化。

4. 维生素 B_2 具有 _____ 结构,能互变异构为烯醇,这是维生素 B_2 显酸碱两性中的酸性的原因。

四、简答题

1. 维生素 C 及其制剂变色的原因是什么?应如何采取措施防止?

2. 维生素 A 能储存在铁制容器中吗?为什么?你认为应如何储存?

3. 维生素 K_3 属于脂溶性维生素但却易溶于水,为什么?

4. 如何采用化学方法区别维生素 B_1 和维生素 C?为什么?

五、分析题

1. 从结构上分析维生素 C 性质不稳定的原因。

2. 试从化学角度分析下列处方是否合理。

[处方] 氨茶碱注射液　　　　0.125g
维生素 B_1 注射液　　　0.10g　} i. v.

(钟辉云)

第 14 章　药物的变质反应和储存保管

药物在生产、检验、流通、使用和储存保管各环节中,因各种原因可能发生变质反应,导致药物疗效下降,甚至产生毒副作用。认识药物发生变质反应的化学规律,有针对性地采取行之有效的防范和处置措施,比如正确地进行药物储存和保管,对于防止药物变质从而确保药物使用的安全有效至关重要。

考点:主要和最常见的药物变质反应类型;常见的可水解的有机结构;邻助作用和空间位阻对药物水解的影响;影响药物水解变质的外界因素和防止措施。

第 1 节　药物的变质反应

药物的变质反应是指药物在生产、检验、使用和储存等过程中所发生的化学反应,由药物本身的化学结构决定,在外界条件的影响下发生。变质反应的类型主要有水解、氧化、异构化、脱羧和聚合反应,其中最常见的是水解和氧化反应。此外,空气中的二氧化碳可能会促进药物变质反应的发生,从而可能影响药物质量。

一、药物的水解反应

药物的水解反应是指药物在水分参与下发生的分解反应,是最常见的药物变质反应之一。容易发生水解反应的药物,在化学结构上一般具有容易被水解的基团或化学键,包括盐、酯键、酰胺键、酰脲、酰肼、苷键、酰卤、缩氨等。其中以盐、酯键、酰胺键和苷键的水解较为常见。

(一) 盐类药物的水解

盐类药物(BA)水解是指盐类药物与水作用生成酸(HA)和碱(BOH)的反应。一般是可逆的。

$$BA+H_2O \rightleftharpoons BOH+HA$$

易水解的盐类药物主要有两类:一类是强酸弱碱盐,多为生物碱的硫酸盐或盐酸盐,如硫酸阿托品、硫酸链霉素、盐酸普鲁卡因、盐酸苯海拉明、氯化胺、酒石酸去甲肾上腺素等;另一类是强碱弱酸盐,多数是有机酸的钠盐或钾盐,如磺胺嘧啶钠、苯唑西林钠、苯巴比妥钠、青霉素钾、头孢呋辛钠等。

案例 14-1

医生给患者开具一处方,处方中配有磺胺嘧啶钠注射液和甲氧苄胺嘧啶乳酸盐注射液,护士知道两药合用可增加抗菌效果,于是将两药的注射液混合于同一注射器中准备给患者注射。

问题:

1. 护士的用法正确吗?
2. 磺胺嘧啶钠注射液和甲氧苄胺嘧啶乳酸盐注射液分别为何种类型的盐?
3. 两药溶液混合,会发生什么反应?
4. 上述用法会产生什么不良后果?

盐类的水解一般不引起有机结构的破坏,其水解与水分和 pH 环境有关。强酸弱碱盐在碱性条件下易水解生成弱碱,强碱弱酸盐在酸性条件下易水解生成弱酸。若生成的弱酸或弱碱是难溶于水的沉淀,盐类药物几乎可以完全水解。

链　接

防止盐类水解的措施

采取适当的措施,可以防止或减缓盐类药物水解反应的发生:①加酸或加碱,调到适宜的 pH 环境;②密闭,干燥处储存;③制成粉针,临用现配;④使用时注意药物间的配伍变化。

(二) 有机药物(非盐类)的水解

1. 具有水解性的有机结构　可发生水解反应的有机结构类型:酯、酰胺、酰脲、酰肼、苷、缩氨、酰卤等。

(1) 酯类药物的水解:此类水解最常见。酯类药物包括无机酸酯类、有机酸酯类及内酯类等,均能发生水解反应,生成相应的酸和羟基化合物。

酯类药物在酸性及碱性下均可发生水解,但在碱性条件下的水解反应速度比酸性条件下的水解反应速度快,并能水解完全。

课堂互动

你学过哪些酯类药物易水解? 配制这些药物的注射剂一般采取哪些措施防止水解或延缓水解反应发生?

(2) 酰胺类药物的水解:酰胺类药物是氨或胺的氮原子上的氢被酰基取代所成的羧酸衍生物,亦易水解,产物为羧酸和氨基化合物。常见的酰胺类药物有:巴比妥类、青霉素类、头孢菌素类、氯霉素等。这类药物的水解反应过程与酯类药物的水解反应过程相似,酸、碱亦催化酰胺类药物的水解反应。

案例 14-2

医生诊断某患者是肺部感染发热后出现了代谢酸中毒症状。开具的处方是用青霉素 G 钠与 5% 的碳酸氢钠合用静脉滴注。

问题:

1. 该用药合理吗?

2. 青霉素 G 属于什么结构类型的药物?

3. 青霉素 G 钠与碳酸氢钠溶液合用后会出现何种反应?

4. 如何防止青霉素 G 钠发生水解变质反应?

青霉素和头孢菌素类药物的分子中存在着不稳定的 β-内酰胺环,在 H^+ 或 OH^- 影响下,很容易水解开环而失效。氯霉素只有在强酸或强碱条件下酰胺才水解,生成氨基化合物和二氯乙酸。巴比妥类化合物一般在碱性条件下可发生水解反应。

课堂互动

注射用氨苄青霉素钠一般在临用前用 0.9% 氯化钠注射液溶解后静脉滴注,而不是与葡萄糖注射液合用,为什么?

（3）其他类型有机药物的水解：苷类药物如硫酸链霉素、卡那霉素等均易水解，水解产物为苷元和糖。酰肼结构的异烟肼、磺酰脲结构的甲苯磺丁脲、活泼卤素结构的环磷酰胺、肟类结构的碘解磷定、腙类结构的利福霉素、多糖结构的阿米卡星及多肽结构的胰岛素等，均可在一定条件下发生水解反应，改变或影响药物的疗效，在实践中应引起注意。

2. 影响有机药物水解的内部因素

（1）药物化学结构的影响

1）电效应的影响：诱导效应、共轭效应对药物水解速度影响较大。酯类药物的水解反应是通过酰氧键的断裂而进行的，所以水解反应的速度取决于羰基碳原子的电子云密度。如果药物分子中的取代基为吸电子基如羧基、醛基、苯基、共轭双键等不饱和基团，能使羰基碳原子电子云密度降低，所带正电荷增大，利于 OH^- 进攻，则水解速度增快；反之药物分子中的取代基为斥电子基如烃基、氨基等，能使羰基碳原子的电子云密度增加，则水解速度降低。

酰胺类药物的水解反应与酯类药物的水解反应相似，但酯类药物的水解反应速度比相应的酰胺类药物的水解反应快。这是因为酯类药物结构中的氧原子的电负性比酰胺类药物结构中的氮原子的电负性大，故甲氧基的吸电子能力比氨基强，诱导效应的结果使酯类药物比酰胺药物水解反应速度快。两者均存在 ρ-π 共轭效应，但氨基的给电子共轭能力比甲氧基大，所以共轭效应的结果也使酯类药物比酰胺类药物水解反应速度快。

课堂互动

酯类药物与相应的酰胺类药物比较，在相同条件下哪个易发生水解反应？为什么？

2）离去酸的影响：羰基类化合物 RCOA 水解时，C—A 键断裂，—A 为离去基团，—A 与 H^+ 形成 HA，HA 称为离去酸。HA 酸性越强的药物越易水解，反之，离去酸酸性越弱的药物越不易水解。

常见离去酸的酸性强弱为：$HX > RCOOH > ArOH > ROH > H_2NCONH_2 > H_2NNH_2 > NH_3$。因此，常见的 RCOA 的水解速度为：酰卤 > 酸酐 > 酚酯 > 醇酯 > 酰脲 > 酰肼 > 酰胺。

课堂互动

试比较 $CH_3\overset{O}{\underset{\parallel}{C}}-O-\bigcirc$ 与 $CH_3\overset{O}{\underset{\parallel}{C}}-O-C_2H_5$ 水解性的大小。

3）邻助作用加速水解：邻助作用是指在酰基的邻近位置有亲核基团，能引起分子内催化，使水解反应加速。例如，阿司匹林在中性水溶液中的水解，除酚酯较容易水解以外，还由于邻位羧基负离子的邻助作用。青霉素类药物的水解除 β-内酰胺环不稳定以外，还有其侧链酰基氧原子的邻助作用。

4）空间位阻的掩蔽作用使药物水解速度减慢：空间位阻是指在药物易被水解的基团或化学键附近有较大的取代基，产生较强的空间掩蔽作用，减缓水解反应的速度。例如，异丁基水杨酸的水解速度比阿司匹林慢 10 倍，盐酸哌替啶因空间位阻的掩蔽作用使其稳定性增大，盐酸利多卡因因酰胺键的邻位有两个甲基产生空间位阻而不易水解。

异丁基水杨酸

3. 影响有机药物水解的外界因素及防止措施 影响药物水解的外界因素很多,主要有水分、溶液的酸碱性、温度、重金属离子等。

(1)水分:是药物发生水解的必要条件,易水解的药物在生产、储存和应用中应防潮防水,以避免药物的水解。

一般情况下,易水解的药物应尽量考虑制成固体制剂使用,如片剂、糖衣片及胶囊剂等,若要制成溶液剂一定要考虑采取防止水解的措施或制成粉针剂临用现配,如青霉素钠、环磷酰胺等极易水解的药物即制成粉针剂,并严格控制粉针剂的含水量。

易水解的药物在储存时与潮湿的空气接触即会发生水解,所以在储存时要密封,在干燥处保存。

(2)溶液酸碱性:药物溶液的酸碱性对药物的水解影响很大,常见的酯类、酰胺类和苷类药物的水解均受溶液 pH 的影响,酸和碱均可催化水解反应。一般情况下,对于酯类、酰胺类药物,溶液的 pH 增大,药物的水解反应速度加快,苷类药物 pH 较大或较小时,水解速度都较快。

案例 14-3

表 14-1 是盐酸普鲁卡因在不同 pH 溶液中水解速率。

表 14-1 溶液的 pH 对盐酸普鲁卡因水解速率的影响(100℃,30 分钟)

pH	3	4	5.6	6.5
水解率(%)	0	1.5	5.8	18.4~19

问题:

1. 盐酸普鲁卡因含有何种易水解的结构?

2. 由此表分析,盐酸普鲁卡因溶液在 100℃加热 30 分钟时,pH 的大小对其水解产生什么影响?

3. 由此表得知,盐酸普鲁卡因溶液的 pH 为多少时水解率最低?

4. 配制盐酸普鲁卡因注射液时,应将其溶液的 pH 调节为多少较适宜?

因此,为了防止或延缓药物的水解,常将药物溶液的酸碱度调节至适宜的 pH。

(3)温度:一般的实验规律为温度每升高 10℃,反应速度增加 2~4 倍。药物的水解反应速度也遵循这一规律,温度升高,药物的水解反应速度加快。所以在药物的生产和储存时要注意控制适宜的温度,防止温度升高加快水解。例如,制备半合成青霉素类药物时,酰化反应宜在低温条件下进行,防止 β-内酰胺环的水解。又例如,注射剂在加热灭菌时应考虑药物的稳定性而选择合适的灭菌温度和时间。

(4)重金属离子:一些重金属离子(如 Cu^{2+}、Fe^{3+}、Zn^{2+} 等)可以促使药物(青霉素钠、维生素 C 等)发生水解。为了避免重金属离子对水解反应的催化作用,常加入金属离子配合剂 EDTA-2Na。

二、药物的自动氧化反应

药物的氧化性和还原性是药物常见且重要的性质之一,在有机化学中常把脱氢和加氧都称氧化反应。很多有机药物具有还原性,能发生氧化反应。药物的氧化反应一般分为化学氧化反应和自动氧化反应。药物的变质反应中的氧化反应主要是指自动氧化反应。

考点:常见的具有还原性、易发生自动氧化反应的有机结构;影响药物自动氧化变质的外界因素和防止措施。

(一) 药物的自动氧化反应过程

药物的自动氧化反应是指药物在空气中被氧气自发氧化引起的游离基链式反应。多发生于药物的储存过程中。自动氧化的第一步常为C—H、O—H、N—H、S—H键的断裂,断裂分为均裂自动氧化和异裂自动氧化两种。一般认为C—H键易发生均裂自动氧化,生成烃基自由基和氢自由基;而O—H、N—H、S—H键常发生异裂自动氧化,生成H^+、O^{2-}、N^{3-}、S^{2-}等离子。

药物的氧化反应与化学结构有关,许多酚类、烯醇类、芳胺类、吡唑酮类、噻嗪类药物较易氧化。药物氧化后,不仅效价损失,而且可能产生颜色或沉淀。有些药物即使被氧化极少量,亦会色泽变深或产生不良气味,严重影响药品的质量和药物疗效,甚至产生严重不良反应或毒性作用。

(二) 易发生自动氧化反应的有机结构类型

1. 烯键(烯烃中的—C＝C—) 具有还原性,可被自动氧化变质。例如,维生素A,因其具有共轭多烯醇侧链,具有较强的还原性,在空气中见光易被氧化为环氧化物从而变质失效。

2. 酚羟基(Ar—OH) 含有酚羟基结构的药物均易被氧化生成有色的醌类化合物,含酚羟基数目越多,越易被氧化。在碱性条件下更易被氧化,氧化产物多为有色的醌类化合物。常见的含酚羟基的药物有苯酚、水杨酸、酚磺乙胺、对乙酰氨基酚、肾上腺素、吗啡等。

课堂互动

盐酸肾上腺素的稳定性好吗?为什么在空气中久置的盐酸肾上腺素会慢慢变为淡红色?

3. 芳伯氨基(Ar—NH₂) 即芳香第一胺。含芳伯氨基结构的药物易被氧化成有色的醌型化合物、偶氮化合物和氧化偶氮化合物,如普鲁卡因、磺胺类药物。

4. 肼基(—HN—NH₂) 如异烟肼具有还原性,在碱性水溶液中接触空气及金属离子易发生氧化反应而变质,所以应注意遮光,密闭储存。

5. 巯基(—HS) 脂肪或芳香巯基都具有还原性。由于硫原子的电负性小于氧,易给出电子,故巯基比酚羟基或醇羟基易于氧化生成二硫化物。常见的含巯基结构的药物有卡托普利、巯嘌呤等。

6. 烯醇 烯醇的自动氧化与酚类相似。当pH增大时,自动氧化反应活性增强,使药物易氧化变质。常见药物主要有:维生素C、吡罗昔康等。维生素C为连二烯醇结构,易被空气中的氧气氧化成去氢维生素C,后者最终氧化分解为草酸与L-丁糖酸而变质。

课堂互动

如何配制维生素C注射液?为什么久置的维生素C注射液会变黄或其片剂会出现黄斑?

7. 杂环及其他 含杂环结构的药物的还原性由于所含母核和取代基各不相同,所以氧化反应比较复杂。

（1）吩噻嗪类药物：如氯丙嗪、异丙嗪中的吩噻嗪环具有还原性，常被氧化为醌类化合物和亚砜而失效。

（2）含吡啶杂环结构的药物：如硝苯吡啶，在遇光时即可氧化变色。

（3）醛类药物（含—CHO）：如水合氯醛、葡萄糖能氧化生成相应的羧酸。

（4）其他药物：呋喃类药物在空气中易水解氧化成黑色聚合物。醇羟基一般情况下还原性较弱，α-羟基 β-氨基结构的还原性增强，易被氧化。例如，盐酸麻黄碱含有 α-羟基与 β-氨基结构，所以易被氧化。

（三）影响药物自动氧化的因素

1. 药物的化学结构对自动氧化的影响

（1）不同的化学结构，C—H 键的离解能不同。一般情况下，C—H 键的离解能越小，越易均裂成自由基，也越易发生自动氧化。

几种 C—H 键发生均裂自动氧化的活性顺序依次为：

醛基 C—H 键≥αC—H 键>叔 C—H 键>仲 C—H 键>伯 C—H 键

（2）含有酚羟基结构的药物由于苯氧间 ρ-π 共轭的缘故，使苯环的电子密度增大，易于形成苯氧负离子发生异裂自动氧化。酚类药物苯环上引入供电子基团，使羟基氧原子上的电子云密度增大，则自动氧化易于进行；反之，苯环上引入吸电子基团时，使羟基氧原子上的电子云密度减小，自动氧化速度减慢。烯醇羟基的自动氧化规律与酚相似。

课堂互动

苯酚（⬡—OH）与对羟基苯甲酸（HO—C(=O)—⬡—OH）比较，哪个易于发生自动氧化？为什么？

（3）通常芳香胺比脂肪胺更易发生自动氧化。因为芳香胺的氮原子的 p 电子与苯环发生 ρ-π 共轭，导致苯环上的电子云密度增大，易发生自动氧化。

（4）含脂肪或芳香巯基和含杂原子的药物一般都具有还原性，其还原性与分子的不饱和度有关，不饱和度越大，还原性越大，越易发生自动氧化。

2. 外界因素对药物自动氧化的影响及防止措施

影响药物自动氧化变质的外界因素有氧气、光线、溶液酸碱性、温度、金属离子等。

（1）氧气：是药物发生自动氧化的必要条件。氧的浓度增大，氧化反应速度加快，氧化程度加深。故能够发生自动氧化的药物在其生产及储存过程中应尽可能避免接触氧气，做到尽量将容器装满，在药物容器内充填惰性气体（不活泼气体 CO_2、N_2），加入抗氧剂如亚硫酸氢钠、焦亚硫酸钠、亚硫酸钠、硫代硫酸钠、维生素 C 等。

链 接

药物制剂中的抗氧剂

抗氧剂应选择比药物的还原性更强而且应该是无毒的、无害、不影响药物正常发挥疗效的物质。由于抗氧剂的还原性比药物强，所以可避免或延缓药物的氧化变质。

常用的抗氧剂按溶解性能分为水溶性和脂溶性，常用的水溶性抗氧剂有亚硫酸氢钠、焦亚硫酸钠、硫代硫酸钠、维生素 C 等；常用的脂溶性抗氧剂有氢醌、二叔丁基对甲苯酚、维生素 E 等。

（2）光线：日光由不同波长的光线组成，而不同波长的光线促进化学反应发生的能力也不同。其中波长小于420nm的紫外光能量强，促进化学反应发生的能力也最强。

药物对光的敏感程度与结构有关。一般情况下，结构中有酚羟基、共轭双键、吩噻嗪环等易受光线的影响而氧化变质，如苯酚、甲酚、肾上腺素、盐酸氯丙嗪及维生素 B_2 注射剂等遇光均极易氧化变色。所以，一般情况下，为了避免药物受光的影响而发生自动氧化，可将药物储存于棕色玻璃容器或避光容器中。

（3）溶液酸碱性：即溶液的 pH。药物的自动氧化反应受溶液酸碱性的影响，一般情况下具还原性的有机药物在碱性条件下较易被氧化，而在酸性环境下则相对稳定。为减小溶液酸碱性对药物氧化变质反应的影响，常将药物溶液调到适宜的 pH。

课堂互动

吗啡、肾上腺素等酸碱两性药物，在制成注射剂时为什么常用其盐酸盐而不用其钠盐？

（4）温度：对化学反应速度的影响很大，一般是温度升高，化学反应速度加快。因此易发生自动氧化的药物在生产及储存时应注意控制适当的温度。

（5）金属离子：主要来自原料、辅料、容器、溶剂，以微量杂质的形式存在于药物之中。常见的有 Cu^{2+}、Fe^{3+}、Pb^{2+}、Mn^{2+} 等，这些金属离子对药物的自动氧化起催化作用。为避免金属离子对药物自动氧化的催化作用，常在药物生产、制剂、贮藏等过程中，控制原辅料质量，减少与金属容器的接触，并在易氧化的制剂中加入抗氧剂或添加适量的 EDTA-2Na 等。

课堂互动

配制易氧化药物的注射剂时，可采取哪些措施防止其氧化？

三、 药物的其他变质反应

（一）药物的异构化反应

一些药物在光照、受热或溶液酸碱性改变导致药物发生顺反异构、旋光异构和差向异构反应，使药物变质、疗效降低，甚至产生毒副反应。例如，维生素 A 长期储存部分生成 4-顺式和 6-顺式两种异构体，生物效价下降；肾上腺素溶液在 pH 过低或过高、加热时加速消旋化，部分左旋体变成右旋体而药效降低。四环素的差向异构体无效且毒性较大。

考点：可发生异构化、脱羧、聚合反应的常见药物。

（二）药物的聚合反应

由同种药物的分子相互结合成大分子的反应称为聚合反应。药物发生聚合反应后，往往引起药物产生沉淀或变色，影响药物使用。例如，甲醛溶液可发生聚合反应生成多聚甲醛沉淀。葡萄糖注射液热压灭菌后，产生少量 5-羟甲基呋喃甲醛，后者聚合生成有颜色的聚合物，而使注射液颜色变黄，产生严重不良反应或毒性作用。某些 β-内酰胺类抗生素，如氨苄青霉素易聚合产生大分子，据报道这类聚合物能诱发氨苄青霉素产生过敏反应。

（三）药物的脱羧反应

药物的脱羧反应也是常见的药物变质反应之一。例如，普鲁卡因水解后生成对氨基苯甲酸，后者进一步发生脱羧反应生成苯胺，苯胺有较强的毒性并易被氧化使溶液显色。

四、 二氧化碳对药物质量的影响

二氧化碳在空气中约占 0.03% 的体积,极易溶于水,形成 H_2CO_3,H_2CO_3 直接影响药物的稳定性。

考点:二氧化碳对药物质量的具体影响。

(一) 改变药物的酸碱度

H_2CO_3 电离出 H^+ 使水溶液的酸性增强,pH 降低,如蒸馏水溶解二氧化碳后酸性提高。

(二) 促使药物分解变质

某些药物吸收二氧化碳后可引起药物的分解,如硫代硫酸钠注射液吸收二氧化碳后分解而析出硫的沉淀。

(三) 导致药物产生沉淀

二氧化碳使药物水溶液发生沉淀的主要原因是:①二氧化碳可以降低溶液的 pH,使一些酸性低于 H_2CO_3 的弱酸强碱盐析出游离的难溶弱酸,如苯妥英钠注射液吸收二氧化碳析出苯妥英的沉淀。②二氧化碳使溶液含有碳酸根离子,可与某些金属离子结合成难溶的碳酸盐,如氢氧化钙溶液、氯化钙溶液、葡萄糖酸钙溶液等吸收二氧化碳均会生成碳酸钙沉淀。

(四) 引起固体药物变质

二氧化碳使固体药物变质的主要原因是固体药物在吸收二氧化碳的同时也吸收水分,在药物的表层发生化学反应,使一些碱性金属化物生成碱式碳酸盐,如氧化锌可吸收二氧化碳及水分转变成碱式碳酸锌。

课堂互动

1. 药物会发生哪些变质反应?请举例说明变质反应往往是单一反应还是交错发生。

2. 为了减少药物在制备、储存、应用等各环节的变质反应,保证药物有效、安全,你认为有必要掌握或了解有关药物的哪些内容?

第2节 药物的储存保管

药物的储存保管,贯穿药物从生产到应用的全过程。如果药物储存保管不当,往往会使药物变质,从而降低疗效或失效,甚至产生毒性,有的还可引起药物的燃烧或爆炸,污染环境等,以致对人民的生命安全和国家财产造成重大损失。因此,正确的储存保管药物,对确保药物质量、安全和有效有着十分重要的意义。

案例 14-4

某乡卫生院药房管理人员小赵对药品储存保管的重要性认识不够,且缺乏科学储存药品的知识与技能,在药品储存中随心所欲地摆放药品,结果导致 200 多支盐酸普鲁卡因注射液、400 多支维生素 D_3 注射液、100 多瓶吲哚美辛肠溶片变质失效,给医院造成了较大的经济损失,并险些造成重大的药疗事故。

问题:

1. 从小李身上我们应该吸取什么教训?

2. 从我们所学的药化知识分析，盐酸普鲁卡因注射液、维生素 D_3 注射液、吲哚美辛肠溶片变质的原因是什么？在储存时应该注意哪些问题？

3. 从此案例，你是否认识到了科学储存药品的重要性和必要性？

考点：影响药物变质的外界因素、具体影响及防止措施。

影响药物在储存保管过程中变质的因素：一是药物内在的理化性质；二是药物储存时的外部条件。药物的理化性质在各章节中已介绍，本章主要介绍影响药物变质的外界因素及药物储存的原则和方法。

一、影响药物变质的外界因素

影响药物在储存保管过程中变质的外界因素主要有光线、空气、温度、湿度、微生物和时间等。这些因素往往相互作用、相互促进，从而加速药物变质失效。

（一）光线

光线主要来自日光。它可以供给能量，对药物发生的氧化或分解反应起激发和催化作用，可加速药物的变质失效。光线中的紫外线对药物稳定性影响最大，可见光对药物也有一定作用。受光线影响的药物很多，如吲哚美辛、维生素C、肾上腺素等见光易氧化变色，硝苯地平见光易发生分子光学歧化反应生成对人体危害极大的亚硝基苯吡啶衍生物，利血平见光易发生差向异构化生成无效的 3-异利血平，碘化钾、碘解磷定在光的作用下可分解析出碘。

（二）空气

空气中的氧气和二氧化碳对药物稳定性影响最大。

1. 氧气 是药物发生氧化反应的主要条件，对具有还原性的药物影响较大。许多药物可被空气中的氧缓缓自动氧化而变质失效。例如，无机药物中的亚硝酸盐、硫代硫酸盐、亚铁盐、碘化物等，有机药物中含吩噻嗪环、肼基、巯基、酚羟基、芳伯氨基、烯键等结构的药物。一般来讲，药物还原性大小不同，被氧化的程度也不同，且氧的浓度越大，氧化反应越易发生。因此，防止氧气与药物接触或减少氧气的浓度是在储存保管中防止药物氧化变质的重要措施。

2. 二氧化碳 对药物稳定性主要有两种影响：一是使某些金属离子的溶液形成碳酸盐沉淀，如氢氧化钙、氯化钙、葡萄糖酸钙溶液吸收空气中的二氧化碳产生碳酸钙沉淀；二是使某些强碱弱酸盐溶液的 pH 下降析出游离难溶的弱酸，如磺胺类药物钠盐、巴比妥类药物钠盐、硫喷妥钠、氨茶碱等药物的溶液可吸收二氧化碳析出沉淀。另外，二氧化碳改变药物溶液的 pH 后，可促使药物氧化、水解等反应加速进行，如碘化钾在二氧化碳、水的存在下，更易受光线作用而氧化析出游离的碘。

课堂互动

磺胺类药物钠盐、巴比妥类药物钠盐、硫喷妥钠、氨茶碱等药物的溶液为什么吸收空气中的二氧化碳会析出沉淀？

（三）温度

温度对药物稳定性影响极大，温度过高或过低都能引起某些药物变质。

温度过高对药物稳定性主要有五种影响：一是使药物发生氧化、分解、水解、差向异

184

构化等化学反应的速度加快,如可加速酚类药物的氧化、硝酸异山梨酯的分解、酯类药物的水解、四环素类药物的差向异构化及蛋白质的变性等;二是可使麻醉乙醚、浓氨溶液等易挥发的药物挥发;三是使硫代硫酸钠、硫酸阿托品等含结晶水的药物风化;四是使白凡士林等熔点较低的药物熔化;五是加速寄生虫、微生物等的生长使药物霉变腐败变质。

温度过低对某些药物的质量也有影响。例如,甲醛溶液在9℃以下储存可聚合生成多聚甲醛而呈现浑浊或析出沉淀;注射剂,水溶性制剂在-5℃时可因药液冻结,体积膨胀而使容器破裂;乳剂冷冻,解冻后往往药液分层,不能再供药用。某些蛋白质类药物及生物制品也可因温度过低而变性。

特别值得一提的是,许多生物制品在室温下就能变质失效。例如,胰岛素注射液在4℃储存21个月后效价下降3%~5%,在37℃存放则下降37%,冰冻又可以引起变性,故需在2~10℃储存为好。

因此,药物储存时要根据不同性质选择最适宜的温度。

课堂互动

实习生小黄说,温度升高会导致化学反应速度加快,所以要抑制药物发生氧化、水解等变质化学反应就得想方设法降低温度。你赞同小黄的说法吗?为什么?

（四）湿度

湿度是指空气中水蒸气的含量。通常用相对湿度来衡量湿度的大小。相对湿度是指空气中水蒸气的分压与该温度下水蒸气饱和蒸气压的百分比。空气正常的湿度一般在相对湿度40%~75%,40%以下过于干燥,75%以上过于潮湿。湿度因地域、季节不同而差别很大。

湿度对药物的影响很大。湿度过大,空气中的水蒸气向药物转移,可使药物吸湿或接触更多的水分,从而导致:一是某些药物的潮解、液化、浓度降低,如许多无机盐药物、水合氯醛、乳酸、甘油、无水乙醇等;二是某些药物发霉变质,如胃蛋白酶、葡萄糖等;三是某些药物水解,如阿司匹林、青霉素;四是加速某些药物氧化,如维生素C、肾上腺素、水杨酸钠等。

湿度过小,空气吸水能力增强,可使某些含结晶水的药物风化,如硫酸阿托品、磷酸可待因、硫代硫酸钠等。药物风化失水后,其性质虽未改变,但因失水后含量不定,致使用药剂量难以准确掌握,毒性药品可能因超量而造成药疗事故。

因此,应根据药物性质,调整药物储存时的湿度或改变储存方法。

（五）微生物

空气中的微生物(细菌、真菌等)在湿度大、温度适宜的情况下易生长繁殖,很容易使一些营养性药物如葡萄糖、蛋白质类药物,以及制剂中含一些营养性辅料如淀粉、蔗糖等的药物发生霉变、腐败而变质。尤其是在多雨季节,储存时应特别注意。

（六）时间

任何物质随着时间的推移都会发生变化,不变是相对的,变化是绝对的。药物也如此,尽管储存条件适宜,久存也会变质。因此药典对药品都规定了有效期。有效期是指药品在一定储存条件下,能够保持质量的期限。为确保药物使用的安全和有效性,药物只能在其有效期内使用。一般来说,药物使用应本着先产先用、近期先用、易变先用的原则。

课堂互动

药房有 30 支盐酸肾上腺素注射液,由于储存不当发生了颜色改变,可有效期要到 2012 年 12 月。请问,是否有效期没到就不管其性状如何变化继续用于临床? 为什么?

二、 药物储存的原则和方法

考点:药物储存总的原则;常见的药物储存方法。

科学的储存保管,对确保药物质量起着至关重要的作用。因此,药学人员应以高度的责任感和科学的态度做好药品的储存保管工作。

(一)药物储存的原则

药物储存总的原则是:严格遵照药品质量标准规定的储存方法进行药物储存。根据药物理化性质,选择适当的储存条件,采取适当的措施,以保证药品质量标准规定的储存方法得以实施,并定期检查药品质量,缩短药品周转时间,最终确保用于患者的药物是安全和有效的。

(二)药物储存的常见方法

药品一般需盛装在一定的容器里储存。药典规定盛装药品的各种容器(包括塞子等)均应无毒、洁净,并与内容药品不发生化学反应,不得影响药品质量。常见的储存方法有:

1. 遮光储存 系指用不透明的容器盛装药品的储存方法,如用棕色容器或黑纸包裹的无色透明、半透明容器储存药品。凡遇光易被氧化或分解的药物均需采用本法储存。

2. 密闭储存 系指将容器密闭,以防止尘土或异物进入的储存方法。凡理化性质较稳定、不易受空气等外界因素影响的药品,可采用本法储存。

3. 密封储存 系指将容器密封以防止风化、吸潮、挥发或异物进入的储存方法。凡易风化、潮解、挥发、串味的药物可采用本法。

4. 熔封或严封储存 系指将容器熔封或用适宜的材料严封,以防止空气与水分侵入并防止污染的储存方法。凡极易被空气中的氧氧化或吸水而水解的药物及许多生物制品需采用本法储存。

5. 阴凉处储存 系指在不超过 20℃ 的温度下储存药物的方法。凡易升华的药物、低熔点的药物、易挥发的药物及温度升高而易被氧化分解的药物等采用本法储存。

6. 凉暗处储存 系指避光且在不超过 20℃ 条件下储存药物的方法。通常既受温度升高影响又遇光加速氧化、分解的药物应采用本法储存。

7. 冷处储存 系指在 2~10℃ 温度范围内储存药物的方法。大多数生物制品应采用本法储存。

8. 干燥处储存 一般是指将药物置于相对湿度不超过 40%(冬季)~70%(夏季)的地方储存的方法。凡吸潮及吸湿后易引起潮解、稀释、发霉、氧化或分解等的药物需采用本法储存。

9. 避免冻结或避免冰冻储存 是指需在冷处保存,但又防止冻结的储存方法。凡冰冻后可变性失效的药物如中性胰岛素注射液、破伤风联合疫苗等生物制品需采用此种方法储存。

10. 防冻储存 是指可在正常温度条件下储存,但在天气变冷时需要防冻的储存方法。例如,甲醛溶液过冷可以聚合,某些液体药物制剂冻结后体积膨胀可使容器破裂等。

11. 其他储存 除以上储存方法之外,有些药物还需按以下方法进行储存保管。

(1)有些药物由于性质特殊,需在指定的温度范围储存,如环磷酰胺含一分子结晶水,失去结晶水即液化,应于 30℃ 以下储存;胰岛素的结晶粉末需在 -15℃ 以下保存等。

(2)对一些危险性药品如腐蚀性强、易燃易爆的药品,除按药典规定的方法储存外,还需单独储存于耐火材料建造的库房或地下室中。

(3)麻醉药品、精神药品、毒性药品、放射性药品为特殊管理药品,应按国家有关规定进行储存和保管。

药物储存方法是针对外界因素对药物影响制定的。一种药物往往受多种外界因素影响,因此需要同时采取几种储存方法。例如,肾上腺素易被氧化变色,光线、氧、水分、温度等对其都有影响,所以需要遮光,减压严封,在阴凉处保存。

课堂互动

有一生物制品,本身具有还原性和水解性,请问该药品应如何储存? 为什么?

要确保药品的安全性和有效性,除严格遵照药品质量标准规定的储存方法进行药物储存外,还要定期对储存药物进行质量检查,以判断是否变质。首先可通过外观观察药物是否发生变色、沉淀、分层、液化、结块、异臭等现象,初步判断变质程度。外观变化明显者可判断为变质,不可供药用。性质不稳定但外观无变化或变化不明显的可疑药物,必须通过质检部门按照药品标准检验后做出结论。

总之,药物储存保管非常重要,药学工作人员务必高度重视、认真对待、科学储存,全力以赴确保药品质量。

小结

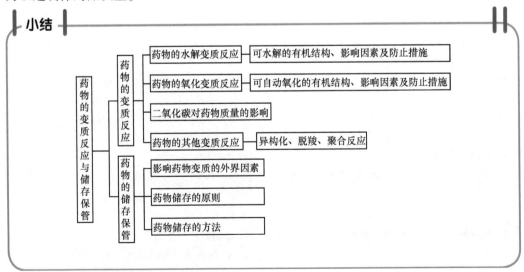

目标检测

一、名词解释

1. 邻助作用

2. 异构化反应

3. 自动氧化反应

4. 相对湿度

5. 有效期

6. 阴凉处储存

7. 凉暗处储存

8. 冷处储存

二、选择题

(一) A 型题(单项选择题)

1. 发生水解时一般不引起有机结构破坏的药物类型是
   A. 酯类　　　　B. 盐类
   C. 酰胺类　　　D. 苷类
   E. 酰肼类

2. 阿司匹林在中性水溶液中较一般的酯类药物易发生自动水解,是由于其邻位羧基的
   A. 邻助作用　　B. 诱导效应
   C. 共轭效应　　D. 空间位阻
   E. 掩蔽作用

3. 肾上腺素性质极不稳定,是因为它具有
   A. 芳伯胺结构　　B. 邻苯二酚结构
   C. 酯键结构　　　D. 酰胺结构
   E. 仲氨结构

4. 盐酸利多卡因虽结构上有酰胺键却不容易水解,是因为结构上
   A. 有苯环
   B. 为盐酸盐
   C. 有叔氨结构
   D. 有具有空间位阻意义的2,6-二甲基苯基
   E. 为酯键

5. 苯巴比妥钠注射剂常制成粉针剂型,是因其水溶液放置易被
   A. 氧化　　　　B. 水解
   C. 异构化　　　D. 聚合
   E. 脱羧

6. 氯丙嗪储存中易被氧化变质,是因为结构中具有
   A. 有机氯　　　B. 叔氨结构
   C. 吲哚环　　　D. 吩噻嗪环
   E. 吡啶环

7. 依他尼酸、氯苯那敏均可使高锰酸钾自身的紫红色消失是因为
   A. 具有酮基结构
   B. 具有有机氯具有还原性
   C. 具有烯键具有还原性
   D. 羧酸具酸性

E. 叔氨基结构

8. 盐酸哌替啶具有酯键结构却不易水解,比较稳定的原因是(　　)
   A. 有苯环和哌啶环,具有空间位阻
   B. 为盐酸盐
   C. 有叔氨结构
   D. 苯环不易被氧化
   E. 哌啶环比较稳定

9. 光线中对药物影响最大的是
   A. 可见光　　　B. 红外线
   C. X 线　　　　D. 紫外线
   E. λ 射线

10. 有机药物中含吩噻嗪环、肼基、疏基、酚羟基、芳伯氨基、烯键等结构的药物易受以下哪一因素的影响而变质失效
    A. 湿度　　　　B. 二氧化碳
    C. 氮气　　　　D. 微生物
    E. 氧气

11. 营养性药物如葡萄糖、蛋白质类药物,以及制剂中含一些营养性辅料如淀粉、蔗糖等的药物,最易受以下哪一因素的影响而变质失效
    A. 微生物　　　B. 光线
    C. 时间　　　　D. 空气
    E. 湿度

12. 为防止温度对药物稳定性的影响应
    A. 降低温度　　B. 升高温度
    C. 选择适宜温度　D. 将温度降得越低越好
    E. 在室温下储存药物

13. 凡遇光易被氧化或分解的药物应
    A. 干燥处储存　　B. 阴凉处储存
    C. 凉暗处储存　　D. 密封储存
    E. 遮光储存

14. 冷处储存的温度是
    A. 2~8℃　　　　B. -5~5℃
    C. 2~10℃　　　D. 0~10℃
    E. 0~12℃

15. 凉暗处储存系指
    A. 避光并不超过20℃条件下储存
    B. 在不超过20℃的温度下储存
    C. 在2~10℃温度范围内储存
    D. 避光并不超过25℃条件下储存
    E. 在不超过25℃的温度下储存

16. 凡理化性质较稳定、不易受空气等外界因素影响的药品,可采用的储存方法是

A. 遮光储存　　　B. 密闭储存

C. 密封储存　　　D. 熔封储存

E. 严封储存

17. 甲醛溶液应

A. 冷处储存　　　B. 防冻储存

C. 密封储存　　　D. 熔封储存

E. 避免冻结或避免冰冻储存

18. 药物可以使用的时间是

A. 有效期内且外观未发生改变时

B. 外观未发生改变时

C. 注射剂未产生沉淀时

D. 片剂未发生变色时

E. 乳剂未发生分层现象时

（二）B 型题（配伍选择题）

（19~23 题共用备选答案）

A. 干燥处储存　　B. 阴凉处储存

C. 凉暗处储存　　D. 密封储存

E. 遮光储存

19. 凡易升华的药物、低熔点的药物、易挥发的药物及温度升高而易被氧化分解的药物应

20. 凡遇光易被氧化或分解的药物应

21. 凡吸潮及吸湿后易引起潮解、稀释、发霉、氧化或分解等的药物应

22. 凡易风化、潮解、挥发、串味的药物应

23. 既受温度升高影响又遇光加速氧化、分解的药物应

（24~28 题共用备选答案）

A. 避免冻结或避免冰冻储存

B. 防冻储存

C. 冷处储存

D. 遮光储存

E. 干燥处储存

24. 阿司匹林片应

25. 硝苯地平片应

26. 中性胰岛素注射液应

27. 人血白蛋白注射液应

28. 甲醛溶液应

（三）C 型题（比较选择题）

（29~33 题共用备选答案）

A. 湿度　　　　　B. 氧气

C. 两者均是　　　D. 两者均不是

29. 能影响维生素 C 片剂稳定性的是

30. 能影响肾上腺素注射液稳定性的是

31. 能影响阿司匹林片剂稳定性的是

32. 能影响甲醛溶液稳定性的是

33. 能影响磺胺甲基异噁唑（SMZ）片剂稳定性的是

（四）X 型题（多项选择题）

34. 具有还原性的药物有

A. 维生素 A　　　B. $KMnO_4$

C. SMZ　　　　　D. 肾上腺素

E. ASA

35. 药物的变质反应类型主要有

A. 氧化反应　　　B. 水解反应

C. 异构化反应　　D. 聚合反应

E. 脱羧反应

36. 具有水解性的结构有

A. 酰胺　　　　　B. 酯键

C. 酚羟基　　　　D. 酰脲

E. 芳伯胺基

37. 肾上腺素性质不稳定，易被氧化和发生消旋化反应，我们常采取的防止措施有

A. 控制 pH3.6~4.0，防氧化防消旋化

B. 加入抗氧剂（0.1%焦亚硫酸钠）

C. 加入金属离子配合物（EDTA-2Na）

D. 100℃流通蒸汽灭菌 15 分钟

E. 用二氧化碳或氮气饱和注射用水；安瓿内充二氧化碳或氮气

38. 利血平稳定性不好是因为

A. 在光照及氧气存在下极易被氧化

B. 因结构中有 2 个酯键，在酸或碱催化下水溶液可发生水解反应生成利血平酸

C. 与银盐反应

D. 与铜吡啶试液反应

E. 可发生差向异构化反应生成 3-异利血平（无效物质）

39. 具有还原性，易被氧化变质的结构有

A. 酚羟基　　　　B. 肼基

C. 烯键　　　　　D. 酰脲

E. 芳伯胺基

40. 除时间外，影响药物变质的外界因素还有

A. 光线　　　　　B. 空气

C. 温度　　　　　D. 湿度

E. 微生物

41. 肾上腺素的储存方法应包括

A. 干燥处储存　　B. 阴凉处储存

C. 遮光　　　　　D. 冷处储存

E. 减压严封

42. 以下属于药物常见的储存方法的是
    A. 干燥处储存　　B. 阴凉处储存
    C. 凉暗处储存　　D. 密封储存
    E. 遮光储存

43. 空气中对药物稳定性影响最大的是
    A. 灰尘　　　　B. 氧气
    C. 氮气　　　　D. 二氧化碳
    E. 氢气

44. 温度在以下哪些情况下可能影响药物的稳定性
    A. 低温时
    B. 高温时
    C. 常温时
    D. 不管在什么情况下都不影响
    E. 只有在常温时不影响

三、填空题

1. 药物变质的主要反应有_____、_____、_____、_____和_____,其中最常见的是_____和_____。

2. 影响药物变质的外界因素有_____、_____、温度、_____微生物和_____。

3. 大多数生物制品应采用_____储存。

4. 在_____温度范围内储存药物的方法被称为冷处储存。

5. 空气中的微生物(细菌、真菌等)很容易使一些营养性药物如_____、蛋白质类药物,以及制剂中含一些营养性辅料如_____、蔗糖等的药物发生霉变、腐败而变质。

6. 凉暗处储存系指_____且在不超过_____条件下储存药物的方法。

四、简答题

1. 影响药物氧化变质的外界因素有哪些?应如何防止?

2. 药物储存的原则是什么?

3. 药物的储存方法有哪些?说出遮光、密封、严封或熔封、阴凉处、凉暗处及冷处储存的含义。

4. 正确储存保管药物的重要意义是什么?

五、分析题

请结合药物性质分析维生素 A 为什么要装于铝制或其他适宜的容器内,充氮气,密封在凉暗处保存。

(钟辉云)

第 15 章　药物的化学结构与药效的关系

化学药物都具有特定的化学结构。结构相似的药物,药理作用一般相似,说明药物的化学结构与其生理活性之间存在必然的联系,这种联系称为构效关系,简称 SAR。药物构效关系是药物化学的中心内容,也是药物设计的基础。

第 1 节　药物的基本结构和结构改造

根据药物的化学结构对生物活性的影响程度或药物作用方式不同,将药物分为结构非特异性药物和结构特异性药物。前者的活性主要与药物的理化性质有关。后者的活性除与药物分子的理化性质相关外,还主要取决于药物的化学结构,药物结构稍加改变药效就会有变化,决定药物药效的主要因素不仅是药物在作用部位有一定的浓度,而且与受体能够结合。

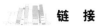 **链　接**

受　体

受体是一种生物大分子,存在于细胞膜上或细胞膜内,对特定的生物活性物质具有识别能力,并可选择性地与之结合成复合物,药物与受体结合后可产生特定的生理生化和药理效应。受体对药物的识别主要表现在两者结构互补和立体化学的选择性方面。因此与受体结合的药物均为结构特异性药物。

一、药物的基本结构对药效的影响

在药物构效关系研究中,将具有相同药理作用的药物的化学结构中相同或相似的部分,称为该类药物的基本结构。例如,磺胺类药物的基本结构为对氨基苯磺酰胺,巴比妥类药物的基本结构为丙二酰脲结构。许多药物具有基本结构,见表 15-1。

药物的基本结构决定结构特异性药物的生物活性,是结构特异性药物发生药效的必需结构部分。在拟肾上腺素药物的结构改造中,随着 N 取代基的增大,α 受体效应减弱,β 受体效应增强,异丙肾上腺素只显示 β 受体激动剂的作用。局部麻醉药普鲁卡因兼有抗心律失常作用,但作用时间短,对其基本结构的 X 部分以电子等排体亚氨基取代氧,合成了普鲁卡因胺,该药具有水解慢、作用持久的特点,临床上用于抗心律失常。

考点:药物基本结构、前药和生物电子等排原理的概念,前药和生物电子等排原理结构修饰的应用。

表 15-1　药物的基本结构

药物类别	基本结构
局部麻醉药	$Ar-\overset{\displaystyle O}{\overset{\|}{C}}-X-(CH_2)_n-N\big\langle$
磺胺类药物	$-HN-\langle\!\!\!\bigcirc\!\!\!\rangle-SO_2NH-$
巴比妥类药物	(巴比妥环结构)
拟肾上腺素药	$X-\langle\!\!\!\bigcirc\!\!\!\rangle-\underset{Y}{CH}-\underset{R_1}{CH}-NHR_2$
青霉素类药物	$RCONH-$ (β-内酰胺青霉素母核结构，含 R_1、H、S、CH_3、CH_3、COOH)

二、 药物的结构改造

药物基本结构可变部分的多少和可变性的大小各不相同,有其结构的专属性。在药物的结构改造和新药设计中,通常保留药物的基本结构,对其他结构部分进行修饰,或将基本结构中可变部分进行必要的改造。

1. 前药原理 保持药物的基本结构,仅在官能团上做一些修改,以改进药物的缺点,称之为化学结构修饰。结构修饰后的衍生物往往弱化原药的生物活性,而在体内经酶或非酶的作用又转变为原药而发挥作用。这种经过修饰后的衍生物称为前药。采用这种方法改进药物以获得更好药效的理论称为前药原理。应用前药原理对药物进行结构修饰可以达到以下几个目的。

(1) 增加药物的稳定性,延长作用时间:维生素 A 具有共轭多烯醇结构,极易受空气氧化而失效,将维生素 A 制成乙酸酯,稳定性增强。抗精神病药氟奋乃静肌内注射时效只有 1 天,制成庚酸酯和癸酸酯,分别可持续 2 周和 4 周。

(2) 增加水溶性:在药物的基本结构中引入极性基团,可增加药物的水溶性,如在维生素 K 中引入磺酸钠的结构成为维生素 K_3,解决了天然维生素 K 难溶于水的问题,可制备成注射液。

(3) 改善药物的生理作用:①消除药物的不良味道或气味,氯霉素有苦味,将其结构中的羟基酯化成氯霉素棕榈酸酯变成了无味氯霉素。②降低毒副作用,阿司匹林的羧基对胃肠道有刺激性,其结构中的羧基与对乙酰氨基酚的羟基成酯,形成贝诺酯,刺激性更小,发挥两药的作用,适用于儿童。③提高药物的组织选择性,己烯雌酚具有治疗前列腺癌的作用,但脂溶性太大,不易分布到前列腺组织,将其 2 个酚羟基制成双磷酸酯,并成钠盐,大大提高在前列腺中的浓度。④配伍增效,不耐酶的氨苄西林的羧基和 β-内酰胺酶抑制剂青霉烷砜的羧基通过亚甲基联结成双酯形成舒他西林,口服后在体内经酶作用分解析出氨苄西林与舒巴坦,具有抗菌和抑制 β-内酰胺酶的双重作用,起协同抗菌作用。

⑤改善吸收,将氨苄西林的羧基酯化成匹氨西林,增加了脂溶性,可口服吸收。

己烯雌酚双磷酸酯　　　　　　　　匹氨西林

2. 生物电子等排原理　在药物的结构改造和构效关系研究中,生物电子等排原理是应用较多的一种方法,即在药物基本结构的可变部分,以电子等排体相互置换,对药物进行结构改造,以降低药物的毒副作用的理论称为生物电子等排原理。电子等排体分为经典电子等排体和非经典电子等排体。

(1)经典电子等排体:指具有相同总数"外层电子"的原子或原子团,如普鲁卡因结构中的酯键—O—被—NH—所替代形成的普鲁卡因胺,巴比妥类药物中的羰基中的 O 被 S 所替代的硫喷妥钠。常见的经典电子等排体如下:

1)一价原子或基团:外层电子均为 7 个,—F,—Cl,—Br,—I,—CF$_3$等。

2)二价原子或基团:外层电子均为 6 个,—O—,—S—,—NH—,—CH$_2$—等。

3)三价原子或基团:外层电子均为 5 个,—N $=$,—CH $=$等。

4)四价原子或基团:外层电子均为 4 个,$=$ C $=$,$=$ N$^+$$=$,$=$ P$^+$$=$等。

(2)非经典电子等排体:指体积、电负性和立体化学等相近似的原子或原子团,如西咪替丁有使乳房增大和精神错乱的副作用,后经研究将立体结构相近的呋喃环代替咪唑环,开发了雷尼替丁,无西咪替丁的抗雄激素和引起精神错乱的副作用,抑制胃酸分泌的作用更强。

课堂互动

根据学过的知识,写出 3 类药物的基本结构、3 个前药、3 个利用生物电子等排原理开发出来的药物。

第2节　药物的理化性质与药效的关系

结构特异性药物和非特异性结构药物都受药物的理化性质的影响,但理化性质主要对非特异性结构药物的活性产生影响,主要影响药物的转运和代谢。对药效影响较大的理化性质主要是溶解度、脂水分配系数和解离度等。

一、溶解度和脂水分配系数对药效的影响

药物溶解度的大小可以用药物的脂水分配系数 P 表示:

$$P=C_0/C_W$$

C_0指药物在脂溶性溶剂中浓度,C_W指药物在水溶性溶剂中的浓度。常用 lg$P$ 表示,药物在转运至血液时,需要一定的亲水性,而透过脂质生物膜时,需要有一定的脂溶性,因此,lg$P$ 应在一定范围才能显示较好的药效。

作用于中枢神经系统的药物,需要通过血-脑屏障,因此需要较大的脂水分配系数。全身麻醉药和镇静催眠药是比较典型的非特异性结构药物,其活性主要与 lg$P$ 有关,lg$P$

考点:溶解度、分配系数和解离度对局部麻醉药、中枢神经系统和酸性药物的药效影响。

越大,药理活性越强。对局部麻醉药而言,只作用局部,分子中既要有亲脂性基团,又要有亲水性基团,保持合适 lg$P$,才能产生较好的局部麻醉作用。

 课堂互动

局部麻醉药在结构上应具有何要求,才能产生较好的药效?

二、 解离度对药效的影响

案例 15-1

某医生给患者开了口服阿司匹林片(pK_a=3.5),给患者交待,阿司匹林主要在胃内吸收,注意服用时保护胃黏膜。

问题:

1. 阿司匹林在胃的酸性环境下,能发生离解吗? 大多以分子型还是离子型存在?
2. 你认为医生说阿司匹林主要在胃内吸收有道理吗?

由于多数药物为弱酸、弱碱或其盐类,在体液中部分电离,离子型和分子型共存,药物常以分子型通过生物膜而吸收,在膜内的水介质中解离成离子型而产生药效。离子型的药物不易通过生物膜,一方面由于水是极性分子,与离子间静电引力形成水合离子,使体积增大,更易溶于水,难于透过脂质的生物膜,另一方面生物膜由带电荷的大分子层所组成,能排斥或吸附离子,阻碍离子的运行。

药物在体内的解离度取决于药物的 pK_a 和周围介质 pH 的大小。一般情况下,酸性药物随介质 pH 增大,解离度增大,分子型药物减少,体内吸收率较低。无取代巴比妥酸在生理 pH7.4 时,约99%以上解离成离子型,而5位2个 H 被烃基取代后,在生理 pH 下部分解离,如苯巴比妥约50%以分子型存在,可进入中枢神经系统而起作用。碱性药物随介质 pH 增大,解离度减小,体内分子型药物增加,体内吸收率较高。弱碱性的药物麻黄碱在胃液中几乎全部解离,呈离子型,在胃内难以吸收,而在 pH 较高的肠内则易吸收。

 课堂互动

为什么无取代的巴比妥酸无镇静催眠作用,而5位有2个烃基取代时有镇静催眠作用?

第 3 节　药物的化学结构与药效的关系

考点:影响药效的药学结构因素。

结构特异性药物一般与受体结合,形成复合物才能产生特定的药理作用,药物化学结构不同与受体结合力的大小也有差别。基本结构是药物发生药效的决定因素,如磺胺类药物没有对氨基苯磺酰胺的结构则无抗菌活性。影响药效除了基本结构,还有赖于药物分子整体性。结构的影响因素主要是整体分子的电子云密度分布、官能团、键合特性、分子大小及立体因素等。

一、 电子云密度分布对药效的影响

受体一般为电子云密度分布不均匀的大分子物质,与药物之间通过范德华力、氢键和静电引力等相互结合而产生作用。多数药物分子中,常有 1 个原子和多个电负性原子和吸电子基团相连,使其电子云密度降低,带有较强部分正电荷,在分子中形成 1 个正电中心,如苯巴比妥、美沙酮、普鲁卡因等,此中心与受体的负电区域相互吸引,形成较稳定的复合物而产生药理效应。

| 苯巴比妥 | 美沙酮 | 普鲁卡因 |

二、 官能团对药效的影响

药物的药效主要依赖于分子整体,官能团的转换可使分子整体结构发生变化,影响药物与受体的结合而改变药效。常见的官能团对药效影响见表 15-2。

链 接

氯丙嗪的发现

20 世纪 50 年代初,临床医生使用抗组胺药异丙嗪时,观察到异丙嗪有较强的抑制中枢神经的作用。随后把异丙嗪衍生物作为抗精神病药物进行研究,将异丙嗪 2 位—H 以—Cl 取代,10 位以—$CH_2CH_2CH_2N(CH_3)_2$ 结构替代—$CH_2CH(CH_3)N(CH_3)_2$ 开发得到典型的抗精神病药氯丙嗪。

表 15-2 常见官能团对药效的影响

官能团	对药效的影响
烃基(—R)	改变解离度,增加疏水性,增加空间位阻,增加稳定性
卤素(—X)	影响分子内的电荷分布和脂溶性及药物作用时间
羟基和巯基(—OH、—SH)	增加水溶性和与受体的结合力,改变生物活性和毒性
醚和硫醚(—O—、—S—)	氧原子具有亲水性,碳原子具有亲脂性,有利于药物通过生物膜;硫醚可被氧化成砜或亚砜,水溶性增加,与受体结合力增强
磺酸、羧酸、酯(—SO_3H、—COOH、—COO—)	磺酸基使药物的水溶性和解离度增加,生物活性和毒性降低;解离度小的羧酸与受体碱性基团结合,增加生物活性;酯可增大脂溶性,易与受体的正电部分结合,生物活性较强
酰胺(—CONH—)	与生物大分子形成氢键,易与受体结合,常显示结构特异性
胺类[(Ar)R—NH_2]	其碱性易与受体的酸性基团发生作用,未成键电子对可形成氢键,可与多种受体结合,表现出多样的生物活性

三、 键合特性对药效的影响

结构特异性药物与机体的作用可以认为是药物与受体分子之间的物理相互作用(缔合)和化学反应(成键)所引起,一般要通过范德华力、氢键、疏水结合、电荷转移复合物、静电作用和共价键等形式相互结合,其结合有可逆和不可逆两种方式。因此键合特性对药效产生一定影响。

（一）氢键

氢键是药物与受体最普遍的结合方式。药物分子中的 O、S、N 等原子中的孤对电子，可以与受体上的 H 质子形成氢键，氢键的键能虽然只有共价键的 1/10，但氢键的存在数量往往较多，对药物活性的影响也较大。D-(-)-肾上腺素的羟基能与受体通过氢键结合产生作用，而 L-(+)-肾上腺素则不能形成氢键，其血管收缩作用仅为前者的 1/15。

（二）电荷转移复合物的形成

电荷转移复合物（CTC）是电子相对丰富的分子与电子相对缺乏的分子之间通过电荷转移发生键合形成的复合物。电子相对丰富的分子为电子供体，电子相对缺乏的分子为电子受体。电荷转移复合物的形成可增加药物的稳定性和溶解度，药剂学中常用的助溶剂实际上是一些电子供体，如苯甲酸钠、水杨酸钠、乙二胺等。例如，咖啡因与苯甲酸钠形成 CTC 可制成安钠咖注射液，茶碱与乙二胺形成 CTC 可得到较稳定的氨茶碱注射液。

（三）金属螯合作用

金属离子与含有两个以上配位原子的配位体通过配位键形成的一种环状配合物，称为螯合物。这种配位体称为螯合剂，常见的螯合剂是乙二胺四乙酸二钠（EDTA-2Na）。在生物体内存在较多的起重要作用的螯合物，如含铁的血红蛋白，含钴的维生素 B_{12} 等。金属离子的这种螯合作用主要应用于金属离子中毒的解救、灭菌消毒和制剂的稳定等。

课堂互动

金属汞中毒常用的解毒剂有哪些？

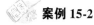

链　接

四环素牙的形成

当人的牙冠正在发育、钙化阶段时服用四环素类抗生素，其能与钙离子生成黄褐色的四环素类钙螯合物，沉积在牙冠上，使牙齿发育不全并出现黄染现象，被称为"四环素牙"。因此妊娠期和授乳期的妇女及未换牙前的儿童，禁用四环素类抗生素。

四、立体结构对药效的影响

对于结构特异性药物而言，药物所作用的受体是生物大分子，有一定的立体三维结构。药物与受体相互作用时，药物分子中各基团或原子的空间排列与受体的空间结构是否相互适应，对药物的作用影响较大。药物分子的立体结构对药效的影响主要表现在光学异构、几何异构和构象异构方面。

（一）光学异构

案例 15-2

2001 年湖南株洲的患者因服用了广西某药厂生产的"梅花 K"黄柏胶囊，先后有 71 人中毒住院治疗，其中 6 人昏迷，经抢救 69 人的病情基本好转，最终 1 人成为"植物人"。后经药品监管部门检查证实该胶囊中掺有过期的四环素，含有四环素的异构体差向四环素。

问题：

1. 过期四环素中为什么含有差向四环素？差向四环素是四环素的何种异构体？
2. 从以上案例可以看出四环素与差向四环素在作用上有何区别？

药物分子结构中有 1 个手性碳原子时，得到一对映异构体，两者在理化性质方面基本相似，但在生理活性上常存在很大的差异。例如，氯苯那敏的右旋体，其抗组胺作用比左旋体强 100 倍；氧氟沙星的 S-(−)-异构体抗菌有效而 R-(+)-异构体无效。有 2 个手性碳原子的药物有 4 个光学异构体，结构特异性更高，如维生素 C 的 4 个旋光异构体中只有 L-(+)-维生素 C 活性最强。

（二）几何异构

分子中存在刚性或半刚性结构部分，如有双键可使分子内的自由旋转受到部分限制而产生顺反异构体。如果几何异构体中的官能团或与受体互补的主要基团的排列相差较大，则其理化性质和生物活性都有较大差别。合成的反式己烯雌酚的雌激素活性为其顺式异构体的 14 倍，前者两个羟基的距离恰好与天然雌激素雌二醇的距离相同。

（三）构象异构

分子内各原子和基团的空间排列因单键旋转而发生动态立体异构现象，为构象异构。自由能低的构象由于稳定，称为优势构象。药物与受体相互作用时，能为受体识别并与受体结构互补结合的药物构象称为药效构象。和受体结合的药物构象，有时为能量最低的优势构象，有时需由优势构象转变为药效构象再与受体结合。

小结

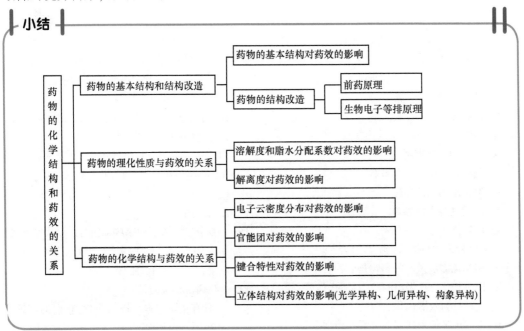

目标检测

一、名词解释

1. 药物的构效关系

2. 药物的基本结构

3. 前药原理

4. 生物电子等排体

5. 电荷转移复合物

二、选择题

(一) A 型题 (单项选择题)

1. 关于药物解离度与生物活性之间的关系,说法正确的是

  A. 增加解离度,有利于吸收

  B. 增加解离度,离子浓度下降,活性增强

  C. 增加解离度,离子浓度上升,活性增强

  D. 合适的解离度,有最大活性

  E. 药物解离度与生物活性无关

2. 阿司匹林为酸性药物,其吸收部位是

  A. 易在小肠吸收   B. 易在胃中吸收

  C. 胃、肠中都易吸收 D. 胃、肠中都不易吸收

  E. 易在大肠中吸收

3. 决定药物药效的主要因素是

  A. 药物是否稳定

  B. 药物必须以一定的浓度到达作用部位,并与受体互补结合

  C. 药物必须具备较大的脂溶性

  D. 药物必须完全水溶

  E. 药物必须进入呼吸系统

4. lg$P$ 用来表示下列哪个结构参数

  A. 化合物的解离度

  B. 化合物的脂水分配系数

  C. 取代基的电性参数

  D. 取代基的立体参数

  E. 酸碱性大小

5. 下列哪种说法与前药的概念符合

  A. 用酯化方法做出的药物是前物

  B. 用酰胺化方法做出的药物是前药

  C. 前药是药效潜伏化的药物

  D. 在体内经简单代谢而失活的药物是前药

  E. 前药是将药物基本结构进行改造得到

(二) B 型题 (配伍选择题)

(6~8 题共用备选答案)

  A. 基本结构   B. CTC

  C. 前药   D. 生物电子等排体

  E. 同系物

6. 咖啡因中加入苯甲酸钠助溶形成的安钠咖

7. 在构效关系中,具有相同药理作用药物的化学结构中相同或相似的部分

8. 氯霉素棕榈酸酯是氯霉素

(三) C 型题 (比较选择题)

(9~12 题共用备选答案)

  A. 结构特异性药物   B. 非特异性结构药物

  C. 两者均有   D. 两者均无

9. 与特定结构受体结合产生活性

10. 药效受药物的理化性质影响

11. 全身麻醉药属于

12. 镇痛药属于

(四) X 型题 (多项选择题)

13. 进行药物化学结构修饰的主要目的是

  A. 提高药物的稳定性

  B. 降低药物的毒副作用

  C. 降低药物的成本

  D. 改善药物的吸收

  E. 增强药物的作用

14. 下列哪些说法正确

  A. 弱碱性药物在肠道容易吸收

  B. 药物离子型状态容易透过生物膜

  C. 弱酸性药物在胃中容易吸收

  D. 药物分子脂溶性强易透过血-脑屏障

  E. 药物分子型易溶于细胞液中

15. 对药效产生影响的药物分子立体结构因素

  A. 光学异构   B. 几何异构

  C. 构象异构   D. 共价键能大小

  E. 氢键形成

16. 药物分子引入下列哪些基团可以增大脂溶性

  A. 烃基   B. 卤素   C. 羟基

  D. 酯   E. 羧酸

17. 下列说法正确的是

  A. 具有相同基本结构的药物,它们的药理作用不一定相同

  B. 镇静催眠药的 lg$P$ 越大,活性越强

  C. 适当增加中枢神经系统药物的脂水分配系数,活性会有所提高

  D. 最合适的脂水分配系数,可使药物有最大

活性

E. 脂溶性越大,活性越强

三、填空题

1. 根据药物结构及与药物在体内的作用方式不同,将药物分为_____药物和_____药物。

2. 影响药物药效的主要结构因素除了药物基本结构,还有影响药物分子整体的结构因素主要是_____、_____、_____、_____。

四、简答题

1. 根据前药原理对药物进行结构修饰,药物性质和药效会发生哪些变化?

2. 简述药物结构中常见官能团对药效的影响。

3. 举例说明常见的经典生物电子等排体有哪些。

五、分析题

根据已学过的全麻药和磺胺类药物知识,分析判断哪一个属于结构特异性药物,哪一个属于结构非特异性药物。

（姜春梅）

实 验 指 导

实验 1　药物化学实验的基本知识和基本操作技能

> **实验目标**
> 　1. 掌握药物化学实验的基本操作技能。
> 　2. 理解药物化学实验相关的实验室基本知识。
> 　3. 了解药物化学合成实验的常用装置。

 课堂互动

通过以前的无机化学、有机化学实验经历,你认为化学实验存在哪些潜在的危险?

【实验原理分析】　药物化学实验所用的原料、试剂种类繁多,而且经常要使用易燃、易爆、有毒和强腐蚀性的化学药品,若使用不当,就有可能引发火灾、爆炸、中毒、烧伤等事故。实验中要经常使用玻璃仪器和加热设备如电炉、酒精灯等,如使用不当也会发生事故。但只要掌握药物化学实验的基本常识和正确的基本操作,就能有效防止事故发生。

大多数药物化学实验,需要进行药品的取用和称量,一般应根据药品和试剂的性状及使用目的选用合适的称取方法。大多数固体药物称取,用一般的托盘天平称重即可。大多数液体药物取用时用量筒量取。

药物化学合成反应经常在溶液中进行,溶剂经加热气化,冷凝后又变成液体,反复气化-冷凝-气化-冷凝,这一过程称加热回流。回流操作可以减少溶剂因加热气化而损失。在合成反应中往往需要除去有机溶剂,蒸馏是常用方法之一。搅拌主要用于非均相反应体系或反应物之一需要逐滴加入,尽可能使反应迅速混合,避免因局部过热过浓而导致其他副反应发生或有机物的分解,同时还可缩短反应时间,提高产品收率。

【实验准备】

1. 实验药品试剂　淀粉、纯化水、甘油。

2. 实验仪器设备　温度计、普通托盘天平(精度 0.1g,实验图 1-1)、量筒、磨口玻璃器皿、普通电动搅拌器(实验图 1-2)。

【实验方案实施】

1. 药物化学实验的基本规则

(1) 实验前做好一切准备工作,预习实验内容,明确实验要求、实验原理、实验操作步骤与技术。

(2) 熟悉实验室安全用具,如灭火器、沙桶及急救箱的放置地点和使用方法。

(3) 实验开始前应检查仪器是否完整无损,装置是否妥当。

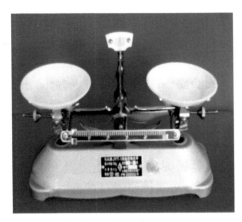

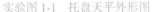

实验图 1-1　托盘天平外形图

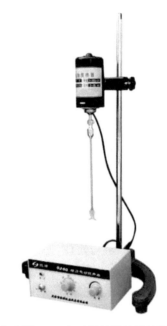

实验图 1-2　电动机械搅拌器外形图

（4）实验时保持安静,按事先设计好的实验方案和方法进行实验。如有新的见解和方法,应先征得老师许可后再实施。实验过程中认真观察反应进行的情况和装置的状态,并记录反应现象、反应结果及有关数据,不得擅自离开。

（5）实验中所用的药品和试剂,必须严格按规定量取用,不得随意散落、遗失;取出的药品、试剂不可再倒回原瓶中;取用完毕,应立即盖上瓶塞,放回原处。

（6）实验过程中应始终保持实验室的整洁,做到实验台面、地面、水槽、仪器清洁,不得随意乱丢固体废弃物品如纸屑、玻璃屑、沸石等。废酸和废碱及废弃的有机溶剂应倒入废液缸,不得随意倒入水槽。反应中产生的有害气体要按规定处理。

（7）实验完毕,及时清洗仪器,关闭水、电、火源等。

2. 药物化学实验过程中的安全及事故预防

（1）火灾的预防与处理:使用易挥发、易燃、易爆试剂的实验,应在远离火源处进行。不用开口容器盛放易燃溶剂,回流或蒸馏深剂时,应加沸石防止暴沸,同时冷凝水保持通畅。使用有机溶剂的反应,尽量避免使用明火加热,而应根据不同的反应温度,适当选用水浴、油浴或其他热源加热。

一旦发生火灾,应沉着、冷静迅速采取应急措施,如切断电源、熄灭火源,迅速移开附近的易燃物。若瓶内溶剂着火,可用石棉网或湿布盖灭;桌面、地面小火可用黄沙或湿布盖灭;有机溶剂着火不能用水浇灭,火势较大时,应选用合适的灭火器,从火的四周开始向中心扑灭,并把灭火器对准火焰底部进行灭火。若衣服着火,切勿乱跑,小火可以将衣服小心脱下把火熄灭,或用石棉网覆盖着火处。较严重时,应躺在地上打滚或用防火毯紧紧裹住使火熄灭。被火烧伤,轻者在伤处涂以烫伤膏,重者立即送往医院治疗。

（2）爆炸预防与处理:常压操作切勿在密闭体系中加热,反应过程中要经常注意反应装置的各部分有无堵塞现象。减压蒸馏时,应使用耐压容器如圆底烧瓶或抽滤瓶作接收器,不可使用锥形瓶;减压蒸馏结束后,不能放气太快,以防冲破压力计。不得随意将氧化剂加到与实验内容无关的药品或试剂中,避免意外事故发生。有机药品和氧化剂应分开存放。对易爆炸的固体切不可重压或敲击,其残渣不准随意丢弃。

(3)中毒事故预防与处理:药物化学实验中用到某些具有毒性的物质时,要有专人负责收发,妥善保管,实验后的有毒残渣必须及时按要求处理,不应乱放。使用时必须戴橡皮手套,操作后应立即洗手,切勿让有毒物沾染五官或伤口。对于有挥发性的有毒药品,使用时一定要在通风橱内进行,用完后应立即盖上瓶盖;不能用手直接拿取药品,要用药勺或指定的容器取用。实验时如有头昏、恶心等中毒症状,应立即到空气新鲜的地方休息,重者要到医院治疗。

(4)割伤预防与处理:药物化学实验时经常使用玻璃仪器,要小心操作以防发生割伤事故。例如,将玻璃管插入塞子中时,应该用布裹住,并慢慢旋转进入,防止折断而割伤。如不慎割伤,首先将伤口处玻璃屑取出,用水洗净伤口,涂以碘酒或贴上创可贴,大伤口则先按住出血部位,并立即送往医院。

(5)电伤预防与处理:使用搅拌器等电器、电炉等电器,先插上插头,接通电源,再开启仪器开关;实验完毕先切断电源,然后再将仪器插头拔下。不能用湿手或手握湿物接触电插头,万一触电,应立即切断电源,或用不导电的物体使触电者与电源隔离,然后对触电者进行人工呼吸并立即送往医院。

(6)试剂灼伤预防与处理:药物化学实验常用的强酸、强碱、强氧化剂等会灼伤皮肤。使用时避免接触皮肤,尤其防止溅入眼睛。对于酸灼伤,应立即用大量清水冲洗,然后用3%~5%的碳酸氢钠溶液冲洗;对于碱灼伤,同样先用大量水冲洗,再用硼酸溶液或1%乙酸溶液洗涤。

3. 药品的取用与称量

(1)称取一定量的淀粉

1)检查天平。将托盘天平放置于水平桌面上,检查是否放平,天平的部件是否完好,砝码和镊子是否齐全。

2)称量前调零。将游码拨到标尺的“0”处,检查天平的指针是否停在标尺的中间位置。若不在中间,可调节托盘下侧的调节螺丝,使指针指到零点,或以零点为标准左右摆动格数相同。

3)进行称量。称量时,将淀粉置专用称量纸上,放在托盘天平的左盘,右盘按由小到大的原则用镊子添加砝码和移动游码。当指针停在标尽中间位置,托盘天平已达平衡,记录所加砝码和游码的质量,减去称量纸的质量,称出淀粉。

4)结束称量。将砝码放回砝码盒中,游码移至刻度“0”处,将天平两个托盘重叠后,放置天平的一侧,以免天平摆动磨损刀口。

链 接

其他称量方法

药物需要半微量合成时,应选用精度为 0.01g 扭力天平。大多数固体药物称重时可用小烧杯、称量瓶或专用称量纸盛放药品。滤纸或其他有吸附性的纸不能用于精确称量。易吸潮的药品可选用干燥的称量瓶,快速称取。一般液体药物称重时需将其置于密闭容器中用上述方法称重。

(2)量取一定量的纯化水、甘油:用 10ml、50ml 量筒分别量取 2ml、15ml 的纯化水、甘油。量取时,量筒放置平稳,向量筒内注入液体时,应将瓶口紧靠量器边缘,沿其内壁缓缓倾入。如注入多余部分,不得倒回原瓶。当液体加至接近刻线时,改用胶头滴管滴加,当凹面最低处与所需刻度相切时,即停止滴加。量取甘油时,不论注入或倾出,均应以充分时间按刻度流尽,以保证量取的准确度。

4. 药物化学常用实验装置

课堂互动

根据已学过的有机化学知识与技能,分析下列示意实验图 1-3、实验图 1-4 分别是哪一种操作的装置示意图。

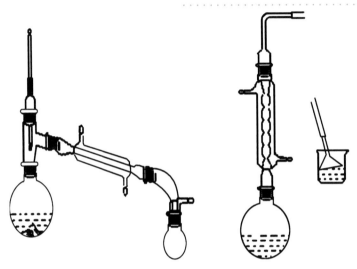

实验图 1-3　操作装置示意图(1)　　实验图 1-4　操作装置示意图(2)

回流、蒸馏和搅拌是药物化学合成实验常用的装置。往往一个药物的合成反应需要同时进行搅拌、回流和加料的装置(实验图 1-5)。旋转薄膜蒸发仪(实验图 1-6)是实验室浓缩溶液、回收溶剂常用的快速蒸馏仪器。工作时,蒸馏烧瓶不停地旋转,故蒸发不会暴沸,而且液体蒸发的表面积大,蒸发速度快,比一般蒸馏装置效率高。

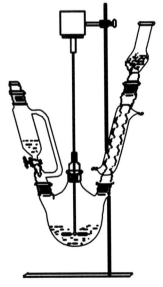
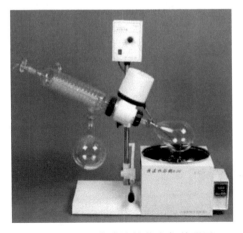

实验图 1-5　搅拌、回流、加料装置示意图　　实验图 1-6　薄膜旋转蒸发仪外形图

【实验记录】

实验过程中及时做好实验记录,记录简要清晰,不能随便涂改。如果需要更正,可以在错处从字上下中间处画线勾掉,旁边写上更正的内容。

记录的内容包括实验时间、温度、药品试剂用量、实验现象、物质状态、物理常数、产率和实验过程中的要点。对于与实验预期不一致的结果,应如实记录在记录本上。可采用下列表格记录。

实验项目	操作步骤	现象	原理分析

【实验后思考】

1. 药物化学实验过程中如何防范安全事故的发生?
2. 实验过程中如何才能得到真实的实验结果?

【实验报告】

报告一般包括实验目标、实验原理分析、实验准备、实验装置或实验步骤(含实验记录)、实验后思考等内容。

实验报告格式如下:

实验× ×××××

学生姓名:　　　　班级:　　　　指导教师:　　　　实验成绩:

实验日期:　　　　气温:　　　　相对湿度:

实验目标

实验原理

实验准备

1. 主要药品试剂　药品试剂名称、规格和用量。

2. 主要仪器设备　仪器设备名称、规格型号和数量。

3. 注意事项

实验装置(或实验步骤)

实验记录(含现象、数据及计算)

结果分析、实验体会及思考题

实验2 盐酸普鲁卡因和盐酸利多卡因的性质实验

【实验原理分析】

1. 盐酸普鲁卡因 分子结构中具有芳伯氨基和酯键,芳伯氨基在酸性条件下与亚硝酸钠发生重氮化-偶合反应,生成猩红色沉淀;酯键水解,生成对氨基苯甲酸和二乙氨基乙醇,加热后二乙氨基乙醇挥发,使红色石蕊试纸变成蓝色;结构中具叔胺基团,与生物碱沉淀剂如苦味酸反应生成黄色沉淀。

2. 盐酸利多卡因 分子结构中含有酰胺基,碱性条件下与硫酸铜生成蓝紫色的配位化合物;分子中的叔胺结构与生物碱沉淀剂如苦味酸反应生成黄色结晶性沉淀。

【实验准备】

1. 主要药品试剂 盐酸普鲁卡因、盐酸利多卡因、稀盐酸、0.1mol/L 亚硝酸钠溶液、碱性 β-萘酚、红色石蕊试纸、10%氢氧化钠溶液、苦味酸试液、硫酸铜试液、碳酸钠试液、氯仿、纯化水。

2. 主要仪器设备 试管、量筒、酒精灯。

3. 注意事项

(1)若盐酸普鲁卡因和盐酸利多卡因供试品为注射液,可直接取注射液进行试验。但若做盐酸普鲁卡因的方案 2 实验,须将注射液浓缩后再进行试验。

(2)本实验中的加热操作为水浴中进行,不能直火加热,否则药物会因温度过高,发生氧化变色,影响实验结果的观察。

【实验方案实施】

1. 盐酸普鲁卡因

(1)取盐酸普鲁卡因约 50mg 于试管中,加稀盐酸 1ml,振摇,滴加 0.1mol/L 亚硝酸钠溶液试液 4~5 滴,充分振摇后,滴加碱性 β-萘酚数滴,产生猩红色沉淀。

(2)取盐酸普鲁卡因约 0.1g 于试管中,加纯化水 2ml,溶解,加 10%氢氧化钠试液 1ml,产生白色沉淀。加热,变为油状物,继续加热,于试管口覆盖湿润的红色石蕊试纸,试纸变蓝,同时油状物消失。放冷后滴加稀盐酸,又析出白色沉淀。

(3)取盐酸普鲁卡因约 0.1g 于试管中,加纯化水 2ml 振摇使溶解,滴加苦味酸试液数滴,产生黄色结晶性沉淀。

2. 盐酸利多卡因

(1)取盐酸利多卡因约 30mg 于小试管中,加纯化水 2ml 振摇使溶解,加碳酸钠试液 1ml 和硫酸铜试液 0.2ml,显蓝紫色。加氯仿 2ml,振摇后静置,氯仿层显黄色。

(2)取盐酸利多卡因约 30mg 于小试管中,加纯化水 2ml 振摇使溶解,滴加苦味酸试液 2ml,生成黄色结晶性沉淀。

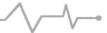

【实验记录】

实验项目	操作步骤	现象	原理分析

【实验后思考】

1. 通过实验,你发现影响盐酸普鲁卡因和盐酸利多卡因性质实验结果的主要因素有哪些?

2. 盐酸普鲁卡因注射剂与片剂,鉴别方法与结果是否一致?

实验 3　苯妥英钠的合成与性质实验

实验目标

　　1. 掌握苯妥英钠的主要理化性质,能够正确使用该药物。

　　2. 熟悉药物合成的基本操作方法,能够完成药物合成、有害气体排出、产品精制的一系列环节。

【实验原理分析】

1. 合成　苯妥英钠的合成大多以安息香为原料,经硝酸氧化生成二苯乙二酮,在碱性醇溶液中与脲缩合后制得。

$$\underset{\text{OH}}{\underset{\text{O}}{C_6H_5-CO-CH-C_6H_5}} \xrightarrow{\text{HNO}_3} C_6H_5-CO-CO-C_6H_5 \xrightarrow[\text{NaOH}]{\text{H}_2\text{NCONH}_2} \text{苯妥英}$$

2. 苯妥英钠　具有乙内酰脲结构,能与二氯化汞反应,生成白色汞盐沉淀,此沉淀不溶于氨试液。在吡啶试液中能与铜-吡啶试液作用生成紫堇色沉淀。

【实验准备】

1. 主要药品试剂　安息香、硝酸、尿素、15% HCl 溶液、20% NaOH 溶液、乙醇、氯化钠、吡啶试液、硫酸钠试液、二氯化汞试液、氨试液。

2. 主要仪器设备　机械搅拌器、水浴锅、温度计、球形冷凝管、三颈烧瓶、抽滤瓶、布氏漏斗、试管。

3. 注意事项

(1) 硝酸为强氧化剂,使用时避免与皮肤、衣服等接触,以防灼伤皮肤,损坏衣物。

(2) 反应过程中,硝酸被还原产生大量的二氧化氮气体,具有一定的刺激性,需控制反应温度,防止反应激烈而导致气体溢出,并应用吸收装置吸收气体。

(3) 由于苯妥英钠易溶于水,加入水量稍多会使收率受到明显影响,要严格按比例加水,抽滤洗涤时要少用溶剂,洗涤后尽量抽干。

【实验方案实施】

一、 苯妥英钠的合成

1. 二苯乙二酮的制备 将安息香 6g 和 65%～68% 硝酸 15ml 置于三颈烧瓶中,加少量沸石,安装机械搅拌器、温度计、球形冷凝管和气体吸收装置(在冷凝管顶端装一导管,将反应产生的气体通入水中),在 110～120℃ 沸水浴中加热搅拌反应液 2 小时(直至二氧化氮逸去)。反应完毕,在搅拌下趁热将反应液倒入 120ml 水和 120g 冰的混合物中,充分搅拌使油状物变成黄色固体全部析出。抽滤,水洗至中性,干燥得粗品。测熔点 94～96℃。

2. 苯妥英的制备 将二苯乙二酮 4g、尿素 1.4g、20% NaOH 溶液 12～15ml、50% 乙醇 20ml 置入三颈烧瓶,安装机械搅拌器、温度计、球形冷凝管,搅拌,加热回流,反应 2 小时。反应完毕,冷至室温,反应液倒入 120ml 水中,搅拌后放置 15 分钟,抽滤,滤液用 15% HCl 溶液调至 pH4.0～5.0,放置,析出结晶。抽滤,结晶用少量水洗,得苯妥英粗品。

3. 苯妥英钠的制备与精制 将苯妥英粗品投入烧杯中,按粗品与水 1:4 的比例加入水,水浴加热至 40℃,加入 20% NaOH 至全溶,加活性炭少许于搅拌下加热 5 分钟,趁热过滤,滤液加氯化钠至饱和,放冷析出结晶。抽滤,沉淀用少量冷乙醇-乙醚(1:1)混合液洗涤,抽干,得苯妥英钠,干燥,称重,测熔点 296～299℃。

4. 计算产率 产率是用实际产量和理论产量比值的百分数来表示的:

$$产率 = \frac{实际产量}{理论产量} \times 100\%$$

实际产量为制得的苯妥英钠产品称取重量,理论产量是根据合成的化学反应式各反应物与生成物之间的量的关系而计算出来的。

二、 苯妥英钠的性质实验

1. 紫色沉淀反应 取本品约 50mg,加吡啶溶液(1→10)5ml,微热溶解,冷后,加铜-吡啶试液 1ml,即生成紫色沉淀。

2. 白色沉淀反应 取本品约 1.0g,加水 2ml 溶解后,加二氯化汞试液数滴,即生成白色沉淀;在氨试液中不溶。

【实验记录】

实验项目	操作步骤	现象	原理分析

【实验后思考】
二苯乙二酮的制备中为何要安装气体吸收装置?

实验 4 外周神经系统药物的性质实验

实验目标

1. 掌握利用药物理化性质鉴别硫酸阿托品、溴新斯的明、肾上腺素、重酒石酸去甲肾上腺素、盐酸异丙肾上腺素的操作方法。

2. 理解常用拟胆碱药、抗胆碱药、拟肾上腺素药的主要化学性质、实验原理和方法。

【实验原理分析】

1. 溴新斯的明

（1）偶合反应:本品加氢氧化钠溶液加热,酯键即被水解产生间二甲氨基酚钠,与重氮苯磺酸试剂发生偶合反应,生成红色的偶氮化合物。

（2）溴化物的反应

1）本品与硝酸银反应生成淡黄色凝乳状溴化银沉淀,该沉淀能在氨试液中微溶,但在硝酸中几乎不溶。

$$Ag^+ + Br^- \rightarrow AgBr\downarrow$$

2）本品能被氯试液氧化生成溴,溴溶于氯仿,使氯仿层呈黄色至红棕色。

$$2Br^- + Cl_2 \rightarrow Br_2 + 2Cl^-$$

2. 硫酸阿托品

（1）维他立（Vitali）反应:本品经水解生成莨菪酸,当与发烟硝酸共热后,发生硝化反应生成黄色三硝基衍生物,再加入醇制氢氧化钾试液,则生成深紫色的醌式化合物。

（2）硫酸盐的反应

1）本品溶液加入氯化钡试液,生成硫酸钡白色沉淀,分离沉淀,沉淀在盐酸或硝酸中均不溶解。

$$Ba^{2+} + SO_4^{2-} \rightarrow BaSO_4\downarrow$$

2）本品溶液加入乙酸铅试液,生成硫酸铅白色沉淀,分离沉淀,沉淀在氢氧化钠试液或乙酸铵试液中均能溶解。

$$Pb^{2+} + SO_4^{2-} \rightarrow PbSO_4\downarrow$$

3. 肾上腺素 含有两个酚羟基,可被过氧化氢试液氧化变色,与三氯化铁试液显色。其稀盐酸溶液加过氧化氢试液后煮沸,显血红色;与三氯化铁试液显翠绿色,再加氨试液即变紫色,最后变为紫红色。

4. 重酒石酸去甲肾上腺素 分子结构中含有酒石酸,可与10%氯化钾溶液反应生成酒石酸氢钾结晶性沉淀;遇三氯化铁试液,即显翠绿色,再加碳酸氢钠试液,显蓝色,最后变成红色;在酒石酸氢钾饱和溶液中,几乎不被碘氧化,遇碘液后（用硫代硫酸钠除去过量的碘）,溶液为无色或显微红色或淡紫色。

5. 盐酸异丙肾上腺素 分子结构中含有酚羟基,水溶液加三氯化铁试液,生成深绿色络合物,滴加5%碳酸氢钠溶液即变蓝色,后变红色。

【实验准备】

1. 主要药品试剂 溴新斯的明、硫酸阿托品、20%氢氧化钠溶液、重氮苯磺酸试液、硝酸银试液、氨试液、稀硝酸、氯试液、氯仿、发烟硝酸、乙醇、固体氢氧化钾、氯化钡试液、稀盐酸、乙酸铅试液、乙酸铵试液、肾上腺素、重酒石酸去甲肾上腺素、盐酸异丙肾上腺素、稀盐酸、过氧化氢试液、三氯化铁试液、10%氯化钾溶液、5%碳酸氢钠溶液、酒石酸氢钾饱和溶液、碘试液、硫代硫酸钠试液、纯化水。

2. 主要仪器设备 试管、量筒、酒精灯、水浴锅、蒸发皿。

3. 注意事项

（1）分离沉淀,可采用将生成沉淀的试管静置,待沉淀完成后,弃去上清液,即得沉淀。

（2）重氮苯磺酸试液不稳定,遇热易分解,与溴新斯的明水解产物间二甲氨基酚钠偶合时,应将水解产物放冷后加入,重氮苯磺酸试液应临用前现配。

（3）硫酸阿托品进行维他立反应时,一定使用事先干燥的蒸发皿,以防发烟硝酸被稀释,不出现正反应。

【实验方案实施】

1. 溴新斯的明

（1）取本品约 1mg,置蒸发皿中,加 20% 氢氧化钠溶液 1ml 与水 2ml,置水浴上蒸干,加水 1ml 溶解后,放冷,滴加重氮苯磺酸试液 1ml,即显红色。

（2）取本品约 0.5g,加纯化水 10ml 使溶解,将溶液分成两份,向其中一支试管①中加入硝酸银试液,即生成淡黄色沉淀,分离沉淀,沉淀在氨试液中微溶,但在硝酸中几乎不溶;向另一支试管②中加入氯试液,溴即游离出来,加入氯仿振摇后静置,氯仿层显黄色或红棕色。

2. 硫酸阿托品

（1）取本品约 10mg 置于蒸发皿中,加发烟硝酸 5 滴,置水浴上蒸干,得黄色残渣,放冷,加乙醇 2~3 滴湿润,加固体氢氧化钾一小块,即显深紫色。

（2）取本品约 0.5g,加纯化水 10ml 使溶解,将溶液分置两个试管中,向其中一支试管①中滴加氯化钡试液,即生成白色沉淀,分离沉淀,将沉淀分成两份,分别加入稀盐酸或稀硝酸,沉淀均不溶解;向另一支试管②中滴加乙酸铅试液,即生成白色沉淀,分离沉淀,将沉淀分成两份,分别加入乙酸铵试液或氢氧化钠试液,沉淀均能溶解。

3. 肾上腺素

（1）取肾上腺素 10mg,加稀盐酸 2ml 溶解后,再加过氧化氢试液 10 滴,煮沸,即显血红色。

（2）取肾上腺素 2mg,加稀盐酸溶液 2~3 滴溶解后,加水 2ml 与三氯化铁试液 1 滴,即显翠绿色;再加氨试液 1 滴,即变紫色,最后变成紫红色。

4. 重酒石酸去甲肾上腺素

（1）取重酒石酸去甲肾上腺素约 50mg,加水 1ml 溶解后,加 10% 氯化钾溶液 1ml,在 10 分钟内应析出结晶性沉淀。

（2）取重酒石酸去甲肾上腺素约 10mg,加水 1ml 溶解后,加三氯化铁试液 1 滴,振摇,即显翠绿色;再缓缓加碳酸氢钠试液,即显蓝色,最后变成红色。

（3）取重酒石酸去甲肾上腺素约 1mg,加酒石酸氢钾的饱和溶液 10ml 溶解后,加碘试液 1ml,放置 5 分钟后,加硫代硫酸钠试液 2ml,溶液为无色或仅显微红色或淡紫色。

5. 盐酸异丙肾上腺素 取盐酸异丙肾上腺素 20mg,加水 2ml 溶解后,加三氯化铁试液 2 滴,即显深绿色;滴加新制的 5% 碳酸氢钠溶液,即变蓝色,最后变成红色。

【实验记录】

实验项目	操作步骤	现象	原理分析

【实验后思考】

1. 通过实验,你发现影响肾上腺素、重酒石酸去甲肾上腺素和盐酸异丙肾上腺素性质实验结果的主要因素有哪些?

2. 同一种药物采用原料药与注射剂进行上述实验,鉴别方法和结果是否一致?

实验5 阿司匹林、对乙酰氨基酚的合成与性质实验

实验目标

1. 掌握阿司匹林、对乙酰氨基酚的主要性质及实验操作方法。

2. 理解阿司匹林、对乙酰氨基酚的合成原理及操作技术。

3. 了解酚类药物的三氯化铁显色反应原理和芳香第一胺类药物的重氮化-偶合反应原理。

【实验原理分析】

1. 阿司匹林

(1)合成:以水杨酸为原料,浓硫酸为催化剂,醋酐为酰化剂,进行乙酰化反应,合成阿司匹林。

(2)鉴别:阿司匹林分子结构中含有酯键,在碳酸钠试液或氢氧化钠试液中易发生水解反应,用稀酸酸化后析出水杨酸白色沉淀,并产生乙酸臭气;加热或久置,水解产生具有酚羟基的水杨酸,与三氯化铁试液作用,溶液立即显色。

2. 对乙酰氨基酚

(1)合成:以对氨基苯酚为原料,醋酐为酰化剂,进行乙酰化反应,合成对乙酰氨基酚。

(2)鉴别:对乙酰氨基酚分子结构中具有酰胺键和游离的酚羟基。酰胺键在酸性条件下水解产生对氨基酚,与亚硝酸钠在盐酸酸性条件下生成重氮盐,再与碱性 β-萘酚试液作用生成红色的偶氮化合物;含游离的酚羟基,与三氯化铁试液反应显色。

【实验准备】

1. 主要药品试剂 水杨酸、醋酐、98%浓硫酸、95%乙醇、50%乙醇、碳酸氢钠、对氨基苯酚、亚硫酸氢钠、活性炭、三氯化铁试液、亚硝酸钠试液、稀盐酸、碳酸钠试液、稀硫酸试液、碱性β-萘酚试液。

2. 主要仪器设备 锥形瓶、烧杯、量筒、布氏漏斗、抽滤瓶、恒温水浴锅、三颈瓶、球形冷凝管、温度计、搅拌器、天平、称量纸、药匙、试管、酒精灯。

3. 注意事项

（1）阿司匹林合成过程中,反应温度不宜过高,否则会增加副产物(乙酰水杨酰水杨酸酯、水杨酰水杨酸酯等)的生成。同时酰化过程所用仪器必须干燥无水。

（2）对乙酰氨基酚合成过程中,酰化时加水,有水存在醋酐可以选择性地酰化氨基而不与酚羟基作用。

（3）水浴加热时,试管不能进行直火加热,否则会因局部温度过高而炭化,影响实验结果。

【实验方案实施】

1. 阿司匹林

（1）合成

1）酰化:在 250ml 的三颈瓶上装配上搅拌器、温度计和球形冷凝管,依次加入水杨酸 20g、醋酐 28ml、浓硫酸 12 滴,开动搅拌器,于水浴上逐渐加热到 50℃,并维持 30 分钟。反应完成后,停止搅拌,放冷,并将反应液倾入 380ml 的冷水中。缓缓搅拌,直至乙酰水杨酸全部析出。抽滤,并用少量水洗涤,抽干即得粗品。

2）精制:将粗品置于 500ml 的烧杯中,加 95% 的乙醇 75ml 于水浴上微热溶解,边搅拌边倾入到 190ml 的热水中,加少量活性炭,趁热过滤,滤液冷却至室温,析出白色结晶,过滤,再用 50% 的乙醇洗涤晶体,抽干,置红外灯下干燥。计算收率,测定熔点。

（2）鉴别

1）取本品约 0.1g,加纯化水 10ml,煮沸,放冷,加三氯化铁试液 1 滴,即显紫堇色。

2）取本品约 0.5g,加碳酸钠试液 10ml,煮沸 2 分钟后,放冷,滴加过量的稀硫酸,即析出白色沉淀,并发生乙酸的气味。

2. 对乙酰氨基酚

（1）合成

1）酰化:在 250ml 的三颈瓶上装配上搅拌器、温度计和球形冷凝管,依次加入对氨基苯酚 21.2g、纯化水 60ml、醋酐 24ml,开动搅拌器,待反应液溶解为均相,放在已经预热至 80℃的水浴中反应 30 分钟。冷却,待结晶完全析出后,抽滤,用水洗涤 2~3 次,干燥,即得粗品。

2）精制:将粗品置于 100ml 的锥形瓶中,每克粗品用 5ml 水加热溶解。稍冷后再加入粗品重量 1%~2% 的活性炭。煮沸 5~10 分钟。将 1g 亚硫酸氢钠加入抽滤瓶中,趁热过滤,冷却,析出结晶后再过滤,用少量的 0.5% 亚硫酸氢钠溶液洗涤 2~3 次,抽干即得。

（2）鉴别

1）本品的水溶液加三氯化铁试液,即显蓝紫色。

2）取本品约 0.1g,加稀盐酸 5ml,置水浴中加热 40 分钟,放冷,再取此溶液 0.5ml,滴加亚硝酸钠试液 5 滴,摇匀,用水 3ml 稀释后,加碱性 β-萘酚试液 2ml,振摇,即显红色。

【实验记录】

实验项目	操作步骤	现象	原理分析

【实验后思考】

1. 酰化反应时为什么选用醋酐作酰化剂，而不用乙酸？
2. 试验中使用球形冷凝管的目的是什么？
3. 阿司匹林的合成中，酰化反应时所用仪器为什么需要干燥无水？

实验 6　硝苯地平、卡托普利、普鲁卡因胺的性质实验

实验目标

1. 掌握硝苯地平、卡托普利、普鲁卡因胺性质实验操作的基本方法。
2. 理解硝苯地平、卡托普利、普鲁卡因胺药物的主要化学性质。

【实验原理分析】

1. 硝苯地平　具有硝基苯化合物的鉴别反应，遇氢氧化钠溶液显橙红色。另外本品在光照和氧化剂存在条件下，分别生成两种降解产物，其中光催化氧化反应产物对人体有害，故在生产、使用和储存中要避光、密封。

2. 卡托普利　结构中含—SH，具有还原性，见光或在水溶液中，可发生自动氧化反应，生成二硫化物。卡托普利的乙醇溶液，加亚硝酸钠结晶和稀硫酸，振摇后，溶液显红色。

3. 盐酸普鲁卡因胺　结构中具有芳伯氨基，可发生重氮化-偶合反应显红色；易被空气中的氧气等氧化变色。

盐酸普鲁卡因胺结构中的芳酰胺用过氧化氢处理转变为异羟肟酸，再与三氯化铁反应生成异羟肟酸铁而显紫红色。

盐酸普鲁卡因胺水溶液显氯化物的性质反应。

【实验准备】

1. 主要药品试剂　硝苯地平、卡托普利、盐酸普鲁卡因胺、0.1 mol/L 氢氧化钠溶液、无水乙醇、0.1 mol/L 的亚硝酸钠、亚硝酸钠结晶、稀硫酸溶液、碱性 β-萘酚试液、三氯化铁试液、过氧化氢试液、稀硝酸试液、0.1 mol/L 硝酸银溶液、稀盐酸试液。

2. 主要仪器设备　试管、50ml 烧杯、水浴锅。

【实验方案实施】

1. 硝苯地平　取本品约 0.1g，加水 1ml 溶解后，加 0.1 mol/L 氢氧化钠溶液 0.5ml，即显橙红色。

2. 卡托普利　取本品约 25mg，加乙醇 2ml 溶解后，加亚硝酸钠结晶少许和稀硫酸 10滴，振摇，溶液显红色。

3. 盐酸普鲁卡因胺

（1）取本品的细粉约 0.1g，加水 2ml 溶解后，加稀盐酸 0.5ml，再加 0.1mol/L 亚硝酸钠溶液数滴，充分振摇后，再加碱性 β-萘酚试液数滴，生成红色沉淀。

（2）取本品的细粉约 0.1g，加水 2ml 溶解后，加三氯化铁试液数滴和过氧化氢试液1ml，缓缓加热至沸，溶液显紫红色，随后变为暗棕色至棕黑色。

（3）取本品的细粉约 0.1g，加水 2ml 溶解后，加入稀硝酸试液 1ml，再加 0.1 mol/L硝酸银溶液几滴，立即产生白色浑浊。

【实验记录】

实验项目	操作步骤	现象	原理分析

【实验后思考】

1. 硝苯地平如何进行储存和保管？
2. 盐酸普鲁卡因胺长期放置后可能会发生哪些变化？

实验 7　几种抗感染药的性质实验

实验目标

1. 掌握利用药物性质鉴别磺胺类药物、诺氟沙星、异烟肼的原理和操作方法。
2. 理解几种常用抗感染药的主要化学性质。

【实验原理分析】

1. 磺胺嘧啶和磺胺甲噁唑　分子结构中具有芳香第一胺基和磺酰胺基,芳香第一胺基在酸性条件下与亚硝酸钠发生重氮化-偶合反应,生成橙红色沉淀。磺酰胺基显酸性,其钠盐水溶液能与硫酸铜试液反应,磺胺嘧啶反应生成黄绿色沉淀,放置变为紫色沉淀,磺胺甲噁唑反应生成草绿色沉淀。

2. 诺氟沙星与醋酐　和丙二酸于水浴上加热,可显深棕色。

3. 异烟肼　分子结构中具有肼基,具有还原性,能与氨制硝酸银反应生成银镜并放出氮气。分子结构中的酰肼基能与香草醛缩合生成黄色的异烟腙。

【实验准备】

1. 主要药品试剂　磺胺嘧啶、磺胺甲噁唑、诺氟沙星、异烟肼、稀盐酸、0.1mol/L 亚硝酸钠溶液、碱性 β-萘酚、红色石蕊试纸、0.4%氢氧化钠溶液、氨制硝酸银试液、10%香草醛乙醇溶液、硫酸铜试液、醋酐、丙二酸、纯化水。

2. 主要仪器设备　试管、量筒、酒精灯、药匙、漏斗、滤纸、水浴锅。

3. 注意事项

(1) 磺胺类药物与硫酸铜的反应,氢氧化钠溶液浓度要低,且量不能过大,否则会生成蓝色氢氧化铜沉淀,干扰实验。

(2) 异烟肼的银镜反应所用试管必须洗净,否则现象不易观察。

【实验方案实施】

1. 磺胺嘧啶

(1) 取磺胺嘧啶约 50mg 于试管中,加稀盐酸 1ml,振摇,滴加 0.1mol/L 亚硝酸钠溶液试液 4~5 滴,充分振摇后,滴加碱性 β-萘酚数滴,产生橙红色沉淀。

(2) 取磺胺嘧啶约 0.1g,加水和 0.4%氢氧化钠溶液各 3ml,振摇溶解后滤过,取滤液加硫酸铜试液 1 滴,即生成黄绿色沉淀,放置变为紫色沉淀。

2. 磺胺甲噁唑

（1）取磺胺甲噁唑约 50mg 于试管中，加稀盐酸 1ml，振摇，滴加 0.1 mol/L 亚硝酸钠溶液 4~5 滴，充分振摇后，滴加碱性 β-萘酚数滴，产生橙红色沉淀。

（2）取磺胺甲噁唑约 0.1g，加水和 0.4% 氢氧化钠溶液各 3ml，振摇溶解后滤过，取滤液加硫酸铜试液 1 滴，即生成草绿色沉淀。

3. 诺氟沙星　取诺氟沙星约 10mg 于试管中，加醋酐 3 滴和丙二酸少许，于水浴上加热约 5 分钟，显深棕色。

4. 异烟肼

（1）取异烟肼约 10mg 于试管中，加水 2ml 溶解，加氨制硝酸银试液 1ml，产生气泡和黑色浑浊，并在试管壁上生成银镜。

（2）取异烟肼约 0.1g 于试管中，加水 5ml 溶解，加 10% 香草醛乙醇溶液 1ml，摇匀微热，放冷即析出黄色结晶。

【实验记录】

实验项目	操作步骤	现象	原理分析

【实验后思考】

通过实验，你认为应该如何做好药物的鉴别实验？

实验8　抗生素类药物的性质实验

实验目标

1. 掌握几种常用抗生素的主要化学性质和鉴别方法。

2. 了解影响抗生素稳定性的因素。

【实验原理分析】

1. 青霉素盐　在酸性条件下不稳定，发生水解并进行分子内重排，生成青霉二酸，该化合物为不溶于水的白色沉淀，但溶于有机溶剂。

2. 硫酸链霉素　在碱性条件下苷键破裂，水解成链霉胍和链霉糖。链霉糖在碱性条件下分子重排为麦芽酚，与三价铁离子形成紫红色配合物。

3. 红霉素　大环内酯结构中的内酯键和苷键遇酸水解断裂，得到有色物。

4. 氯霉素　性质稳定，耐热，在中性或微酸性（pH4.5~7.5）的水溶液中较稳定，但强酸、强碱条件下仍可水解。

氯霉素本身为含不解离性氯的化合物，在氢氧化钾醇中加热，分子中不解离的氯转化为无机氯化物，使其呈氯离子的特殊反应。

氯霉素分子中的硝基经氯化钙和锌粉还原成羟胺衍生物，再和苯甲酰氯生成酰胺化合物，该化合物和三价铁离子生成紫红色配合物。

【实验准备】

1. 主要药品试剂 青霉素钠(钾)、硫酸链霉素、红霉素、氯霉素、乙醇、三氯化铁试剂、氯化铁试剂、稀盐酸、乙醚、次溴酸钠试液、氯化钙溶液、盐酸、氯化钡试液、硝酸银试液、氨试液、氯仿、苯甲酰氯、无水吡啶、丙酮、乙酸乙酯、高锰酸钾、硫酸、硝酸、0.4%氢氧化钠溶液、酸性硫酸铁铵试液、锌粉、碘化钾-淀粉试液、乙醇制氢氧化钾试液、0.1%8-羟基喹啉乙醇液。

2. 主要仪器设备 铂丝、试管、乳钵、吸管、烧杯、酒精灯、单口圆底烧瓶、玻璃空气冷凝器。

3. 注意事项

(1) 青霉素钠(钾)盐有引湿性,遇酸、碱、氧化剂等分解变质,故应在实验前临时开封使用。

(2) 所用试剂若为注射剂(液)可直接使用,若为片剂,剥去肠溶衣后,用乳钵研细后,取适量细粉使用。

(3) 本实验青霉素过敏者请注意。

【实验方案实施】

1. 青霉素钾(钠)

(1) 取青霉素钾(钠)约0.1g,加水5ml使溶解,加稀盐酸2滴,即生成白色沉淀,此沉淀能在乙醇、氯仿、乙酸乙酯、乙醚、过量盐酸中溶解。

(2) 用铂丝蘸取少量青霉素钾(钠),在火焰上燃烧,钾盐显紫色火焰,如为钠盐显黄色火焰。

2. 硫酸链霉素

(1) 取硫酸链霉素约0.5g,加水4ml振摇溶解后,加氢氧化钠试液2.5ml与0.1%8-羟基喹啉乙醇液1ml,放冷至约15℃,加次溴酸钠试液3滴,即显橙红色。

(2) 取硫酸链霉素约20mg,加水5ml溶解后,加氢氧化钠试液0.3ml,置水浴上加热5分钟,加硫酸铁铵溶液(取硫酸铁铵0.1g,加0.5mol/L硫酸液5ml,使溶解即成)0.5ml,即显紫红色。

(3) 取硫酸链霉素约0.2mg,加蒸馏水2ml溶解后,加氯化钡试液,即生成白色沉淀,分离,沉淀在盐酸或硝酸中均不溶解。

3. 红霉素

(1) 取红霉素5mg,加硫酸2ml,缓缓摇匀,即显红棕色。

(2) 取红霉素3mg,加丙酮2ml振摇溶解后,加盐酸2ml即显橙黄色,渐变为紫红色,再加氯仿2ml振摇,氯仿层应显紫色。

4. 氯霉素

(1) 取氯霉素10mg,加50%乙醇溶液1ml溶解,加氯化钙溶液3mg与锌粉50mg,置水浴上加热10分钟,放冷,倾出上清液,加苯甲酰氯2滴,迅速强力振摇1分钟,加三氯化铁试液0.5ml与氯仿2ml,水层显紫红色。如按同一方法不加锌粉试验,应不显紫红色。

(2) 取氯霉素50mg,加氢氧化钾乙醇溶液2ml,使其溶解,用带空气冷凝器的单口圆底烧瓶,在水浴上加热15~20分钟,放冷,加稀硝酸中和至强酸性后,滤过,将滤液分两份:①加1滴稀硝酸,应无沉淀生成,作为供试液供以下实验用;②加硝酸银试液,即产生白色凝乳状沉淀,沉淀能溶于氨试液,不溶于硝酸。

取上述供试液 1ml,加稀硫酸使呈酸性,加高锰酸钾固体数粒,加热即放出氯气,能使碘化钾-淀粉试纸显蓝色。

【实验记录】

实验项目	操作步骤	现象	原理分析

【实验后思考】

1. 通过实验观察,结果与理论是否完全相符,分析影响实验结果的因素有哪些。
2. 如果把青霉素钾盐粉针剂换成片剂,结果一样吗?

实验9 甾体激素类药物的性质实验

实验目标

1. 掌握利用药物性质鉴别雌二醇、黄体酮、醋酸地塞米松的操作方法。
2. 理解常用甾体激素药的主要化学性质。

【实验原理分析】

1. 甾体药物 可与浓硫酸-乙醇发生显色反应。

2. 雌二醇 具有酚羟基,可在酸性条件下与三氯化铁试液发生显色反应。

3. 黄体酮 含有羰基,可与异烟肼反应,生成浅黄色的腙;C_{17}位上具有甲基酮结构,在碳酸钠及乙酸铵的存在下,能与硝普钠反应生成蓝紫色的阴离子复合物,此反应为黄体酮的专属性反应。

4. 醋酸地塞米松 具有酯键,可发生水解反应;C_{17}位上具有 α-醇酮基,可还原酒石酸铜,产生砖红色的 Cu_2O 沉淀。

【实验准备】

1. 主要药品试剂 雌二醇、黄体酮、醋酸地塞米松、硫酸、三氯化铁、乙醇、甲醇、硝普钠、碳酸钠、乙酸铵、异烟肼、乙醇制氢氧化钾、碱性酒石酸铜。

2. 主要仪器设备 滴管、药勺、试管、烧杯、量筒及水浴锅等。

3. 注意事项 本次实验多次用到硫酸,对皮肤黏膜有极强的腐蚀性。硫酸溅到衣物上,会破坏衣物。所以使用硫酸时,一定要注意防护。

【实验方案实施】

1. 雌二醇 取本品约 2mg,加硫酸 2ml 溶解,有黄绿色荧光,加三氯化铁试液 2 滴,呈草绿色,再加水稀释,则变为红色。

2. 黄体酮

(1)取本品 2mg,置小试管中,加甲醇 0.2ml 溶解后,加硝普钠的细粉约 3mg,碳酸钠

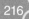

及乙酸铵各约 50mg,摇匀,放置 10~30 分钟,应显蓝紫色。

（2）取本品约 0.5mg,置小试管中,加异烟肼约 1ml 与甲醇 1ml 溶解后,加稀盐酸 1 滴,即显黄色。

3. 醋酸地塞米松

（1）取本品约 10mg,加甲醇 1ml,微温溶解后,加入预热好的碱性酒石酸铜试液 1ml,即生成砖红色沉淀。

（2）取本品 50mg,加乙醇制氢氧化钾试液 2ml,置水浴中加热 5 分钟,放冷,加硫酸溶液（1→2）2 ml,缓缓煮沸 1 分钟,产生乙酸乙酯的香气。

【实验记录】

实验项目	操作步骤	现象	原理分析

【实验后思考】

上述醋酸地塞米松的实验方案实施(1)中的碱性酒石酸铜试液能否用氨制硝酸银试液代替？现象如何？

实验 10　维生素类药物的性质实验

实验目标
1. 掌握利用药物性质鉴别维生素类药物的操作方法。
2. 进一步验证和巩固所学维生素类药物的主要理化性质。

【实验原理分析】

1. 维生素 A　能与三氯化锑发生显色反应显蓝色,逐渐变为紫红色。

2. 维生素 D　基本母核是甾体,具有甾体的显色反应。

3. 维生素 E　具有酚羟基结构,有较强的还原性,易发生氧化反应。

4. 维生素 K_3　在水溶液中与甲萘醌、亚硫酸氢钠间存在动态平衡。遇酸、碱平衡破坏,产生甲萘醌沉淀。

5. 维生素 B_1　含有机硫结构,易被氧化为硫色素,硫色素溶于正丁醇中显强的蓝色荧光;含有嘧啶环和噻唑环,能与生物碱沉淀试剂作用生成沉淀。

6. 维生素 B_2　具有荧光并能被连二亚硫酸钠还原生成溶解性较小的无荧光物质,遇空气中的氧气又可被氧化成维生素 B_2,荧光复现。

7. 维生素 B_6　C_3 位上的烯醇型羟基可与三氯化铁作用显红色。C_4 和 C_5 位的醇羟基可被酯化。此外,C_6 位的氢原子较活泼,能与氯化亚胺基-2,6-二氯醌试液作用生成蓝色化合物,继而转为红色。

8. 维生素 C　具有连二烯醇结构中,有较强的还原性,碱性条件下能与硝酸银作用产生黑色的金属银沉淀。还能与2,6-氯靛酚钠作用。

【实验准备】

1. 主要药品试剂 维生素A、维生素D_2、维生素D_3、维生素E、维生素K_3、维生素B_1、维生素B_2、维生素B_6、维生素C；氯仿、0.1mol/L三氯化锑氯仿液、醋酐-硫酸溶液、0.1%三氯化铁试剂、0.1% 2,2-联吡啶溶液、无水乙醇、0.1 mol/L硝酸、0.1 mol/L氢氧化钠溶液、0.1 mol/L盐酸、0.1 mol/L氨试液、0.1 mol/L铁氰化钾溶液、正丁醇、0.1 mol/L硫酸、0.1 mol/L碘试液、0.1 mol/L碘化汞钾试液、0.1 mol/L硝酸银试剂、0.1% 2,6-二氯靛酚钠试液、4%硼酸溶液、20%乙酸钠溶液、氯化亚胺基-2,6-二氯醌试液。

2. 主要仪器设备 试管、烧杯、天平、水浴锅。

3. 注意事项 醇溶液不能在酒精灯上明火加热,加热须在水浴锅中进行;硫酸只能沿试管壁逐滴加入。

【实验方案实施】

1. 维生素A 取本品约5mg,加入5ml氯仿溶液溶解后,分成三份。一份滴入0.1 mol/L三氯化锑氯仿液5~10滴,即显蓝色,逐渐变为紫红色;一份加入10滴醋酐-硫酸溶液,振摇,观察有无颜色出现;一份加入5滴氢氧化钾醇溶液并加热,然后加入0.1%三氯化铁试剂振摇,观察有无颜色出现,再加入2,2-联吡啶溶液振摇,观察有无颜色出现。

2. 维生素D 取维生素D_2、维生素D_3各约0.5mg分别装入2支试管,再分别加入5ml氯仿液溶解后,加醋酐0.3ml和硫酸0.1ml,振摇,观察2支试管颜色变化。

3. 维生素E

（1）取本品约30mg,加无水乙醇10ml溶解后,加硝酸2ml,摇匀,在75℃加热约15分钟,溶液显橙红色。

（2）取本品约30mg,加无水乙醇10ml溶解后,加入5滴氢氧化钾醇溶液并加热,然后加入5~10滴三氯化铁试剂振摇,有黄色出现,再加入2,2-联吡啶溶液振摇,溶液显红色。

4. 维生素K_3 取本品约30mg,加水溶解后分成两份,一份加入氢氧化钠溶液,有黄色沉淀析出;另一份加入稀盐酸,有黄色沉淀析出并放出二氧化硫气体。

5. 维生素B_1

（1）取本品约5mg,加氢氧化钠试液2ml溶解后,加铁氰化钾试液0.5ml与正丁醇3ml,强力振摇2分钟,放置分层后,上面醇层即显蓝色荧光,加硫酸使成酸性,荧光即消失,再加碱使成碱性,荧光又复现。

（2）取本品约20mg,加蒸馏水2ml溶解后,分为三份。一份中加碘试液2滴,即产生棕色沉淀;另一份加入碘化汞钾试液2滴,即产生黄色沉淀;第三份加入0.1 mol/L硝酸银与0.1 mol/L氨水溶液,产生白色沉淀。

如供试品为维生素B_1片,则取本品片粉适量,加蒸馏水搅拌使溶,滤过,蒸干滤液,取残渣照上述方法试验。

6. 维生素B_2 取本品约1mg,加水100ml溶解后,溶液在透射光下显淡黄绿色并有强烈的黄绿色荧光。将溶液分成两份,一份加入盐酸3滴,荧光即消失;另一份加入连二亚硫酸钠固体少许,摇匀后,黄色即消退,荧光即消失,若将此悬浊液在空气中振摇,荧光又复现。

7. 维生素B_6 取本品约10mg,加水100ml溶解后,各取1ml分别置甲乙试管中,各加 20%乙酸钠溶液 2ml,甲试管加水 1ml,乙试管加入 4%硼酸溶液 1ml,混匀,各迅速加氯化亚胺基-2,6-二氯醌试液 1ml,甲管中显蓝色,几分钟后即消失,并转为红色,乙管中不显蓝色。另取上述溶液各 1ml,分放两支试管,其中一支加入三氯化铁试液 2 滴,溶液显红色;另一支加入 0.1 mol/L 硝酸银试剂与 0.1 mol/L 氨试液,产生白色沉淀。

8. 维生素 C

(1) 取本品约 0.1g,加蒸馏水 5ml 使溶解后,分为三份。一份中加入 2,6-二氯靛酚钠试液 1~2 滴,试液颜色立即消失;其余两份中分别加入碘试液 1 滴或三氯化铁试液 1 滴,试液颜色均消失。

(2) 取本品约 0.1g,加蒸馏水约 5ml 使溶解,加入硝酸银试液 0.5ml,即生成银的黑色沉淀。

如供试品为维生素 C 片,则取本品片粉适量(约相当于维生素 C 0.2g),加蒸馏水 10ml 搅拌使溶解,滤过,取滤液照上述方法试验。

【实验记录】

实验项目	操作步骤	现象	原理分析

【实验后思考】

1. 醇溶液为什么不能在酒精灯上明火加热,加热须在水浴锅中进行?

2. 你在实验中观察得到的维生素类药物反应现象与理论现象之间有何差异?为什么会出现这些差异?在以后的实验中应注意哪些问题?

3. 通过实验,你发现要获得较为准确的试验结果应注意哪些问题?

实验 11 药物的稳定性观察实验

实验目标

1. 掌握易发生水解反应的药物的结构类型。

2. 理解 pH 对药物水解反应的影响。

3. 了解药物稳定性实验观察方法。

课堂互动

前面已学过的药物中有哪些易发生水解反应?影响水解反应的因素有哪些?你认为在药物制剂、储存和使用过程中如何防止或延缓水解反应的发生?

【实验原理分析】

药物溶液的酸碱性对药物的水解影响很大,常见的酯类、酰胺类和苷类药物的水解均受溶液 pH 的影响,酸和碱均可催化水解反应。一般情况下,对于酯类、酰胺类药物,溶液的 pH 增大,药物的水解反应速度加快,苷类药物 pH 较大或较小时,水解速度都较快。

盐酸普鲁卡因属于酯类药物,在酸性条件下直接水解成对氨基苯甲酸和具有挥发性的碱性的二乙氨基乙醇;在碱性条件下先生成普鲁卡因白色沉淀,继续加热进一步水解对氨基苯甲酸和具有挥发性的碱性的二乙氨基乙醇。

青霉素钠属于 β-内酰胺类药物,青霉素本身是一种弱酸,青霉素钠溶液在酸性条件下则会析出青霉素而出现沉淀,其 β-内酰胺结构可进一步发生水解反应。

苯巴比妥钠不稳定,其水溶液吸收 CO_2 则会析出苯巴比妥,使溶液变浑浊。苯巴比妥钠属于酰胺类药物,在碱性条件下易水解放出氨气,可使红色石蕊试纸变蓝。

【实验准备】

1. 主要药品试剂 盐酸普鲁卡因、青霉素钠、苯巴比妥钠、盐酸、氢氧化钠、蒸馏水。

2. 主要仪器设备 水浴锅、普通托盘天平(精度 0.1g)、量筒、试管、pH 试纸。

【实验方案实施】

1. 盐酸普鲁卡因的水解反应

(1)取约 0.1 g 盐酸普鲁卡因,加水 3ml 使溶解,试管口覆盖一条湿润的红色石蕊试纸,于沸水浴上加热,观察石蕊试纸的颜色变化。

(2)取盐酸普鲁卡因约 0.1g,加水 3ml,加 10%氢氧化钠溶液 1ml,于沸水中加热,观察石蕊试纸的颜色变化。

2. 青霉素钠的水解反应

(1)取青霉素钠约 0.1g,加水 5ml 使溶解,观察溶液是否澄清无色,放置 2 小时后,观察溶液有何变化。

(2)取青霉素钠约 0.1g,加水 5ml 使溶解,加稀盐酸 2 滴,观察有何现象发生。

3. 苯巴比妥钠的水解反应

(1)取苯巴比妥钠约 50mg,加水 2ml 使溶解,观察是否浑浊,放置 2 小时后再观察。

(2)取苯巴比妥钠约 50mg,加 10%氢氧化钠 2ml 使溶解,于沸水浴中加热 30 秒钟,有何现象产生,观察试管口红色石蕊试纸的颜色变化。

课堂互动

试分析温度对水解速度的影响。

【实验记录】

实验项目	操作步骤	反应现象	原理分析
0.1 g 盐酸普鲁卡因	①		
	②		
0.1g 青霉素钠	①		
	②		
0.05g 苯巴比妥钠	①		
	②		

【实验后思考】

1. 为什么青霉素钠和苯巴比妥钠的水溶液在空气中放置一段时间后,溶液会变浑浊?

2. 试列举几种易发生水解的药物,并分析其水解的原因。

实验 12 药物化学综合实训——未知药物的鉴别

实验目标

1. 复习和巩固已学过的部分典型药物的主要理化性质。

2. 掌握利用所学知识,鉴别已知范围内未知药物的方法和程序。

3. 培养分析问题、解决问题的能力和综合应用能力。

【实验原理分析】

1. 初步实验

(1) 性状观察:维生素 B_2 为橙黄色结晶性粉末;奥沙西泮、对乙酰氨基酚、磺胺嘧啶、硫酸链霉素、维生素 C 为白色或类白色结晶性粉末。

(2) 溶解性实验:硫酸链霉素、维生素 C 溶于水;对乙酰氨基酚略溶于水;维生素 B_2、奥沙西泮、磺胺嘧啶不溶于水。

2. 确证实验

(1) 三氯化铁显色反应:对乙酰氨基酚分子中含有酚羟基,与三氯化铁试液作用显蓝紫色。

(2) 重氮化-偶合反应:奥沙西泮在酸性或碱性中加热水解,生成的 2-苯甲酰基-4-氯苯胺含有芳伯氨基,在酸性条件下与亚硝酸钠生成重氮盐后,再与碱性 β-萘酚偶合,可生成橙红色的偶氮化合物。磺胺嘧啶也含有芳伯氨基,也具有重氮化-偶合反应。

(3) 铜盐反应:磺胺嘧啶与硫酸铜试液发生取代反应,生成黄绿色的磺胺嘧啶铜沉淀。

(4) SO_4^{2-} 沉淀反应:硫酸链霉素含有 SO_4^{2-},可与氯化钡试液反应生成白色的 $BaSO_4$ 沉淀。

(5) 硝酸银反应:维生素 C 含有连二烯醇结构,具有还原性,和硝酸银试液反应,可析出黑色的银沉淀。

【实验准备】

1. 主要药品试剂 维生素 B_2、维生素 C、奥沙西泮、对乙酰氨基酚、磺胺嘧啶、硫酸链霉素、硝酸银试液、氯化钡试液、三氯化铁试液、硫酸铜试液、0.4% 氢氧化钠溶液、稀盐酸、0.1mol/L 亚硝酸钠溶液、碱性 β-萘酚。

2. 主要仪器设备 电热恒温水浴锅、试管、药匙、量筒、烧杯、研钵、试管夹、漏斗、胶头滴管。

3. 注意事项

(1) 若未知药品为片剂,应先进行处理,再进行试验。

(2) 试验取样中,不同的药品不能使用同一药匙,避免混淆掺杂而干扰试验结果。

(3) 做实验过程中,要注意观察,比较反应前后的现象,若出现矛盾或现象不明显则应检查操作或观察是否有错误,必要时可做空白试验或对照品试验,以保证结果的准确可靠。

【实验方案】

（1）对未知药品进行编号，将每个药品分成 3 份，第一份做初步实验用；第二份做确证实验用；第三份保留供复查用。先进行初步实验，再进行确证实验。

（2）观察未知药品的颜色。

（3）取 6 支试管，分别加入少量未知药品，加入 1ml 水，观察药物的溶解性。

（4）根据初步试验结果，取 2 支试管，分别加入溶于水的两个药品约 0.2g，加水 10ml 溶解后，再取溶液 5ml，加硝酸银试液 0.5ml，产生黑色沉淀的为维生素 C，另一支试管中的药品为硫酸链霉素；或者取 2 支试管，分别加入溶于水的 2 个药品约 0.2g，加水 2ml 溶解后，加氯化钡试液，生成白色沉淀的为硫酸链霉素，另一支试管中的药品为维生素 C。

（5）取 3 支试管，分别加入略溶于水、微溶于水或不溶于水的 3 个药品微量，加少许水溶解，向 3 支试管中各滴加 3 滴三氯化铁试液，显蓝紫色的为对乙酰氨基酚。

（6）取 2 支试管，分别加入未确证的 2 个药品约 0.1g，加水与 0.4% 氢氧化钠溶液各 3ml 溶解后，过滤，取滤液，加硫酸铜试液 1 滴，生成黄绿色沉淀，放置后变为紫色的为磺胺嘧啶，另一支试管中的药品为奥沙西泮。

【实验记录】

实验项目	操作步骤	现象	试验结果

【实验后思考】

1. 使用三氯化铁试液显色，可以鉴别具有哪种结构的药物？一般可能呈现什么颜色？

2. 采用重氮化-偶合反应，可以鉴别具有哪种结构的药物？使用哪些试剂？

3. 画出本次实验的流程图。

4. 总结未知药物定性鉴别的步骤。

参 考 文 献

陈新谦,金有豫,汤光. 2003. 新编药物学. 北京:人民卫生出版社

国家食品药品监督管理局执业药师资格认证中心组织编写. 2014. 药学综合知识与技能. 北京:中国医药科技出版社

国家药典委员会. 2010. 中华人民共和国药典(二部). 北京:中国医药科技出版社

国家药监局人事教育司. 2006. 药物化学. 北京:中国科学技术出版社

李培阳. 2004. 药物分析化学. 北京:人民卫生出版社

刘宏民,胡湘南. 2007. 药物化学. 西安:第四军医大学出版社

刘文娟. 2008. 药物化学. 北京:中国医药科技出版社

孙常晟. 2006. 药物化学北京:中国医药科技出版社

唐跃平. 2004. 药物化学学习指导北京:人民卫生出版社

王广基. 2005. 药物代谢动力学. 北京:化学工业出版社

王润玲. 2006. 药物化学. 北京:中国医药科技出版社

王玮瑛. 2009. 药物化学基础. 北京:人民卫生出版社

徐宁,胡兴娥. 2015. 药物化学. 北京:科学出版社

徐文方. 2007. 药物化学. 北京:人民卫生出版社

杨藻宸. 2004. 医用药理学. 北京:人民卫生出版社

姚宏. 2005. 药物化学北京:高等教育出版社

尤启东. 2002. 药物化学. 北京:中央广博电视大学出版社

恽魁宏. 1986. 高等有机化学. 北京:高等教育出版社

曾崇理. 2008. 有机化学. 北京:人民卫生出版社

张彦文. 2006. 药物化学. 北京:高等教育出版社

郑虎. 2006. 药物化学. 北京:人民卫生出版社

郑虎,翁玲玲,尤启冬. 2004. 药物化学. 北京:人民卫生出版社

周淑琴,李端. 2009. 药物化学. 北京:科学出版社

药物化学基础教学大纲

（供药剂专业用）

一、课程性质和任务

药物化学基础是中等职业教育药剂制药技术专业一门主干专业课程。主要内容为常见化学药物的化学结构、合成方法、理化性质和构效关系等。其主要任务是使学生在具有一定的化学学科和医学基础学科基础上，掌握药剂岗位所必需的基本知识和基本技能，具有进行药物理化性质分析和合理有效利用现有化学药物等的职业能力，也为学习后续课程奠定必要的基础。

二、课程教学目标

（一）知识教学目标

1. 掌握典型化学药物的基本结构、有关理化性质。
2. 理解常用药物的法定名称、商品名称、结构特点、主要用途和储存原则。
3. 了解典型药物的化学结构与药效的关系、合成方法。

（二）能力培养目标

1. 能正确运用化学药物的结构特点，分析药物的理化性质。
2. 具有规范、熟练进行药物的性质实验和稳定性实验的操作技能。
3. 具有应用典型药物的理化性质，解决该类药物的制剂调配、鉴别、储存保管和临床使用问题的能力。

（三）思想教育目标

1. 具有对患者负责的职业道德意识，树立药品质量第一的观点。
2. 能以科学严谨的态度认识化学药物的理化性质及相关临床应用。

三、教学内容和要求

本课程的教学内容由基础模块、实践模块和选学模块三部分构成。

1. 基础模块和实践模块是本课程必学的内容，主要包括药物化学的基础知识和基础技能。

2. 选学模块根据实际情况进行选择和安排教学，可利用机动学时、第二课堂，也可不学。主要根据学生的程度、不同职业岗位需要的知识性内容和实践性内容要求。

基础模块

教学内容	了解	理解	掌握	教学活动
第1章 绪论				讲授 实例分析讨论
1. 药物化学的内容和任务		√		
2. 化学药物的质量和名称			√	
3. 我国的药物化学事业的状况	√			
第2章 麻醉药				
第1节 全身麻醉药				讲授 多媒体演示 演示实验 引出问题 学生讨论 归纳小结
一、吸入性麻醉药 麻醉乙醚、氟烷、甲氧氟烷	√			
二、静脉麻醉药 盐酸氯胺酮、羟丁酸钠		√		
第2节 局部麻醉药				
一、局部麻醉药的结构类型与代表药物				
1. 对氨基苯甲酸酯类 盐酸普鲁卡因			√	
2. 酰胺类 盐酸利多卡因			√	
3. 氨基醚及氨基酮类 盐酸达克罗宁	√			
二、局部麻醉药的构效关系	√			
第3章 中枢神经系统药				
第1节 镇静催眠药				
一、巴比妥类 苯巴比妥			√	
二、苯二氮䓬类 地西泮			√	
三、氨基甲酸酯类	√			
四、其他类	√			讲授 多媒体演示 实例分析讨论
第2节 抗癫痫药				
一、乙内酰脲类及其同形物 苯妥英钠			√	
二、二苯并氮杂䓬类 卡马西平			√	
第3节 抗精神失常药				
一、吩噻嗪类 盐酸氯丙嗪、奋乃静			√	

教学内容	了解	理解	掌握	教学活动
二、其他类	√			
第4节 中枢兴奋药				实例分析讨论
一、黄嘌呤类 咖啡因			√	
二、酰胺类 尼可刹米			√	
第5节 镇痛药				
一、吗啡及半合成衍生物				
1. 盐酸吗啡			√	
2. 吗啡的半合成衍生物 磷酸可待因			√	
二、吗啡的全合成代用品				
1. 苯基哌啶类 盐酸哌替啶、枸橼芬太尼			√	
2. 氨基酮类 盐酸美沙酮			√	
3. 苯吗喃类 喷他佐辛			√	
4. 其他类	√			
三、构效关系及内源性镇痛物			√	
第4章 外周神经系统药				讲授
第1节 拟胆碱药				多媒体演示
一、直接作用于胆碱受体的拟胆碱药 硝酸毛果芸香碱			√	实物演示
二、抗胆碱酯酶药	√			实例分析讨论
1. 可逆性抗胆碱酯酶药 毒扁豆碱、溴新斯的明			√	
2. 不可逆性抗胆碱酯酶药及胆碱酯酶复活剂 碘解磷定	√			
第2节 抗胆碱药			√	
一、M受体阻滞剂 硫酸阿托品、氢溴酸山莨菪碱、溴丙胺太林			√	
二、N受体阻滞剂			√	
三、中枢性抗胆碱药 盐酸苯海索				
第3节 拟肾上腺素药			√	

教学内容	了解	理解	掌握	教学活动	教学内容	了解	理解	掌握	教学活动
一、苯乙胺类 盐酸肾上腺素、重酒石酸去甲肾上腺素、盐酸异丙肾上腺素、盐酸多巴胺、盐酸克仑特罗		√			二、磺酰胺类及苯并噻嗪类 氢氯噻嗪、呋塞米			√	实验演示
二、苯异丙胺类 盐酸麻黄碱					三、其他类利尿药	√			
三、拟肾上腺素药构效关系	√				第2节 降血糖药				
第4节 抗肾上腺素药	√				一、胰岛素		√		
一、α 受体阻滞剂 哌唑嗪		√			二、口服降血糖药				
二、β 受体阻滞剂 盐酸普萘洛尔、阿替洛尔		√			1. 双胍类 二甲双胍			√	
三、α、β 受体阻滞剂					2. 磺酰脲类 格列本脲			√	
第5章 解热镇痛药及非甾体抗炎药				讲授	3. 噻唑烷二酮类 罗格列酮			√	
第1节 解热镇痛药				多媒体演示	第7章 抗过敏药及消化系统药				讲授
一、水杨酸类 阿司匹林			√	实例分析讨论	第1节 抗过敏药				多媒体演示
二、乙酰苯胺类 对乙酰氨基酚、贝诺酯			√		一、氨基醚类 盐酸苯海拉明			√	实例分析讨论
三、吡唑酮类 安乃近	√				二、丙胺类 马来酸氯苯那敏		√	√	
第2节 非甾体抗炎药					三、三环类 盐酸异丙嗪		√		
一、吲哚乙酸类 吲哚美辛		√			四、其他类抗过敏药	√			
二、邻氨基苯甲酸类 双氯芬酸钠	√				第2节 抗溃疡药			√	
三、芳基烷酸类 布洛芬			√		一、H₂ 受体阻滞剂				
四、1,2-苯并噻嗪类 吡罗昔康、萘普生	√				1. 咪唑类 西咪替丁			√	
五、3,5-吡唑烷二酮类	√				2. 呋喃类 盐酸雷尼替丁			√	
第3节 抗痛风药					3. 噻唑类 法莫替丁			√	
一、尿酸合成阻断剂 别嘌醇	√				二、质子泵抑制剂 奥美拉唑			√	
二、尿酸排泄剂 丙磺舒	√				第3节 胃动力药和止吐药				
第6章 利尿药和降血糖药				讲授	一、胃动力药 西沙比利 多潘立酮	√			
第1节 利尿药				多媒体演示	二、止吐药	√			
一、多羟基化合物 甘露醇		√		实例分析讨论	第8章 心血管系统药				讲授
					第1节 强心药				多媒体演示
					一、强心苷类		√		实物演示观察
					二、磷酸二酯酶抑制剂 氨力农	√			实例分析讨论
					第2节 降血脂药				
					一、HMG-CoA 还原酶抑制剂 洛伐他汀			√	

续表

教学内容	了解	理解	掌握	教学活动	教学内容	了解	理解	掌握	教学活动
二、影响胆固醇和三酰甘油代谢药物	√				二、合成类抗结核病药 对氨基水杨酸钠、异烟肼			√	
第3节 抗心绞痛药					第4节 抗真菌药				
一、硝酸酯及亚硝酸酯类 硝酸异山梨酯			√		一、抗生素类抗真菌药		√		
二、钙阻滞剂 硝苯地平、维拉帕米			√		二、合成类抗真菌药		√		
第4节 抗高血压药					第5节 抗病毒药				
1. 中枢性降压药 盐酸可乐定	√				阿昔洛韦、利巴韦林		√		
2. 作用于交感神经系统的降压药 利血平	√				第6节 抗寄生虫药				
3. 血管紧张素转化酶抑制剂 卡托普利			√		一、驱肠虫药				
4. 血管紧张素Ⅱ（ATⅡ）受体阻滞剂	√				盐酸左旋咪唑、阿苯达唑		√		
第5节 抗心律失常药					双羟萘酸噻嘧啶		√		
一、钠通道阻滞剂 普鲁卡因胺			√		二、抗血吸虫药和抗丝虫药				
二、延长动作电位时程药 胺碘酮		√			吡喹酮、枸橼酸乙胺嗪		√		
第9章 抗感染药				讲授	三、抗疟药				
第1节 磺胺类药物				多媒体演示	奎宁、磷酸氯喹、青蒿素		√		
一、磺胺类药物的结构、分类与构效关系		√		实物演示观察	四、抗阿米巴原虫和抗滴虫病药				
二、磺胺类药物的理化性质		√			甲硝唑			√	
三、代表药物和抗菌增效剂 磺胺嘧啶、磺胺甲噁唑、甲氧苄啶			√		第10章 抗生素				讲授
第2节 喹诺酮类抗菌药					第1节 β-内酰胺类抗生素				多媒体演示
一、分类、结构特点与理化性质	√				一、青霉素及半合成青霉素类				实物演示观察
二、代表药物 诺氟沙星、氧氟沙星、盐酸环丙沙星			√		1. 青霉素			√	
第3节 抗结核病药					2. 半合成青霉素			√	
一、抗生素类抗结核病药 硫酸链霉素、利福平			√		二、头孢菌素及半合成头孢菌素类				
					1. 结构特点及稳定性		√		
					2. 半合成头孢菌素 头孢氨苄、头孢噻肟钠		√		
					三、β-内酰胺类抗生素的过敏反应		√		
					四、β-内酰胺酶抑制剂		√		

教学内容	了解	理解	掌握	教学活动	教学内容	了解	理解	掌握	教学活动
第2节　氨基糖苷类抗生素					一、基本结构与分类	√			实物演示观察
一、结构特点与理化性质	√				二、甾体激素类药物的一般性质		√		
二、代表药物 硫酸庆大霉素、硫酸阿米卡星	√				第2节　雌甾类药物				
第3节　大环内酯类抗生素					一、结构特征		√		
红霉素及其衍生物、麦迪霉素	√				二、代表药物 雌二醇、己烯雌酚			√	
第4节　四环素类抗生素					第3节　雄甾类药物				
一、四环素类抗生素的基本结构		√			一、结构特征		√		
二、四环素类抗生素的理化性质、用途		√			二、代表药物 甲睾酮			√	
第5节　其他抗生素	√				三、蛋白同化激素	√			
第11章　抗肿瘤药				讲授	第4节　孕甾类药物				
第1节　烷化剂	√			多媒体演示	一、孕激素				
一、氮芥类 盐酸氮芥、环磷酰胺		√			1. 结构特征		√		
二、乙撑亚胺类 塞替哌	√				2. 代表药物 黄体酮、醋酸甲地孕酮、炔诺酮			√	
三、甲磺酸酯类及多元醇类	√				二、肾上腺皮质激素				
四、亚硝基脲类 卡莫司汀	√				1. 结构特征		√		
第2节　抗代谢抗肿瘤药					2. 代表药物 醋酸地塞米松		√		
一、嘧啶拮抗物类 氟尿嘧啶		√			第5节　孕激素阻滞剂 米非司酮	√			
二、嘌呤拮抗物类 巯嘌呤		√			第13章　维生素类药物				讲授
第3节　其他抗肿瘤药物					第1节　脂溶性维生素				多媒体演示 实物演示观察
一、生物碱类抗肿瘤药	√				一、维生素 A		√		
二、抗生素类抗肿瘤药	√				二、维生素 D		√		
三、金属配合物类抗肿瘤药	√				三、维生素 E		√		
第12章　甾体激素药				讲授	四、维生素 K		√		
第1节　概述	√			多媒体演示	第2节　水溶性维生素				
					一、维生素 B 族　维生素 B_1、维生素 B_2、维生素 B_6		√		
					二、维生素 C		√		
					第14章　药物的变质反应和储存保管				多媒体演示

続表

药物化学基础教学大纲

教学内容	了解	理解	掌握	教学活动	教学内容	了解	理解	掌握	教学活动
第1节 药物的变质反应				演示实验 引出问题 学生讨论 归纳小结 实例分析讨论	一、药物的基本结构对药效的影响	√			实例分析讨论
一、药物的水解反应	√				二、药物的结构改造	√			
二、药物的自动氧化	√				1. 前药原理				
三、二氧化碳对药物质量的影响	√				2. 生物电子等排原理				
四、其他的变质反应	√				第2节 药物的理化性质与药效的关系				
第2节 药物的储存保管					一、溶解度和分配系数对药效的影响				
一、影响药物变质的外界因素	√				二、解离度对药效的影响				
二、药物储存的原则和方法		√			第3节 药物的化学结构与药效的关系				
第15章 药物的化学结构与药效的关系				讲授	一、电子云密度分布对药效的影响				
第1节 药物的基本结构和结构改造				多媒体演示	二、官能团对药效的影响				
					三、键合特性对药效的影响				
					四、立体结构对药效的影响				

实践模块

序号、单元题目(对应基础模块单元序号)	实践教学内容	学会	熟练掌握
第1章 绪论	实验1:药物化学实验的基本知识和基本操作技能		√
第2章 麻醉药	实验2:盐酸普鲁卡因和盐酸利多卡因的性质实验		√
第3章 中枢神经系统药	实验3:苯妥英钠的合成与性质实验	√	
第4章 外周神经系统药	实验4:外周神经系统药物的性质实验		√
第5章 解热镇痛药及非甾体抗炎药	实验5:阿司匹林、对乙酰氨基酚的合成与性质实验	√	
第8章 心血管系统药	实验6:硝苯地平、卡托普利、普鲁卡因胺的性质实验		√
第9章 抗感染药	实验7:几种抗感染药的性质实验		√
第10章 抗生素	实验8:抗生素类药物的性质实验		√
第12章 甾体激素药	实验9:甾体激素类药物的性质实验		√
第13章 维生素类药物	实验10:维生素类药物的性质实验		√
第14章 药物的变质反应和储存保管	实验11:药物的稳定性观察实验	√	
综合实训	实验12:未知药物的鉴别	√	

229

选学模块

序号、单元题目(对应基础模块单元序号)	知识内容	实践内容
第2章 麻醉药	局部麻醉药的构效关系	
第3章 中枢神经系统药	1. 艾司唑仑的主要理化性质 2. 抗精神病药的其他结构类型药物 3. 吗啡的结构修饰方法 4. 构效关系及内源性镇痛物	
第4章 外周神经系统药	1. 盐酸苯海索的结构特点、主要理化性质 2. 拟肾上腺素药的构效关系	
第5章 解热镇痛药及非甾体抗炎药	1. 安乃近、吡罗昔康、丙磺舒结构特点、主要理化性质 2. 解热镇痛药、非甾体抗炎药的作用机制	实验:阿司匹林、对乙酰氨基酚的合成
第6章 利尿药和降血糖药	其他利尿药	
第7章 抗过敏药及消化系统药	1. 法莫替丁的结构特点、主要理化性质 2. 胃动力药和止吐药	
第8章 心血管系统药	血管紧张素Ⅱ(ATⅡ)受体阻滞剂	
第9章 抗感染药	1. 阿苯达唑、双羟萘酸噻嘧啶、呋喃丙胺、青蒿素的结构特点、主要理化性质 2. 抗真菌药的结构类型	
第10章 抗生素	硫酸阿米卡星、红霉素的主要理化性质	
第11章 抗肿瘤药	1. 塞替派、卡莫司汀的主要理化性质 2. 其他抗肿瘤药	
第12章 甾体激素药	糖皮质激素的构效关系、氢化可的松的理化性质	
第14章 药物的变质反应和储存保管	药物的其他变质反应	
第15章 药物的化学结构与药效的关系	1. 药物溶解度、分配系数、解离度对药效的影响 2. 药物分子的电子云密度分布、药物分子的立体结构和键合特性对药效的影响	

四、 教学实施建议

(一) 学时分配建议

教学内容	学时分配建议				
	理论	活动	实践	机动	合计
第1章 绪论	2		2		4
第2章 麻醉药	2		1		3
第3章 中枢神经系统药	6		4		10
第4章 外周神经系统药	5		1		6

续表

教学内容	学时分配建议				
	理论	活动	实践	机动	合计
第5章　解热镇痛药及非甾体抗炎药	3	1	2		6
第6章　利尿药和降血糖药	2				2
第7章　抗过敏药及消化系统药	3				3
第8章　心血管系统药	4		1		5
第9章　抗感染药	5		1	1	7
第10章　抗生素	5		1		6
第11章　抗肿瘤药	2				2
第12章　甾体激素药	2		1		3
第13章　维生素类药物	2		2		4
第14章　药物的变质反应和储存保管	3	1	2		6
第15章　药物的化学结构与药效的关系	2				2
综合实训			2	1	3
总计	48	2	20	2	72

（二）教学方法建议

教师根据培养学生应具备的知识、技能和能力目标,通过学生的主动参与、教师的引导,使学生主动去构建知识结构、能力结构和品格结构,并在质量目标和过程评价的激励下引导学生主动学习。

课堂教学通过创设激发学生探索的问题或实例,本教材的部分教学内容安排有学生活动学时,教师善于采用师生双边活动,促进学生职业综合能力的形成。教学中了解学生的先备知识与经验,通过学生自己实践和思考解决疑惑的问题,在实践中发现问题,提高技能,发现规律。本教材大部分章节安排有实验内容,与理论内容互相融合,做中学,做中教,帮助学生对药物化学基础知识的理解,训练学生的操作技能。

教师应根据中等职业教育学生的学习能力,加强直观教学。善于利用药品的实物、模型、图表和现代教育技术等辅助教学手段,直观形象传授知识。重视培训和训练学生的基本操作技能,开展探究性或以项目开展教学活动,培养学生分析问题和解决问题的能力。

（三）考核与评价建议

课程学习情况评价内容包含学生掌握药物化学基本知识、基本技能水平,考查学生认知能力、动手能力、知识正性迁移能力、创新思维能力,同时能衡量学生的学习态度、习惯、品质等综合职业能力的形成结果。采用开放灵活的多种考核方式,将终结性评价与形成性评价相结合,知识的考核与实践能力的考核相结合,练习、考试、小论文、实践操作、课题或项目实施等方式,同时与药士资格考试接轨,综合评定成绩,以期达到教学目标提出的各项任务。

五、 教学大纲说明

（一）适用对象与参考学时

本教学大纲主要供中等卫生职业教育药剂专业使用,总学时为 72 学时,其中理论学时 48 学时,学生活动 2 学时,实践教学 20 学时,机动 2 学时。学生活动学时主要用于学生探究性活动或项目化内容学习,机动学时用于测验或学习选学内容。

（二）教学要求

1. 本课程对理论教学部分要求有掌握、理解、了解三个层次。掌握是指对药物化学基础所学的基本知识、基本理论具有深刻的认识,并能灵活地应用所学知识分析、解释药品的质量和临床合理使用问题。理解是指能够解释、领会概念的基本含义并会应用所学技能。了解是指能够简单理解、记忆所学知识。

2. 本课程突出以培养能力为本位的教学理念,在实践技能方面分为熟练掌握和学会两个层次。熟练掌握是指能够独立、规范、熟练地完成实践技能操作。学会是指能够在教师指导下能进行正确实践操作。

目标检测选择题参考答案

46. ABCDE   47. BCDE

第1章

1. A   2. A   3. B   4. B   5. A   6. C
7. ABCD   8. AB

第5章

1. C   2. C   3. B   4. D   5. E   6. A
7. B   8. B   9. E   10. D   11. A   12. C
13. AC   14. CD   15. AD   16. AD   17. BE

第2章

1. C   2. D   3. B   4. D   5. C   6. A
7. B   8. A   9. A   10. B   11. D   12. B
13. B   14. C   15. C   16. A   17. B   18. B
19. C   20. D   21. BCD   22. BC   23. AB
24. ABCD   25. AC

第6章

1. D   2. C   3. A   4. B   5. B   6. B
7. C   8. D   9. A   10. E   11. A   12. C
13. B   14. B   15. D   16. ADE   17. ABCDE

第3章

1. C   2. B   3. A   4. C   5. A   6. C
7. E   8. E   9. B   10. E   11. C   12. C
13. C   14. D   15. E   16. B   17. E   18. A
19. A   20. E   21. C   22. B   23. D   24. C
25. E   26. E   27. B   28. C   29. A   30. D
31. D   32. C   33. A   34. B   35. E   36. C
37. C   38. B   39. A   40. D   41. D   42. C
43. B   44. A   45. A   46. ABD   47. BE
48. AD   49. ACDE   50. BCDE   51. AE
52. AB   53. ABCDE   54. AB   55. ABCE

第7章

1. B   2. A   3. B   4. E   5. D   6. C
7. E   8. B   9. C   10. C   11. E   12. B
13. C   14. A   15. B   16. A   17. E   18. C
19. D   20. B   21. A   22. C   23. AB
24. ABD   25. CDE

第8章

1. B   2. C   3. D   4. B   5. D   6. A
7. C   8. C   9. C   10. E   11. A   12. B
13. B   14. D   15. A   16. C   17. E   18. D
19. E   20. B   21. A   22. B   23. E   24. C
25. D   26. B   27. A   28. A   29. B   30. B
31. C   32. D   33. BDE   34. ACD   35. ACD

第4章

1. D   2. E   3. C   4. D   5. B   6. E
7. C   8. B   9. B   10. B   11. D   12. C
13. B   14. E   15. A   16. C   17. E   18. D
19. A   20. B   21. E   22. D   23. C   24. B
25. A   26. C   27. D   28. E   29. B   30. A
31. A   32. B   33. C   34. D   35. C   36. A
37. B   38. A   39. C   40. D   41. BDE
42. ABCDE   43. ACD   44. ABCD   45. AC

第9章

1. C   2. D   3. A   4. C   5. D   6. D
7. B   8. E   9. A   10. B   11. A   12. C
13. C   14. E   15. A   16. A   17. D   18. C
19. B   20. E   21. A   22. E   23. B   24. A
25. C   26. A   27. B   28. A   29. D   30. B

31. A 32. B 33. A 34. B 35. D 36. ABD
37. ABE 38. BCDE 39. ABCD 40. CE

第10章

1. D 2. D 3. A 4. B 5. D 6. B
7. D 8. E 9. D 10. A 11. A 12. E
13. C 14. B 15. A 16. A 17. B 18. D
19. B 20. C 21. BCE 22. ABCE 23. ABE
24. ACD 25. BD

第11章

1. D 2. B 3. A 4. E 5. C 6. E
7. B 8. B 9. A 10. C 11. E 12. B
13. D 14. C 15. A 16. CD 17. ABD

第12章

1. D 2. A 3. E 4. E 5. E 6. B
7. E 8. B 9. C 10. E 11. E 12. A
13. E 14. B 15. D 16. C 17. C 18. A
19. B 20. D 21. B 22. ABCDE 23. CDE
24. ABCE

第13章

1. E 2. C 3. A 4. D 5. B 6. C

7. A 8. C 9. B 10. E 11. D 12. A
13. E 14. C 15. B 16. D 17. C 18. B
19. A 20. E 21. E 22. A 23. B 24. C
25. D 26. B 27. A 28. C 29. B 30. D
31. D 32. B 33. C 34. B 35. B
36. BDE 37. ABCDE 38. ABE 39. CDE
40. ABCD

第14章

1. B 2. A 3. B 4. D 5. B 6. D
7. C 8. A 9. D 10. E 11. A12. C
13. E 14. C 15. A 16. B 17. B 18. A
19. B 20. E 21. A 22. D 23. C 24. E
25. D 26. A 27. C 28. B 29. C 30. B
31. A 32. D 33. B 34. ACD 35. ABCDE
36. ABD 37. ABCDE 38. ABE 39. ABCE
40. ABCDE 41. BCE 42. ABCDE 43. BD
44. ABC

第15章

1. D 2. B 3. B 4. B 5. C 6. B
7. A 8. C 9. A 10. B 11. B 12. C
13. ABDE 14. ACD 15. ABC 16. ABD
17. ACD